D1027203

Transforma tu salud

XEVI VERDAGUER

Transforma tu salud

La clave está en las bacterias
intestinales y las hormonas

Con la colaboración de
Núria Coll

Traducción de
M.ª Àngels Polo Mañà

Grijalbo

Título original: *Transforma la teva salut*
Primera edición: septiembre de 2017
Primera reimpresión: octubre de 2017

© 2017, Xevi Verdaguer
© 2017, Penguin Random House Grupo Editorial, S. A. U.
Travessera de Gràcia, 47-49. 08021 Barcelona
© 2017, M.ª Àngels Polo Mañà, por la traducción
© 2017, Renata Ortega, LaRanaBcn, por las ilustraciones

Printed in Spain – Impreso en España

ISBN: 978-84-253-5382-6
Depósito legal: B-14.397-2017

Compuesto en Anglofort

Impreso en Romanyà Valls, S. A.
Capellades (Barcelona)

GR 5 3 8 2 6

Penguin
Random House
Grupo Editorial

*Un buen día descubrí que las hormonas femeninas
forman parte de nuestra salud emocional y pueden
cambiarnos la vida. Por este motivo dedico este libro
a las mujeres de mi vida: Sílvia, Aina y Laia*

Índice

Índice

Nota del autor

Este libro puede cambiarte la vida. Y el protagonista eres tú.

Transforma tu salud es un libro que nace con el propósito de acercar los conocimientos científicos más actuales a todo tipo de lectores y ofrecer nuevas soluciones a problemas de salud que antes pensábamos que eran crónicos y que, por lo tanto, no tenían remedio.

Mi experiencia y los conocimientos adquiridos a lo largo de más de veinte años de dedicación en el ámbito de la salud están ahora en tus manos. Aquí encontrarás las claves para mejorar tu bienestar físico y emocional.

El objetivo principal de este libro es que todo el mundo sea capaz de aplicar los conocimientos aprendidos de manera inmediata, respetando siempre el consejo del médico o del especialista en medicina integrativa. De ahí que, en muchas fases de la redacción, he simplificado los conceptos más complejos —aquellos que tanto les gusta estudiar a los profesionales médicos y sanitarios— y he intentado hacerlos más comprensibles para el público en general.

Al final del libro encontrarás la bibliografía en la cual he basado la información de cada capítulo. Como verás, las referencias científicas no aparecen citadas de manera metodológica, como si se tratase de un trabajo de doctorado, porque el contenido de estas páginas no está dirigido a los profesionales, sino a gente como tú y como yo. Ahora bien, siempre que quieras, podrás consultarlas para profundizar en algo que hayas considerado irresistible.

XEVI VERDAGUER

Introducción

Mi corazón tiene prisa por compartir los secretos de la ciencia que transformarán tu salud. Tiene prisa por explicarte cómo funcionamos y enseñarte qué es lo mejor para ti. Es muy importante que aprendas a escucharte y que entiendas cómo funciona tu cuerpo y las señales que te envía. Una vez asimilado esto, podrás decidir de manera libre qué quieres hacer a partir de ahí para disfrutar de una buena salud.

A lo largo de estas páginas, te ofreceré información rigurosamente científica. Mi ilusión es ayudarte a alcanzar tus objetivos y proporcionarte las claves para que mejores, recuperes o mantengas el equilibrio físico y emocional. La esencia de este libro es llegar a todos aquellos que quieren transformar su vida y están dispuestos, con los conocimientos adquiridos, a abrir los ojos y a tomar decisiones responsables en su vida cotidiana.

Sin darte cuenta, sentirás un impulso inspirador e incontenible de compartir lo que vas aprendiendo en cada capítulo. Sin embargo, es probable que si eres una persona muy estricta y obsesiva contigo misma o con los que te rodean, de entrada tengas la sensación de que avanzas muy poco a poco y de que no consigues transformar tu salud de manera radical como tú quisieras. Tienes que pensar que cada pequeño cambio es un paso adelante. Por lo tanto, debes tener paciencia.

De forma casi inmediata, desde el momento en que empezamos a introducir cambios en nuestros hábitos, notamos los beneficios. Pero resulta interesante comprobar que no todo el mundo es capaz de mantenerlos con regularidad. Quizá cambies tu desayuno preferido —que creías que era bastante sano— o empieces a hacer deporte con el deseo de incorporar hábitos más saludables a tu vida, pero, si bien notarás mejoras, ¿serás constante?

Estoy escribiendo en el despacho de mi clínica y me pregunto: «¿Qué puedo hacer para que seas más constante, fiel y respetuoso contigo mismo? ¿Por qué hay gente que no tiene suficiente fuerza de voluntad?».

A menudo me doy cuenta de que no enciendo a todos por igual la lucecita que tenemos en el corazón para cuidarnos y amarnos. Es curioso lo que voy a contarte. En 2016, la investigadora Claire Robertson, de la Universidad de Aberdeen, publicó un metaanálisis en el que explicaba los motivos por los cuales alguien puede tener «poca fuerza de voluntad». Hay personas que siguen una dieta para perder peso de forma estable y continuada sin ningún problema, o que dejan de fumar y no recaen, mientras que otros no son constantes: fracasan y reinciden en las adicciones que tanto les gustaban pero que tantos problemas les comportaban.

Se ha comprobado que la fidelidad a una nueva dieta, o sea, la continuidad y la constancia en unos nuevos hábitos de vida, es distinta en hombres y mujeres. ¿Por qué? Las hormonas tienen mucho que decir al respecto. A diferencia de los hombres, en las mujeres, el éxito y la constancia a largo plazo de un cambio o un reto que introducen en su vida dependen del momento en que lo hagan. No todos los días son buenos para decidir cuándo realizar algo nuevo como practicar deporte, decidir que «a partir de ahora comeré kéfir cada día» o que «hoy voy a leer este libro que me transformará para siempre».

La clave para conseguir los cambios que nos proponemos y mantenerlos a la larga está en saber escoger el momento adecuado para introducirlos, porque, sin duda, como al inicio serán un factor estresante en nuestra vida, ¡deberemos hacerlos en el momento idóneo!

¿Y cuál es ese momento para las mujeres? Las hormonas femeninas condicionan tu buena voluntad, y existe un momento idóneo de tu ciclo hormonal para que afrontes el reto, efectúes el cambio y tengas más constancia en lo que te propongas. Resulta curioso escuchar lo que nos indican las hormonas. El momento idóneo y más eficaz para introducir un cambio en tu vida, que te hará más resiliente, es la fase lútea del ciclo menstrual, durante los últimos 14 días antes de la menstruación.

Un estudio realizado en 2016 por el equipo de Jessica Hallam, del Departamento de Psicología y Psiquiatría de la prestigiosa Universidad de Yale, concluye que el momento del ciclo hormonal en que las mujeres deciden modificar algún elemento de su vida es fundamental para alcanzar el éxito. Este estudio demuestra que las mujeres que realizan cambios durante la fase folicular del ciclo menstrual (los primeros 15 días, desde el sangrado hasta la ovulación) no son tan constantes, no tienen tanta fuerza de voluntad y suelen conllevar recaídas. En cambio, si introducen dicho cambio durante los días de la fase lútea, desde la ovulación hasta la menstruación, la resiliencia es mucho mejor, probablemente por la influencia hormonal de esos días del ciclo menstrual, en los que predominan la progesterona y la actividad del receptor GABA en el cerebro, un neurotransmisor ansiolítico, tranquilizante y relajante.

Estás leyendo el libro que quizá cambie tu vida. ¿Eres una mujer en edad fértil? ¿En qué día de tu ciclo menstrual crees que te encuentras? Compruébalo, porque dependiendo de en qué día estés, creo que es mejor que esperes un poco. Te recomiendo que leas el libro y empieces a aplicar los cambios que necesitas durante la fase lútea, en cualquier mes del año.

En cambio, si eres un hombre, o una mujer embarazada o posmenopáusica, puedes empezar a leer en cualquier momento. Ahora mismo.

La medicina del futuro

La PsicoNeuroInmunoEndocrinología (PNIE) no es una terapia alternativa, es un modelo de medicina multidisciplinaria o medicina integrativa, que se complementa perfectamente con la medicina convencional que todos conocemos.

La PNIE se basa en la investigación científica rigurosa y se ocupa de estudiar el mecanismo por el cual enfermamos, para resolver los problemas desde el origen, desde la raíz. Insisto en que se complementa con la medicina alopática, que tan buenos resultados nos da y tanto avanza día a día.

Las líneas de investigación del posgrado de especialización en PsicoNeuroInmunoEndocrinología que dirijo van encaminadas a estudiar los beneficios que podemos sumar a los tratamientos médicos actuales. Juntos podemos elaborar tratamientos más eficaces y, por consiguiente, ayudar más a las personas.

Con un equipo de grandes profesionales, en Kenzen Formación divulgamos los conocimientos de la PNIE con el apoyo de la Universidad de Barcelona. Médicos, nutricionistas, fisioterapeutas, farmacéuticos, psicólogos, biólogos, endocrinos, etcétera, trabajamos juntos para desarrollar una medicina transversal.

A los profesionales de la PNIE nos interesa buscar el origen del problema que nos lleva a consumir medicamentos para aliviar el sufrimiento del síntoma, pero que no lo resuelven de manera definitiva. Se trata de una nueva visión de la medicina que hace partícipes a las personas de su propio bienestar, proporcionándoles herramientas para entender cómo funcionan y qué deben hacer para mejorar y transformar su salud.

Esto significa que:

TODOS SOMOS RESPONSABLES DE NUESTRA SALUD, DE ENCONTRARNOS BIEN O MAL.

La PNIE pretende prevenir, mejorar y resolver los mecanismos que conducen a no encontrarse bien. Estudia los hábitos de vida, desde la alimentación, el ejercicio físico y el descanso nocturno, hasta la salud emocional y las predisposiciones genéticas. Partiendo de la base de que todos somos diferentes, es evidente que la medicina debe ser personalizada, y de ahí lo complicado de escribir este libro: no puedo ser tan preciso sin conocerte.

Aunque no tengo recetas milagrosas, si me acompañas te indicaré el camino para encontrar lo que necesitas y aprenderás cómo hacerlo posible. Cuando estamos vivos, todas las células de nuestro cuerpo saben cómo ayudarnos, y la transformación que eres capaz de conseguir puede parecer un milagro. Ya verás, ¡es alucinante!

¿Sumamos juntos?

¿Cuántas cosas serás capaz de sumar para mejorar?

Hablaré de la importancia del primer cerebro, del segundo cerebro o intestino y de nuestras hormonas sexuales. Estoy enamorado de las hormonas, del funcionamiento del cerebro y del intestino, porque he comprobado que los tres se hallan interrelacionados y uno influye en el otro.

Necesitamos que los tres sistemas —hormonal, intestinal y cerebral— se encuentren en equilibrio, y no podemos esperar una buena salud de uno de ellos si cualquiera de los otros dos no está equilibrado. Si no es así, formularemos una acusación: el que se siente triste o ansioso suele tener problemas para ir de vientre (estreñimiento, bolitas, heces pastosas, gases...), la mujer que padece dolores premenstruales o el hombre con grasa acumulada en los pechos seguramente tendrá problemas de ansiedad, nerviosismo o alergias.

Cuando te vas de vacaciones a un lugar que tu cerebro no conoce, sufres estreñimiento durante unos días. Pero durante la menstruación sí que vas a diario o quizá las heces sean más pastosas.

Las evidencias científicas nos dicen a gritos que hay que poner en orden nuestra salud hormonal. ¡A gritos! Existen numerosos estudios epidemiológicos que demuestran que, con más frecuencia que los hombres, las mujeres sufren enfermedades autoinmunes, dolor de cabeza o migraña, colon irritable, ansiedad y depresión, dolores crónicos o dolor en la mandíbula; todos ellos trastornos asociados a un desequilibrio de las hormonas femeninas, especialmente los estrógenos.

Los estrógenos afectan con rapidez al intestino, al cerebro y a la modulación del dolor y la inflamación. Las mujeres que toman anticonceptivos, ya sea para evitar un embarazo o para aliviar los dolores premenstruales, la jaqueca o el acné, desarrollan una alteración de la estructura y la función del cerebro a causa de las hormonas que contienen estos medicamentos. Cuando ingerimos hormonas sexuales exógenas, es decir, las hormonas procedentes del exterior de nuestro cuerpo —por ejemplo, por medio de anticonceptivos, dispositivos intrauterinos, tóxicos ambientales que tienen una función hormonal o a través de una dieta con alimentos que poseen la capacidad de producir un efecto estrógeno—, se altera el equilibrio hormonal y, por consiguiente, el equilibrio de nuestro intestino y el funcionamiento de nuestro cerebro, ya que las hormonas afectan tanto al primero como al segundo cerebro.

Investigaciones dirigidas por Belinda Pletzer, de la Universidad de Salzburgo, publicadas en el año 2010 en la prestigiosa revista de neurociencia *Brain Research*, constataban que los cambios hormonales que experimentan las mujeres durante el ciclo hormonal y también medicamentos como los anticonceptivos, alteran la estructura de diferentes regiones del cerebro. Sí, has leído bien, ¡las hormonas cambian la anatomía, la estructura real y la función de tu cerebro!

¿Has pensado alguna vez cómo querrías que envejeciera tu cerebro?

Las mujeres que toman hormonas cada día tienen un futuro incierto, porque alterar los niveles hormonales repercute en el intestino y en el cerebro. Por ejemplo, las mujeres que toman anticonceptivos presentan una menor actividad de la amígdala cerebral (no las amígdalas de la garganta), la parte del cerebro que controla las emociones negativas y la intensidad de las emociones. Y suelen decir: «Soy distinta desde que tomo las pastillas». Ríen y lloran menos. Viven la vida de puntillas. Pierden la libido. ¡Increíble!

Lo mismo les ocurre a las personas que toman antidepresivos o ansiolíticos de manera habitual, que verán afectada su salud hormonal e intestinal; o a las personas que maltratan las bacterias sanas del intestino abusando de los antibióticos, por ejemplo. También eso les afecta hormonal y emocionalmente.

Por eso, en este libro te ayudaré a poner en orden los tres sistemas.

Es curioso observar cómo la medicina actual se centra en eliminar los síntomas de los problemas y, a menudo, los especialistas nos ofrecen tratamientos para aliviar el sufrimiento, el síntoma, sin resolver los mecanismos que provocan el desequilibrio, cuyo protagonista es uno mismo. Esta forma de enfocar el tratamiento hace que, con el tiempo, algunas patologías se cronifiquen. Antiinflamatorios, anticonceptivos, antidepresivos, antihistamínicos, antigases, anti..., anti... Algunas personas presumen de utilizar remedios naturales, mientras que otras recurren a los alopáticos o convencionales. ¿Quién dirías que toma una decisión más acertada para su salud? ¿El que trata los síntomas con suplementos naturales o el que lo hace con medicamentos químicos? En mi opinión ninguno, ninguno de los dos. Para encontrarte bien, ¿crees que has nacido con déficit de algún medicamento «anti»?

Es evidente, y lo sabes perfectamente, que no tendrías que depender de ningún medicamento químico ni natural para estar mejor.

¿Te has planteado alguna vez tratar el origen del problema?

¿Quieres transformar tu salud?

Si buscas resultados distintos, no hagas siempre lo mismo. Transformar tu salud hormonal equivale a transformar el funcionamiento de tu cerebro y de tu intestino y, por consiguiente, también tu vida.

A medida que vayas leyendo, te resultará imposible no compartir lo que vas aprendiendo con la gente que te rodea, porque, sencillamente, te darás cuenta de que todo lo que te digo ¡es alucinante!

1

Los dos cerebros

El cerebro es uno de los órganos más sorprendentes que tenemos. Presenta una gran demanda metabólica, requiere más energía que ningún otro tejido de nuestro cuerpo y, sin embargo, no posee ninguna reserva energética. Es un órgano caro de mantener y su abastecimiento depende, exclusivamente, de los nutrientes que obtenemos de la alimentación.

Según la comunidad científica, existe un desarrollo paralelo entre la maduración del cerebro y la del ecosistema bacteriano del intestino (microbiota). A lo largo de la evolución del ser humano, los intestinos han ido empequeñeciendo, una reducción que, paradójicamente, ha coincidido con una capacidad mayor para sintetizar los aminoácidos esenciales, productos derivados de la fermentación de los carbohidratos, y de una extracción de energía más eficaz. Estas observaciones apuntan a su vez a una coevolución de la microbiota que habita en nuestro intestino, la cual se ha adaptado para generar más energía debido a la demanda superior del cerebro.

La comunidad de microorganismos que vive en nuestro segundo cerebro incluye tanto la microbiota (o bacterias intestinales) como los hongos, virus, protozoos y arqueobacterias que residen en nuestro cuerpo y que tienen un papel fundamental tanto en la salud como en la enfermedad. Juntos son diez veces más numerosos que las células que contiene nuestro organismo. La información genética de cada una de estas bacterias intestinales (conocida como «microbioma») es ciento cincuenta veces mayor que la del genoma humano. Unas cifras impresionantes y un futuro esperanzador.

Este gran repertorio genético tiene un enorme potencial metabólico, inmunológico y endocrino. Los animales que no cuentan con ningún microorganismo, denominados «axénicos» en la literatura científica, han permitido descubrir el papel esencial de las bacterias intestinales en el desarrollo del cerebro y sus funciones.

El eje intestino-cerebro representa un sistema de comunicación bidireccional gracias a nuestros directores de orquesta, las bacterias intestinales o microbiota. Ellas facilitan la integración entre el sistema inmunitario, el metabolismo y las señales endocrinas, al tiempo que optimizan la absorción de los nutrientes que provienen de la alimentación y previenen la infección por patógenos.

El intestino y el cerebro se envían señales directas e indirectas a través de los sistemas inmunitario, neural, endocrino y metabólico para influir en la función de otros tejidos.

Las bacterias que habitan sobre las vellosidades de nuestro intestino se sientan a la mesa esperando que les sirvamos la comida. Un día les daremos hidratos de carbono, otro, grasas o proteínas, y ellas metabolizarán lo que ingiramos produciendo, en el colon, unas sustancias que servirán para fabricar hormonas relacionadas con la saciedad o la ansiedad por comer y que nos ayudarán a regular la conducta y el equilibrio energético.

Nuestro intestino alberga unas células especializadas en fabricar hormonas que actúan en el sistema nervioso central (cerebro) y en el sistema nervioso entérico (intestino), y que se encuentran determinadas directamente por nuestra composición bacteriana.

Además, las bacterias interactúan con las células del sistema inmunitario del intestino, modificando el tipo de mensajeros celulares (citoquinas) que afectarán la función cerebral y el comportamiento.

Las bacterias de nuestro intestino provocan la activación de determinados circuitos neurales de nuestro hipotálamo que controlan el hambre o la saciedad. Estos péptidos u hormonas que libera nuestro intestino pueden alterar la composición de las comunidades de bacterias, así como la liberación de citoquinas en el sistema inmunitario de las mucosas. Las señales del cerebro afectan la salud intestinal de manera global.

¿Cuándo empiezan las bacterias a desempeñar la función de directoras de orquesta?

La comunicación intestino-cerebro, facilitada por las bacterias intestinales, comienza con la primera colonización de bacterias que recibe el feto durante la vida intrauterina, concretamente de las bacterias procedentes de la boca de la madre. La salud bucal materna es pues muy importante para el futuro del feto, ya que la flora de la zona orofaríngea materna condiciona las bacterias que empiezan a colonizar el futuro bebé.

Si estás embarazada y te sangran las encías (gingivitis), te recomiendo que visites a tu periodoncista para que te explique cómo tratar esta inflamación y alteración de las bacterias bucales, ya que no solo te afecta a ti.

La alimentación, la edad, el sexo, los tóxicos y algunos medicamentos afectan a la composición de las bacterias intestinales o microbiota y su ADN (microbioma), así como las partículas más pequeñas de los alimentos posdigestión (los metabolitos), necesarias para una buena salud intestinal y general.

Estudios recientes han evidenciado que el desarrollo del cerebro, la evolución de la microbiota y las funciones de su ADN se producen de forma paralela. A medida que crece el niño, las demandas metabólicas de su cerebro están correlacionadas con la microbiota y el microbioma, debido a que ambos responden a dichas demandas.

¿Y si os digo que las bacterias del intestino de hombres y mujeres son distintas?

El eje de la microbiota intestino-cerebro difiere según el sexo, y esta distinción de la composición bacteriana es un factor biológico importante que explica los diversos requerimientos energéticos y las demandas nutricionales para cada sexo durante el crecimiento, el desarrollo y la etapa reproductiva.

La microbiota de las mujeres no es la misma que la de los hombres, ya que tienen un eje intestino-cerebro diferente que afecta a su sistema endocrino e inmunitario.

Cuando las mujeres pierden la diversidad bacteriana que caracteriza su microbiota, pueden aparecer enfermedades endocrinas como ovarios poliquísticos, acné, hirsutismo (crecimiento excesivo de pelo), etcétera. Además, tendrán problemas hormonales y mayor probabilidad de sufrir enfermedades intestinales como colon irritable, estreñimiento o enfermedades autoinmunes.

Asimismo, las mujeres que no tienen una buena salud hormonal e intestinal suelen padecer enfermedades autoinmunes como artritis reumática o tiroiditis de Hashimoto, y también presentan peores respuestas ante situaciones de estrés, infecciones o dolores crónicos, que mejoran cuando se equilibra la flora intestinal. Más adelante veremos cómo resolverlo.

Las hormonas sexuales pueden alterar el equilibrio de los microorganismos que viven en nuestro intestino y provocar un desequilibrio en las bacterias que aloja (disbiosis intestinal). En abril de 2016 Yangjie Guo publicó un artículo en el que exponía cómo el Síndrome del Ovario Poliquístico (SOP) está asociado con una microbiota particularmente alterada. A menudo atendemos a mujeres con estas alteraciones endocrinas, como el SOP, que provocan problemas graves de fertilidad, causados —o cuando menos, agravados— por un desequilibrio en las bacterias del intestino. Es evidente, entonces, que todo está relacionado.

Para recuperar la salud hormonal será necesario, pues, poner orden en las bacterias del intestino, recuperar el equilibrio.

Hay enfermedades típicamente masculinas y otras típicamente femeninas que están condicionadas por la microbiota diferente de cada género. Estos datos revolucionarios nos ofrecen una visión innovadora de cara al tratamiento de distintas enfermedades.

La interrelación entre el intestino y el cerebro es recíproca y constante, y las hormonas sexuales, masculinas y femeninas, son las que señalan el camino. El equilibrio entre el intestino y el cerebro y entre los estrógenos y la testosterona provoca cambios en las conexiones neuronales y también condiciona la composición bacteriana del intestino.

La testosterona hace que el hipotálamo y la amígdala sean más grandes, mientras que los estrógenos proporcionan un mayor volumen del córtex frontal y paralímbico. A partir de la pubertad, se crean estas diferentes conexiones cerebrales que hacen que las mujeres tengan una mayor habilidad para la interacción social, muestren más empatía y sepan planificar mejor. ¿Te has preguntado alguna vez por qué hay muchas más universitarias que universitarios? Desde el punto de vista morfológico, el cerebro femenino es distinto del masculino y esto condiciona su funcionamiento y la conducta humana.

Las bacterias intestinales de los hombres (o de las mujeres con más testosterona) son muy distintas de las bacterias intestinales de las mujeres (o de los hombres con más estrógenos). Los estrógenos propician una mayor diversidad bacteriana en el intestino. Es curioso observar que las mujeres, en general, siguen una dieta más variada que los hombres e ingieren más fruta, verdura, cereales o legumbres, es decir, alimentos que incrementan la diversidad bacteriana. En los hombres, en cambio, encontramos una diversidad bacteriana menor y un predominio de *Bacteroides* y *Prevotella*, bacterias que proliferan con el consumo de proteínas animales. Por eso les apetece comer proteínas más a menudo y menos fruta y verdura. ¿Te has preguntado alguna vez por qué los hombres, en general, suelen comer más carne que las mujeres? Habrás comprobado, por ejemplo, que en una cena de amigos la mayoría de los hombres piden filete, y las mujeres, pasta o arroz como segundo plato para acompañar la ensalada.

Esta interacción entre las hormonas sexuales y la microbiota se ha constatado gracias a estudios realizados con ratas (Markle *et al.*, 2013). En resumen, las ratas hembra con más testosterona presentan una microbiota más escasa y menos diversa que aquellas con niveles normales de estrógenos. En la misma línea, se ha establecido que si se elimina la microbiota, por ejemplo con antibióticos, baja el nivel de testosterona de los machos, mientras que en el caso de las hembras aumenta; el efecto contrario al deseado. Y eso mismo ocurre con muchos de nuestros pacientes.

A menudo vemos a hombres con poca testosterona que tienen escasa libido, poca resistencia física, que engordan con facilidad y les falta vitalidad. Y vemos a mujeres con exceso de testosterona que tienen ovarios poliquísticos, acné, hirsutismo y caída del cabello en la zona central de la cabeza, debido a una disbiosis intestinal.

¿Estas personas deben seguir un tratamiento hormonal? No necesariamente. Se ha comprobado que ingerir suplementos de *Lactobacillus acidophilus*, *Lactobacillus rhamnosus* y *Lactobacillus casei* mejora la disbiosis intestinal, reduce los niveles de testosterona en las mujeres con ovarios poliquísticos y regula el ciclo menstrual, sin necesidad de otro tratamiento.

Las hormonas sexuales siempre condicionan el funcionamiento del primer cerebro y del segundo, el intestino. Por consiguiente, los dos cerebros también se interrelacionan entre sí.

Etapa prenatal

En esta fase de desarrollo del bebé tenemos la posibilidad de influir en su evolución en el futuro. Las bacterias de la madre y su microbioma transmiten al feto algunos nutrientes indispensables para su neurodesarrollo. En cada fase del embarazo, la microbiota intestinal de la madre experimenta cambios para adaptarse a las necesidades del embrión, que se van modificando según los requerimientos gestacionales.

Etapa posnatal

El intestino del recién nacido carece de sistema inmunitario innato y adaptativo porque la microbiota todavía se está instaurando. La correcta colonización conllevará una buena programación del sistema inmunitario y la maduración del intestino, modulando el balance energético y la homeostasis, e influirá en nuestro comportamiento y nuestra cognición el resto de nuestra existencia.

Durante los primeros días de vida, incluso las primeras semanas, los recién nacidos suelen tener niveles elevados de bacteroides, bifidobacterias, parabacteroides y proteobacterias (*Escherichia*, *Shigella*). Estas bacterias proteolíticas son gramnegativas y, en la membrana externa, contienen unos componentes llamados lipopolisacáridos (LPS), que desempeñan una función importante en el neurodesarrollo mediante diferentes mecanismos.

Un nacimiento por cesárea provoca que el niño tenga una mala colonización bacteriana, porque adquiere bacterias típicas de la piel en lugar de la flora vaginal. Esto implica una

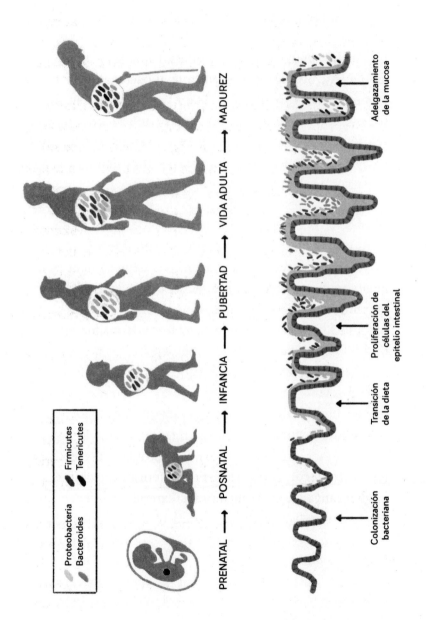

Proteobacteria
Bacteroides
Firmicutes
Tenericutes

PRENATAL → POSNATAL → INFANCIA → PUBERTAD → VIDA ADULTA → MADUREZ

Colonización bacteriana

Transición de la dieta

Proliferación de células del epitelio intestinal

Adelgazamiento de la mucosa

mala programación metabólica para el resto de su vida y es muy habitual que los niños nacidos por cesárea sufran alergias, asma o piel atópica con niveles más elevados de inmunoglobulina E (IgE), que favorecen la liberación de histamina en nuestro cuerpo. Si sueles tomar antihistamínicos, químicos o naturales, para aliviar estas alergias y naciste por cesárea, tendrás que plantearte mejorar tu flora intestinal, la cual no pudiste colonizar correctamente con un parto vaginal y ahora condiciona tu salud.

Un nacimiento vaginal permite la colonización del bebé con bacterias típicas de la flora vaginal de la madre, lo cual favorece que haya una buena programación metabólica y una mayor diversidad bacteriana en la edad adulta, que le protegerá contra la obesidad, las inflamaciones intestinales y la depresión.

Ahora bien, el estrés prenatal también afectará a los niños nacidos por vía vaginal; nada es perfecto.

El estrés prenatal de la madre provoca cambios en los dos cerebros, tanto en el intestino como en el hipotálamo, y en el sistema límbico del recién nacido, que condicionará su vida en aspectos como:

- El aumento de la sensibilidad al estrés
- El aumento de la ansiedad o depresión
- El aumento de déficits cognitivos

Curiosamente, los niños son más sensibles a los efectos del estrés de la madre que las niñas, ya que el estrés materno altera proteínas relacionadas con la inmunidad vaginal (reduce el número de lactobacilos). Esto condiciona sobre todo a los niños nacidos de parto vaginal, no tanto a las niñas y, por consiguiente, los hombres en general tienen menor tolerancia al estrés.

Infancia y pubertad

El microbioma intestinal del recién nacido sigue madurando después del parto. Durante la infancia se producen un aumento de la complejidad bacteriana y cambios funcionales, con el incremento de la capacidad para fabricar metano, vitamina B_{12}, hormonas, neurotransmisores y ácidos grasos de cadena corta (SCFA, según sus siglas en inglés).

Durante la infancia, la actividad de las hormonas sexuales es mínima, y observamos cambios poco significativos en la composición de la microbiota del niño y de la niña; son similares en ambos. Pero esto cambia durante la pubertad, especialmente en los hombres.

En los estudios realizados con ratas citados con anterioridad, se observó que, a partir de la pubertad y durante la adolescencia y la edad adulta, la microbiota masculina difiere de la femenina. Las comunidades de la macrobiota masculina en la edad adulta irán evolucionando hacia un determinado fenotipo (semejanzas genéticas), mientras que las comunidades de la microbiota femenina en la edad adulta son muy parecidas a las que ya tenía durante la pubertad.

La reducción de la testosterona (castración de las ratas macho) durante la pubertad provoca que se supriman las diferencias sexuales de la microbiota entre machos y hembras, haciendo que se igualen ambas microbiotas.

En estudios experimentales se ha evidenciado que un

trasplante fecal realizado de una rata macho adulta a una rata hembra en edad puberal origina en la hembra una microbiota y una metabolómica masculina que se mantendrán en la edad adulta, teniendo un impacto en el desarrollo de su cerebro y su conducta.

La microbiota femenina condiciona un desarrollo de los circuitos neuronales encargados de producir serotonina diferente del de la microbiota masculina. Según parece, la testosterona condiciona el cambio de composición microbiana durante la pubertad y la edad adulta, pero se desconoce cuál es el mecanismo que lo provoca.

Pubertad

Los cambios hormonales que se producen a partir de la pubertad condicionan tanto la microbiota masculina como la femenina. La composición de la microbiota del intestino delgado y grueso está más condicionada por los niveles de testosterona que por los de estrógenos.

La microbiota masculina depende de altos niveles de testosterona; la femenina, por el contrario, depende de niveles bajos de testosterona. Aquí empieza la susceptibilidad de sufrir enfermedades autoinmunes.

Unos niveles altos de testosterona implican niveles inferiores de linfocitos T y B de nuestro sistema inmunitario adaptativo. En cambio, unos niveles altos de estrógenos aumentan la cantidad y la actividad de los linfocitos T y B, haciendo que el sistema inmunitario sea más sensible y activo frente a distintos antígenos o microorganismos patógenos. Esto nos ayuda a luchar mejor contra las infecciones, pero también nos predispone, en el caso de un exceso de actividad del sistema inmunitario adaptativo, a sufrir enfermedades autoinmunes.

Así, los hombres (o las mujeres con más hormonas masculinas) tienen menos posibilidades de sufrir enfermedades autoinmunes que las mujeres (o los hombres con más hormonas femeninas). Al tener menor inmunidad, su predisposición para contraer infecciones por patógenos, como los resfriados, es más alta, pero no para sufrir enfermedades autoinmunes. La reacción del sistema inmunitario para contrarrestar los patógenos se inicia más tarde y es más lenta en los hombres.

Edad adulta y envejecimiento

La transición de la pubertad a la edad adulta se caracteriza por una gran estabilidad y una homogeneidad de las bacterias del intestino, es decir, del microbioma, que se ha adaptado poco a poco a las diferentes situaciones de estrés, las infecciones, la dieta o los antibióticos desde el nacimiento.

En la edad adulta, la resiliencia a los cambios de la microbiota y su retorno a la normalidad están condicionados por la colonización intestinal que se ha producido hasta la pubertad.

Diferentes circunstancias pueden provocar cambios fisiológicos y modificar la microbiota, pero todo vuelve a la normalidad cuando desaparece el factor desencadenante. Pasar hambre o sed, por ejemplo, reduce las bacterias sanas del intestino y aumenta los patógenos oportunistas. El estrés también es un factor de desequilibrio de la flora intestinal, puesto que aumenta la inflamación y la permeabilidad intestinal, permitiendo la entrada en el sistema linfático de bacterias y tóxicos del intestino. No obstante, la microbiota vuelve a la normalidad cuando desaparece el factor estresante. Una suerte, ¿no?

Para resumir, diremos, pues, que la tolerancia al estrés está condicionada por la programación metabólica, desde el embarazo hasta la pubertad, y que las hormonas sexuales provocan constantes cambios en nuestro segundo cerebro y en nuestra microbiota.

Los estrógenos tienen receptores en las células de nuestro sistema gastrointestinal y afectan al segundo cerebro, especialmente en el caso de las mujeres, regulando la función secretora del intestino y la absorción de los alimentos.

En estudios realizados con mujeres en edad fértil, se ha constatado que durante la menstruación se produce una retención de líquidos en el colon, lo que provoca que las heces sean más pastosas durante los días de sangrado menstrual. Con frecuencia, las mujeres con exceso de estrógenos me explican: «Sufro estreñimiento todo el mes, pero durante la menstruación voy de vientre más a menudo y las heces son más pastosas. ¿Crees que es un problema intestinal?». No. Como he explicado, el problema proviene de un exceso de estrógenos que provoca un nivel bajo de fluidos en el colon durante el ciclo y su aumento en el momento de la regla, cuando los niveles de estrógenos son más bajos, extremo que se evidencia con unas heces más pastosas y líquidas.

Los estrógenos también regulan la barrera intestinal y el mantenimiento de las células del intestino, equilibrando su diferenciación y su proliferación. En el colon se expresan especialmente los receptores de estrógenos beta (ER-beta, según sus siglas en inglés), los cuales aumentan a su vez la expresión de unas proteínas que se encuentran entre las células del intestino llamadas ocludinas y JAM-A. Gracias a los estrógenos, nuestro intestino es menos permeable a los tóxicos que circulan por su interior.

Los días del ciclo hormonal en que las mujeres tienen un mayor nivel de estrógenos (la fase folicular y la ovulación), el intestino está menos inflamado y resulta menos permeable para protegerlas de los microbios, los tóxicos o los residuos de la digestión que podrían pasar del intestino a la circulación sanguínea.

En cambio, cuando las mujeres tienen los niveles más bajos de estrógenos, como en la fase lútea, experimentan un aumento de los síntomas gastrointestinales, el riesgo de sufrir infecciones, hipersensibilidad visceral al dolor, alteraciones afectivas como ansiedad o depresión, etcétera.

Todos estos síntomas mejoran durante el embarazo, cuando se dan unos niveles más altos de estrógenos y de progesterona. Concretamente, el máximo nivel de estrógenos y la mayor diversidad bacteriana en el intestino se alcanzan durante el tercer trimestre de embarazo.

Los estrógenos mejoran la salud del intestino y su sistema inmunitario, siempre que su cantidad no sea excesiva. Estos, junto con la progesterona, condicionan las funciones cerebrales porque interactúan con los neurotransmisores GABA (ácido gamma-aminobutírico), glutamato, dopamina y serotonina. Asimismo determinan la densidad sináptica en distintas regiones cerebrales como el hipocampo, la amígdala y el córtex prefrontal.

Más adelante te hablaré de cómo es posible mejorar la

depresión, la ansiedad y los problemas de memoria manteniendo una buena salud hormonal gracias a la alimentación. A diferencia de los hombres, que no tenemos ciclo hormonal y que tenemos unos niveles hormonales más estables, las mujeres experimentan altibajos de hormonas durante todo el mes que pueden conllevar la falta de alguno de estos neurotransmisores en días concretos del ciclo menstrual.

Las hormonas, clave en las mujeres

La falta de estabilidad hormonal de las mujeres implica una hiperexcitabilidad de las neuronas y de sus conexiones en todo el cerebro, y la estabilidad hormonal y anímica están muy relacionadas. Un desequilibrio hormonal conlleva un desequilibrio de estos neurotransmisores:

- La carencia de serotonina provoca preocupaciones obsesivas, ansiedad, actitud negativa, ansiedad por comer dulces y sentimiento de tristeza o depresión.
- La carencia de melatonina ocasiona insomnio.
- La carencia de dopamina o noradrenalina comporta desmotivación, apatía y falta de valentía para sacar adelante ideas o proyectos.
- La carencia de GABA se manifiesta en una dificultad para relajarse, dejar la mente en blanco, y es posible que provoque también ansiedad, taquicardia, insomnio u opresión torácica con la sensación de falta de aire.
- La carencia de acetilcolina conlleva problemas de memoria y dificultades con las matemáticas y las funciones creativas.

Con la menopausia se produce un fuerte descenso de los estrógenos, lo que puede provocar una depresión mayor y un déficit cognitivo.

Vejez

En el sistema gastrointestinal, la vejez se manifiesta de diferentes maneras: un tránsito intestinal más lento, la disminución de la absorción y disponibilidad de nutrientes, una capa mucosa más delgada, una mayor permeabilidad intestinal, inflamaciones de bajo grado y una diversidad bacteriana menor.

Las citoquinas proinflamatorias aumentan cuando envejecemos e informan al primer cerebro al respecto, lo que afecta a nuestro estado anímico en forma de más depresión o ansiedad cuanto mayor sea la inflamación del intestino.

La microbiota en la senectud también influye sobre el primer cerebro, y esto también condiciona nuestro estado anímico. La microbiota de una persona joven (de entre veinte y treinta años) es diferente de la del adulto (de cincuenta a sesenta años), porque este último tiene una menor diversidad bacteriana, una carencia de *Bifidobacterium* spp. y un exceso de bacterias proteolíticas gramnegativas. El intestino de nuestros abuelos fabrica menos metabolitos (como los ácidos butírico, propiónico y acético, los SCFA), lo que conlleva una energía corporal menor y un sistema inmunitario más débil.

A medida que envejecemos y entramos en el estado de inflamación crónica (*inflammaging*), debemos reducir las citoquinas proinflamatorias y mejorar la diversidad bacteriana, sobre todo los bífidus. Consulta a tu médico, podría recomendarte suplementos probióticos ricos en bífidus, omega-3, jengibre o cúrcuma, junto con una dieta rica en fibra, polifenoles y alimentos fermentados.

Los paralelismos entre la microbiota y las diferencias sexuales a lo largo de nuestra vida ofrecen la posibilidad de incidir en la salud en diferentes momentos clave y, así, intervenir en la programación del desarrollo del cerebro y de la microbiota para prevenir enfermedades en la edad adulta.

2

El ciclo menstrual

Antes de hablar de los estrógenos, para entender nuestro cuerpo tendríamos que tratar la menstruación. Cada día me maravilla la perfección de su funcionamiento y cómo, con lo que hacemos y comemos, conseguimos o no que todo se desarrolle de forma magnífica.

Todos estamos de acuerdo en que, para gozar de una buena salud, debemos gestionar correctamente el estrés, las hormonas, las emociones y la actividad de nuestro intestino. El equilibrio hormonal es sensible a elementos como el estrés, el intestino, el deporte, el descanso, etcétera, y, por lo tanto, siempre estamos a tiempo de reconducir nuestra salud hormonal.

No me canso de decir que, gracias al ciclo hormonal, las mujeres poseen una herramienta sumamente valiosa para descubrir si algo no acaba de funcionar y poner remedio a esos aspectos fundamentales de la vida y la salud hormonal. Los hombres, en cambio, no ovulamos y contamos con pocas pistas que nos indiquen si debemos mejorar determinados aspectos. Me gustaría tener la menstruación de vez en cuando para saber si voy por el buen camino o no, porque las mujeres, dependiendo de cómo se encuentran durante el período, pueden advertir si su salud hormonal está equilibrada o si deben tomar medidas para estabilizarla. Pensándolo bien, tal vez no me haría mucha ilusión que me viniera todos los meses, pero cada medio año me serviría para evaluar mis hábitos de vida y tener la tranquilidad de estar gestionando bien el estrés, las hormonas, las emociones y el intestino en mi día a día y, en consecuencia, de estar envejeciendo de forma saludable.

Los hombres podemos tener una actividad estrogénica excesiva que derive en un problema grave en el colon, la próstata o incluso un infarto sin sentir ningún dolor ni recibir aviso alguno. Podemos tener una mala salud hormonal y un envejecimiento sospechosamente delicado sin presentar ningún síntoma que nos alerte. A lo sumo, quizá acumulemos grasa en los pechos o suframos hemorroides, pero contamos con pocas pistas más...

En cambio, las mujeres con un exceso de actividad estrogénica presentan síntomas durante el ciclo menstrual que las alertan de que algo no marcha bien, y de esta forma pueden solucionarlo.

Cada vez que se inicia el ciclo menstrual, las mujeres disponen de la oportunidad de evaluar su salud hormonal, como si pasaran un examen y pusieran nota a su salud.

¡Qué suerte tener la regla! De verdad.

EL CICLO MENSTRUAL NORMAL

Todo ciclo hormonal femenino es una oportunidad reproductiva que ofrece la naturaleza para que se implante el embrión para que, en consecuencia, se produzca el embarazo. Este ritmo cíclico acaba y empieza cada vez que las mujeres tienen la menstruación. La duración de los ciclos menstruales puede variar de forma fisiológica y se considera normal si oscila entre los 25 y los 35 días —28 días sería la cifra ideal—, y si el sangrado dura entre tres y cinco días. Si no hay embarazo, el descenso de las hormonas femeninas (estrógenos y progesterona) al final del ciclo desencadena la menstruación, un proceso cíclico que culmina con el sangrado, como consecuencia de una inflamación fisiológica que sirve para remodelar el endometrio del útero y prepararlo para el ciclo siguiente, es decir, para la siguiente oportunidad reproductiva.

Es habitual que la ovulación la produzca un mes el ovario derecho y el mes después, el izquierdo, un ovario diferente cada ciclo menstrual, alternándose el trabajo en lo que podríamos llamar «solidaridad ovárica». Pero no siempre es así. Un ovario puede ovular en tres ciclos menstruales consecutivos, y el otro tomar el relevo en los tres siguientes. No hay una pauta que determine si lo hará uno o el otro.

Hay dos hormonas que controlan el ciclo menstrual:

- La hormona estimulante del folículo (FSH, según sus siglas en inglés): se produce en la hipófisis durante la primera mitad del ciclo menstrual, o fase folicular, estimula el crecimiento y la maduración de los folículos ováricos necesarios para la ovulación.
- La hormona luteinizante (LH, según sus siglas en inglés): se fabrica en la hipófisis durante la segunda mitad del ciclo menstrual, o fase lútea, estimula la maduración completa del folículo y desencadena así la ovulación.

El cuerpo lúteo o cuerpo amarillo excretará la progesterona. La secreción de la LH en la hipófisis anterior está especialmente influenciada por la dopamina, la hormona de la recompensa. En los hombres, la LH estimula la producción de testosterona en las células de Leydig, situadas en los testículos.

Como ya he indicado, el ciclo menstrual debería ser de 28 días, desde la menarquia (primera menstruación) hasta la perimenopausia y la menopausia, cuando cesa la ovulación. Sin embargo, hay mujeres que tienen ciclos cortos (de veinte días aproximadamente), a menudo debido a una falta de progesterona, y otras cuyos ciclos superan los 32, con frecuencia por una mala maduración del óvulo.

Podemos afirmar que una mujer ha llegado a la menopausia cuando no ha tenido la menstruación en 12 meses seguidos, aunque siempre es mejor que lo confirme el médico con un análisis de sangre. Durante la menopausia, los ovarios y las glándulas adrenales continúan produciendo andrógenos (hormonas masculinas) a partir de los cuales se pueden fabricar estrógenos en la periferia, como en los tejidos de la piel, del hígado o de las células grasas. Lo explicaré detenidamente cuando hable de la menopausia (véase p. 90).

Volvamos al ciclo hormonal normal, que se divide en tres fases:

Los primeros 14 días. La fase folicular

Se trata de la fase preovulatoria. Empieza el primer día del sangrado menstrual y acaba en el «pico de LH», que coincide

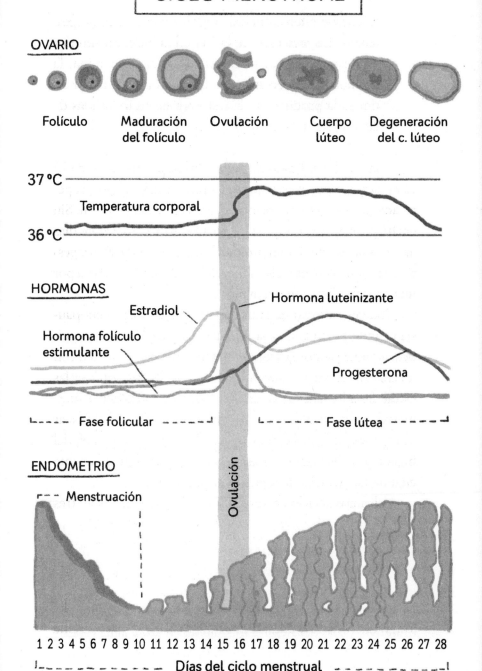

CICLO MENSTRUAL

OVARIO

Folículo   Maduración   Ovulación   Cuerpo   Degeneración
            del folículo   lúteo   del c. lúteo

37 °C
Temperatura corporal
36 °C

HORMONAS

Estradiol   Hormona luteinizante

Hormona folículo
estimulante   Progesterona

⌐- - - Fase folicular - - - - ⌐   ⌐- - - - - Fase lútea - - - - ⌐

ENDOMETRIO

⌐- - Menstruación   Ovulación

1 2 3 4 5 6 7 8 9 10 11 12 13 14 15 16 17 18 19 20 21 22 23 24 25 26 27 28

⌐- - - - - - - - - - - Días del ciclo menstrual - - - - - - - - - - - ⌐

con la ovulación. Suele durar 14 días. La encargada de propiciar esta fase es la hormona estimulante del folículo, que se produce en la hipófisis anterior. Esta estimula el crecimiento de los folículos de los ovarios, que contienen un óvulo no desarrollado y un fluido. En la pubertad, las mujeres tienen aproximadamente unos trescientos mil folículos en los ovarios, de los cuales, en cada ciclo menstrual, se seleccionan unos cuantos que empiezan a madurar y a producir estrógenos. Durante esta primera fase del ciclo, se desarrollarán y madurarán los folículos del ovario, y predominarán los estrógenos. Estos folículos son muy pequeños y contienen los óvulos inmaduros, sin desarrollar. La naturaleza de la mujer joven selecciona los folículos más sanos, los que contienen el mejor óvulo, y normalmente el ovario desarrolla entre seis y diez folículos al mes. Es lo que conocemos como «reserva ovárica». Con la edad, no obstante, se reduce esta eficacia, así como la calidad de los óvulos.

Las mujeres con una reserva ovárica limitada fabrican menos de seis folículos al mes y responden peor a los tratamientos de fertilidad. Por este motivo, y siguiendo las indicaciones del especialista, algunas optan por someterse a un tratamiento de fertilidad que consiste en la estimulación ovárica mediante gonadotropinas. Con este tratamiento se logra que maduren varios folículos con sus respectivos ovocitos.

En condiciones normales, el ovario siempre contiene un folículo más espabilado que madura y crece más rápido, mientras que los otros detienen su crecimiento. Se trata del folículo maduro, o de Graaf, que está preparado para nutrir, mantener y madurar el ovocito que contiene. Durante los primeros 14 días del ciclo, el folículo de Graaf se halla rodeado por dos capas de células: en el interior, las células granulosas y, más externamente, las células de la teca. Estas estructuras que revisten el folículo maduro producen andrógenos y progesterona, y las células granulosas convierten los andrógenos en estrógenos.

Durante la fase folicular, el ovocito comienza a madurar, y el folículo que lo contiene empieza a fabricar estrógenos, la hormona femenina que ayuda a proliferar y a engrosar el endometrio, que es el tejido que recubre la pared del útero. Todo se prepara para que, en caso de fecundación, se implante el embrión.

En esta etapa, la producción de estrógenos en los ovarios aumenta progresivamente, lo cual señala el final de la fase folicular. Las mujeres reconocerán estos elevados niveles de estrógenos por un incremento del flujo vaginal y un descenso de la temperatura corporal. Eso significa que están ovulando y se encuentran en los días más fértiles (véase gráfico de p. 47).

La ovulación

En los ciclos de 28 días, la ovulación se produce 14 días después del primer día de sangrado. Los ciclos pueden ser más o menos largos en función de múltiples factores, como el estrés, el descanso, el ejercicio físico, la dieta o la edad, pero la ovulación siempre se produce en la mitad del ciclo. Es la fase de mayor producción de hormona luteinizante, el pico de LH de la hipófisis anterior. De 36 a 48 horas después de dicho pico, se rompe el folículo de Graaf para que se libere el óvulo que contiene.

Una vez liberado, el óvulo se dirige hacia la trompa de

Falopio, en espera de ser fecundado por los espermatozoides que hayan alcanzado la vagina, mediante una relación sexual o una inseminación artificial.

Los días de la ovulación son los más fértiles, con mayores probabilidades de que la mujer se quede embarazada. Estos días la temperatura corporal es inferior (antes de la ovulación, la temperatura basal suele oscilar entre los 36,5 y los 36,7 °C). El óvulo puede verse fecundado en el útero, en el endometrio, pero, de no producirse el embarazo, el endometrio se desprenderá, ocasionando el sangrado.

Algunas mujeres pueden notar que están ovulando porque experimentan molestias o una ligera sensación de escozor: el folículo que alberga el óvulo contiene también un líquido que, cuando el óvulo se dirige hacia la trompa de Falopio, puede caer, junto con un poco de sangre, en el peritoneo, la membrana que rodea los órganos abdominopélvicos. También es posible que sientan dolor en la zona de los ovarios a causa de un exceso de prostaglandinas proinflamatorias.

El flujo también es un indicador de la fase menstrual, ya que después del sangrado y al inicio de la fase folicular, el moco cervical es pastoso, blanco, no transparente; pero, a medida que aumentan los estrógenos, durante los días preovulatorios o la ovulación, la secreción del moco cervical se vuelve más transparente, más acuosa y elástica, como la clara de huevo. Este flujo vaginal más fluido ayuda a los espermatozoides a vivir y a desplazarse, facilitando el ascenso por el cuello uterino en busca del óvulo. Por lo tanto, ahora ya sabes que si controlas tu flujo vaginal, podrás saber cuándo ovulas. Este flujo más transparente te indica que estás en los días preovulatorios o que estás ovulando, que te encuentras en el intervalo de los dos días más fértiles y que tienes más posibilidades de quedarte embarazada.

Las mujeres que tienen un ciclo de 28 días ovulan el día 14 (contando desde el primer día del ciclo o inicio del sangrado menstrual). Aunque esto es lo más habitual, muchas mujeres tienen ciclos de 26 o de 32 días, con lo que el día de la ovulación no será exactamente el día 14, si bien sigue siendo un ciclo normal.

En este libro hablamos de las fases menstruales a partir de los parámetros más comunes, que son los 28 días entre cada ciclo y la ovulación el día 14.

Mientras se suceden las fases ovulatorias, el endometrio va cambiando cíclicamente de espesor y textura a causa de los niveles de estrógenos y de progesterona. En primer lugar, presenta una fase proliferativa inducida por los estrógenos (fase folicular), luego una fase secretora de progesterona (fase lútea) y, por último, la menstruación.

Los últimos 14 días. La fase lútea

Esta fase comienza cuando termina la ovulación y puede durar entre 12 y 14 días. Es más habitual que tenga una duración de 14, los últimos del ciclo menstrual. La vida del óvulo es corta (entre 24 y 48 horas), pero ¿sabes que la vida media del espermatozoide es de tres a cinco días? Por consiguiente, la mujer puede quedarse embarazada incluso si ha mantenido relaciones antes de ovular, porque el espermatozoide podría estar «de turismo» dentro del útero. Cuando el ovocito sale del folículo y va hacia la trompa de Falopio, inducido por el pico de LH durante la ovulación, el folículo de Graaf permanece en el ovario, se contrae, y las células de las capas de granulosa y de la teca se organizan formando una nueva glándula: el cuerpo lúteo. Dentro del ovario, el cuerpo lúteo continúa fabricando estrógenos y, sobre todo, progesterona.

Durante estos 14 días, se da una doble disminución de los estrógenos, porque la producción en el ovario es menor, así como un aumento de la secreción de progesterona en el cuerpo lúteo. Concretamente, el pico más alto de progesterona tiene lugar entre seis y ocho días después de la ovulación, cuando se alcanza el pico de LH (seis días antes de la menstruación).

Si el óvulo es fecundado, tardará unos cinco días en avanzar desde la trompa de Falopio hasta el útero, en cuya pared se implantará. Una vez allí, su capa periférica (trofoblasto) segregará la hormona gonadotrofina coriónica humana (hCG, según sus siglas en inglés), conocida como «hormona del embarazo». Esta nos indica que se ha producido la fecundación del óvulo y la implantación en el útero. ¡La magia de la naturaleza! El trofoblasto constituirá la futura placenta, donde se desarrollará el embrión.

Durante los tres primeros meses de embarazo, la hCG mantendrá activo el cuerpo lúteo como productor de estrógenos y progesterona, para evitar que el embrión se desprenda de la pared del útero hasta que el trofoblasto esté lo bastante maduro para fabricar progesterona y mantener él solo el embrión y el embarazo, momento en que desaparecerá el cuerpo lúteo (primer trimestre de embarazo). La placenta tomará el relevo del cuerpo lúteo para fabricar progesterona.

Una causa de infertilidad o de aborto espontáneo es que el cuerpo lúteo no produzca suficiente progesterona, provocando que el embarazo no avance. Es necesario un máximo nivel de LH el día de la ovulación, que el cuerpo lúteo esté bien irrigado de sangre y que se den unos buenos niveles de colesterol. Si no hay un nivel alto de LH, el cuerpo lúteo no se desarrolla lo suficiente y no se produce bastante progesterona, o se fabrica durante pocos días, lo que ocasiona la caída prematura y la aparición de la regla antes de los 23 días, con una fase lútea corta (menos de nueve días) llamada «insuficiencia lútea». Las mujeres que la sufren suelen experimentar pequeños sangrados durante la fase lútea. «Tengo pérdidas entre las reglas y los ciclos de veintidós días», me dicen.

Si no se produce embarazo, el cuerpo lúteo va degenerando durante los 10 o 12 días siguientes, momento en que desciende la fabricación de estrógenos y progesterona y se desencadena la menstruación.

Al no fecundarse el óvulo y bajar el nivel de estrógenos y progesterona, el endometrio se desintegra (sangrado menstrual), señalando el primer día de la menstruación y del ciclo menstrual siguiente. El óvulo no fecundado no se expulsa con el sangrado menstrual; durante la regla solo cae el endometrio. El óvulo es «destruido» por los macrófagos, un tipo de glóbulos blancos de nuestro sistema inmunitario, mientras que durante la regla desciende la capa de endometrio que se había preparado para alojar el óvulo en una fecundación hipotética.

A veces, como en el caso de las mujeres con ovarios poliquísticos, el óvulo no sale del folículo, se enquista dentro del ovario y el sangrado menstrual se produce de forma más tardía, dolorosa y a menudo, curiosamente, por la mañana, antes de levantarse. Estas mujeres tienen ciclos que superan los

35 días (se considera normal entre 25 y 35 días), pero dado que el óvulo no sale del folículo, el embarazo resulta imposible.

Entre dos y tres días después de la ovulación, la temperatura suele aumentar de 0,3 a 0,5 °C, como consecuencia del incremento de progesterona. Esta temperatura corporal se mantiene durante toda la fase lútea gracias a la misma progesterona y desciende los días previos a la menstruación o durante los primeros días del sangrado, cuando se inicia el siguiente ciclo menstrual.

¿Cómo puedo saber cuándo ovulo?

Si te tomas la temperatura a diario durante todo el mes, sabrás qué día ovulas y, por consiguiente, cuáles son tus días más fértiles. La temperatura axilar es la menos recomendable; la rectal, la sublingual y la vaginal son más fiables. Debes medirte la temperatura cada mañana en la cama, antes de levantarte, en silencio y en reposo absolutos. Para estar segura de la regularidad de tu ciclo, debes tomártela cada día durante varios meses y anotarla en una libreta. Solo así sabrás qué día tienes la máxima temperatura por efecto de la progesterona y podrás confirmar que siempre coincide el mismo día del ciclo.

Los dos o tres días previos a este aumento de temperatura, estabas ovulando (seguramente también tenías un flujo vaginal más fluido). Ahora ya sabes que, dos días después de la ovulación, tu temperatura aumenta entre 0,3 y 0,5 °C y, por consiguiente, los dos anteriores eran tus días más fértiles. Si mantienes relaciones sexuales el día de la ovulación o los dos siguientes, tienes más posibilidades de quedarte embarazada.

Si controlas tu temperatura corporal y tu flujo cervical, sabrás cuáles son los días más propicios para quedarte embarazada. Durante la fase lútea, se produce más actividad de la amígdala cerebral y menos del córtex frontal cingular, lo que provoca una alteración del control de las emociones y un mayor riesgo de sufrir una crisis de migraña o angustia.

Soy friolera y nerviosa; ¿será a causa de la fase lútea?

La fase lútea se extiende desde el día de la ovulación hasta el sangrado menstrual. Durante esos 14 días, el folículo se transforma en el cuerpo lúteo, que fabrica principalmente progesterona, esencial para las funciones de la placenta en la implantación y el mantenimiento del embarazo.

Si tu fase lútea es inferior a 14 días, el déficit de progesterona puede ocasionarte problemas de fertilidad, pero también es posible que seas friolera, nerviosa, propensa a sufrir angustia, dolores de cabeza o migrañas. Es normal si te falta progesterona. Muchas mujeres toman anticonceptivos o ibuprofeno para la regularidad y el dolor menstruales, ansiolíticos naturales o químicos para la angustia y para mitigar las crisis de migraña, en lugar de tratar el origen del problema: mejorar la fase lútea, la vida del cuerpo lúteo y aumentar la fabricación de progesterona.

Los estudios indican que se considera una fase lútea corta cuando el intervalo entre el pico de LH y el sangrado menstrual es de ocho días o menos. Estas mujeres con una fase lútea insuficiente tienen ciclos menstruales cortos, inferiores a 22 días, y normalmente todas me comentan: «Es muy pesado tener la regla tan a menudo».

Hablamos de fase lútea insuficiente cuando la progesterona fabricada no basta para mantener la secreción del endometrio y hacer posible la implantación del embrión. Por este motivo, se relaciona el déficit de progesterona con la infertilidad, el aborto durante el primer trimestre de embarazo y ciclos cortos con una fase lútea inferior a ocho días. Con la edad y el envejecimiento de los ovarios, es normal que las fases lúteas sean más breves, pero muchas mujeres jóvenes también tienen fases lúteas insuficientes por diferentes causas.

No existe ninguna prueba cien por cien fiable para diagnosticar una fase lútea insuficiente. Se ha propuesto analizar la progesterona (tanto en plasma como en orina), detectar la LH en la orina, tomar la temperatura corporal todos los días del ciclo, realizar biopsias endometriales... pero en todas estas pruebas intervienen variables que no permiten evaluar una fase lútea insuficiente de forma impecable. Así pues, hay que prestar atención a los síntomas de la insuficiencia lútea con la ayuda de la anamnesis y la orientación del médico. Escucha a tu cuerpo.

¿Cómo puedo saber si tengo una fase lútea insuficiente?

Los indicadores de una fase lútea insuficiente son los siguientes:

- Ciclos cortos: los inferiores a 25 días no son normales, indican una degeneración precoz del cuerpo lúteo. El ciclo normal es de 25 a 35 días.
- Niveles bajos de progesterona en plasma, menos de 20 ng/ml (normal) o niveles bajos en saliva medidos siete días después de la ovulación, los cuales indican

una función pobre de las células lúteas. (El diagnóstico mediante el nivel de progesterona es complicado, porque su fabricación, debido a su síntesis pulsátil, puede fluctuar ocho veces en noventa minutos, dando resultados diferentes en las analíticas de sangre.)

- Temperatura corporal baja: después de la ovulación, la temperatura corporal tiene que aumentar entre 0,3 y 0,5 °C y mantenerse estable durante los 14 días de la fase lútea. Cuando el aumento es inferior y, además, baja rápidamente antes de la menstruación, tenemos otro indicativo de fase lútea insuficiente.
- Heces pastosas al final de la fase lútea.
- Dolor lumbar durante la fase lútea.
- Pérdidas o sangrados de color parduzco durante la fase lútea, antes de la menstruación.
- La edad: muchas veces el envejecimiento justifica que mujeres de 45 años o más tengan ciclos cortos debido a una menor producción hormonal.
- Anorexia o ayunos: las mujeres anoréxicas presentan una fabricación de LH menor y eliminan una cantidad inferior de pregnandiol glucurónido en orina (metabolitos de la progesterona) durante la fase lútea.

Sin un diagnóstico específico, debemos buscar el origen subyacente de un ciclo menstrual corto: una alteración de la circulación sanguínea o de la tiroides, un exceso de la hormona prolactina o de estrés emocional, o la escasez de calorías.

¿POR QUÉ TENGO TRASTORNOS MENSTRUALES Y CÓMO
PUEDO SOLUCIONARLOS?

Existe una clara correlación entre la circulación sanguínea
en el cuerpo lúteo del ovario y los niveles de progesterona en
suero. Si tienes problemas de circulación y el cuerpo lúteo no
recibe suficiente irrigación sanguínea, es muy probable que
tampoco circule suficiente colesterol para fabricar progesterona, lo cual hará que tengas ciclos cortos.

Tras la ruptura del folículo en la ovulación, el óvulo se libera en la trompa de Falopio, y las células del folículo (granulosas y de la teca) se transforman en células lúteas. En apenas
cinco días, se forma una gran cantidad de vasos sanguíneos
nuevos, que convierten el cuerpo lúteo en uno de los órganos
más vascularizados de nuestro cuerpo. Se trata de un proceso
necesario para producir hormonas sexuales.

Una alteración en la microcirculación del cuerpo lúteo,
al ser un órgano altamente irrigado, puede ocasionar su degeneración precoz, provocar un ciclo corto y que deje de
fabricarse progesterona. La producción de progesterona
es cíclica y suele oscilar entre 2 y 40 ng/ml en períodos breves, por lo que su medida en plasma no resulta muy fiable para
determinar si tenemos suficiente progesterona en la fase
lútea. Es mejor que identifiques los síntomas de los cuales
estoy hablando.

La progesterona no solo favorece el crecimiento del endometrio, sino que también mejora su vascularización y el
aporte de oxígeno. Ello aumenta la fabricación de óxido nítrico, un vasodilatador importante, indispensable para la maduración del ovocito y la ovulación, y para mejorar la irriga-

ción sanguínea en el cuerpo lúteo, aportando así el colesterol que circula en sangre para fabricar progesterona.

En el capítulo 3 te explicaré cómo puede cambiar tu vida si equilibras los niveles de progesterona.

La tiroides

La función tiroidea es esencial para el desarrollo y el crecimiento del folículo. La tiroides y la hormona estimulante del folículo trabajan en sinergia con el fin de desarrollar unas células granulosas sanas. Esto hace que, durante la fase lútea, con un folículo maduro, sea posible tener células lúteas sanas que liberen progesterona.

Para averiguar si tienes la función tiroidea alterada, tu médico puede encargar diferentes analíticas. El motivo más habitual es una alteración del intestino y la fatiga de las glándulas adrenales que fabrican las hormonas del estrés. En estos casos, deben comprobarse los niveles de cortisol mediante análisis específicos de saliva. No obstante, la fatiga adrenal también se detecta a través de tests complementarios como el de la contracción de la pupila, que puedes hacer en casa, en una habitación a oscuras, orientando un punto de luz directamente en la pupila. La respuesta normal de la pupila, dilatada, pues estás a oscuras, consiste en empequeñecer con el estímulo luminoso y mantener esa contracción durante al menos dos minutos, siempre con el punto de luz enfocando el ojo. Como describió el doctor Arroyo en 1924, en caso de fatiga adrenal, la carencia de cortisol impide que la pupila permanezca contraída durante un mínimo de dos minutos, o puede que ni siquiera se contraiga o lo haga muy débilmente.

Otro medio para valorar si tienes un nivel alto de estrés es el test de la presión arterial. Si estamos sentados y nos levantamos, la presión arterial aumenta y tenemos aproximadamente doce pulsaciones más, de forma natural. En cambio, cuando una persona sufre fatiga adrenal, la presión arterial y las pulsaciones no suben o lo hacen de manera leve. Puedes comprobarlo con el aparato para medir la presión arterial que tienen en las farmacias.

¿Cómo debemos tratar el estrés?

La reducción del estrés a través de técnicas de relajación, *mindfulness*, hipnosis y otras, así como el apoyo mediante el consumo de una potente fórmula de suplementos te ayudarán a superar el estrés adrenal, salir del pozo y recuperar la energía. Pide a tu médico un suplemento a base de *Rhodiola rosea* (entre 100 y 600 mg/día), *Eleutherococcus*, extracto de glándula adrenal, ashwagandha (600 mg/día), *Schisandra chinensis* o vitamina B_5.

Mis ángeles de la guarda son: Adrenal Success (Solaray) dos cápsulas al día, Super Rhodiola (Solaray) una cápsula al día por la mañana, junto con ashwagandha 600 mg/día, de los laboratorios Orthonat, Diafarm o Ifigen.

Para ayudar a la tiroides y mejorar la fase lútea, debemos pensar en una fórmula de alta potencia que incluya: L-tirosina (1000 mg/día), selenio (entre 200 y 400 mcg/día), yodo (entre 150 y 450 mg/día), *Coleus forskohlii* (entre 50 y 200 mg/día) y zinc (entre 30 y 50 mg/día). La tomaremos hasta que la TSH sea inferior a 2,5, un indicativo del buen estado de la tiroides. Algunas personas pueden encontrar beneficioso tomar la hormona bioidéntica de la tiroxina o T4, la levotiroxina. Yo confío plenamente en el Thyroidnorm (Douglas) —dos por la mañana y dos al mediodía—, pero recuerda seguir siempre las indicaciones de tu médico para mantener el eje hipotálamo-hipófisis-gonadal en equilibrio con tu intestino.

Si padeces una tiroiditis autoinmune como la tiroiditis de Hashimoto, no te recomiendo que tomes suplementos de yodo, porque los niveles de anticuerpos antitiroideos podrían empeorar.

La hiperprolactinemia

El exceso de prolactina también se asocia a un cuerpo lúteo insuficiente. Analiza la prolactina en plasma y comprueba si tienes unos niveles elevados. Los síntomas típicos de hiperprolactinemia son: muchas ganas de llorar de forma melancólica, emocionarse fácilmente por cosas buenas o malas y presentar mayor sensibilidad en los pezones los días previos a la menstruación. La prolactina no afecta a las mamas, solo duelen los pezones.

El estrés social ocasionado, por ejemplo, por los exámenes, un cambio de pareja o dormir poco puede aumentar el nivel de esta hormona femenina del estrés, que, a su vez, puede afectar la maduración folicular (FSH más baja) y hacer que no te baje la regla de forma regular, que tengas pocas menstruaciones a lo largo del año o que produzcas menos progesterona y, como consecuencia, tus ciclos sean cortos.

Puedes reducir la prolactina de manera muy eficaz disminuyendo el estrés y mediante suplementos dopaminérgicos, como por ejemplo: *Vitex agnus-castus* (Dismegyn), uno por la mañana, DopaBean (Solaray), uno por la mañana y otro por la noche.

Sabrás que tus niveles de prolactina mejoran porque antes de la menstruación ya no te dolerán los pezones.

Hay que tener en cuenta que es normal que las personas con trasplantes renales o las madres durante el período de lactancia tengan niveles altos de prolactina.

Si al cabo de dos o tres meses no se han normalizado tus niveles de prolactina en plasma, consulta con un especialista. A veces aparecen quistes en la hipófisis que también pueden incrementar la prolactina.

Estrés energético

La escasez de calorías o un gran gasto calórico por exceso de actividad física (típico en atletas) puede provocar amenorrea hipotalámica o que tengas un ciclo corto, debido a un cuerpo lúteo deficiente y a un déficit de producción de progesterona. No te saltes ninguna comida y no hagas ayunos si estás muy delgada, comes poco o te alimentas a base de infusiones. Evita el ejercicio físico intenso y la pérdida de peso.

Un nutricionista te ayudará a llevar una dieta compensada, con vegetales de hoja verde ricos en ácido fólico, proteínas de alta calidad, grasas sanas (aceite de oliva, aceite de coco, frutos secos, semillas, aguacates, huevos ecológicos del número 0, pescado salvaje) e hidratos de carbono complejos, evitando los tóxicos, que actúan como disruptores endocrinos.

Estrés emocional

Las glándulas adrenales, situadas encima del riñón, también fabrican progesterona, que se utiliza principalmente para producir cortisol, la hormona del estrés. En situaciones de estrés crónico, necesitamos una gran cantidad de progesterona, pues es el sustrato para crear cortisol. Cuanto mayor es el estrés, más cortisol en plasma presentaremos, y tendremos más probabilidades de agotar las reservas de progesterona y de que el ciclo menstrual se vea afectado.

El estrés puede provocar amenorrea hipotalámica o un ciclo menstrual corto, debido a un cuerpo lúteo deficiente y una falta de producción de progesterona.

Cuando hablamos de estrés, no nos referimos, necesariamente, a ningún trauma emocional ni a ninguna situación grave. A menudo, las preocupaciones diarias o dormir poco ya nos llevan a fabricar más cortisol. Incluso demasiado ejercicio físico, típico en las deportistas de élite, puede provocar amenorreas y la desaparición de los ciclos menstruales por exceso de cortisol.

Las mujeres que sufren alteraciones del ciclo menstrual a causa de estrés emocional, suelen ser muy perfeccionistas, autoexigentes, se cuidan mucho, se preocupan por su salud y su imagen, están bien informadas, comen de manera equilibrada y practican deporte de forma regular para obtener reconocimiento social e informar a su entorno cercano de las «cosas que hacen bien por su salud».

«Hoy he desayunado pan de trigo sarraceno con aguacate y un té kombucha con zumo de remolacha», cuentan a su compañera de trabajo, que la escucha boquiabierta. En cambio, no suelen contar a esa misma compañera lo que desayunaron el otro día: un café con leche y un cruasán, porque socialmente no serían reconocidas como desean. Qué estrés tan innecesario, ¿verdad?

El cerebro no diferencia entre un estrés y el otro. Preocuparse por algo comporta fabricar cortisol. Ser muy estricto con un tratamiento, la dieta o las sesiones de deporte pueden ser precisamente los factores clave que hagan que muchas mujeres presenten falta de progesterona y tengan un ciclo corto.

Buenas hijas, buenas parejas, buenas trabajadoras y con ciclos menstruales irregulares. Yo siempre les sonrío diciendo: «Lo controlas todo menos tu ciclo menstrual».

El tratamiento psicológico para acabar con la rigidez emocional suele ser fantástico para estas mujeres tan estrictas, y las animo a gestionar mejor el estrés con su psicólogo de confianza.

Para reducir el cortisol a este tipo de mujeres, solemos recomendarles:

- Saltarse la dieta una o dos veces a la semana, en compañía de alguien que sepa «lo mucho que se cuidan», y anotar en una libreta cómo se han sentido al no seguir la dieta y cómo ha afectado esto a la relación con las personas de su entorno.
- Omitir también los suplementos una o dos veces a la semana y apuntar cómo se han sentido y cómo ha afectado esto a su relación con el tratamiento.
- Equivocarse aposta delante de un compañero de trabajo, o alguien de su familia, y explicar algo que hayan hecho mal.

Funciona a las mil maravillas. ¡El poder de la mente es alucinante!

EL SÍNDROME PREMENSTRUAL O DISMENORREA

El dolor premenstrual, o dismenorrea, es el dolor más común en la mayoría de las mujeres, y uno de los trastornos más frecuentes que sufren en edad reproductiva.

Las mujeres con sobrepeso y que hacen poco ejercicio físico están en el centro de la diana y tienen más probabilidades de sufrir un fuerte dolor premenstrual (dismenorrea) al final de cada mes.

El síndrome premenstrual (SPM) afecta a tres de cada cuatro mujeres. La prevalencia en Estados Unidos, Turquía, Canadá, Taiwan y Malasia es de entre el 60 y el 90 % de las mujeres. Es tan común que muchas mujeres piensan que es un peaje obligatorio durante los años menstruales y fértiles, pero no tendría que ser así.

El 85 % de las mujeres experimentará algún síntoma del SPM al menos una vez en algún momento de su vida fértil. ¡El 85 %! Hay mujeres que recuerdan con nostalgia la etapa prepuberal o que desean que llegue la menopausia o un embarazo para evitar el dolor cada mes.

El dolor premenstrual es la causa principal de absentismo escolar y laboral entre las chicas y las mujeres, y la mayoría piensa que es normal que mes tras mes y año tras año tengan que tomar antiinflamatorios para paliar las molestias. Pero repito: no tendría que ser así.

¿Qué es el síndrome premenstrual?

Cuando hablamos de SPM, nos referimos a las menstruaciones dolorosas, con irritabilidad, hinchazón y sensibilidad en las mamas, que empiezan unas horas antes de la menstruación o coincidiendo con el inicio del primer sangrado menstrual.

Definiciones de los diferentes tipos de síndromes premenstruales

Tipo	Definición
Síndrome premenstrual	Síntomas del síndrome premenstrual que anteceden a la menstruación y desaparecen por completo con el final de la menstruación.
Leve	No afecta a la vida personal/social ni profesional.
Moderado	Afecta a la vida personal/social y profesional, pero no impide trabajar e interactuar, aunque no sea del modo óptimo.
Severo	Impide interactuar tanto personal y socialmente como profesionalmente; aparta de las actividades sociales y profesionales (resistente al tratamiento).
Intensificación premenstrual	Historial de psicopatología, enfermedad física o de otro tipo, acompañado de síntomas que no remiten del todo cuando termina la menstruación.
Trastorno disfórico premenstrual	Es un criterio de investigación, que solo suele utilizarse en Estados Unidos. Esta definición de síndrome premenstrual severo ha sido adoptada por la American Psychiatric Association.

Los síntomas se manifiestan durante la fase lútea del ciclo menstrual (del día 14 al 28 del ciclo), son más intensos los dos primeros días de la regla y suelen durar entre dos y tres días en total. Estos dolores no aparecen nunca en la fase folicular, y los síntomas deben darse mensualmente de manera recurrente para ser diagnosticados como SPM.

El grado de afectación de este síndrome varía de una mujer a otra. Pueden aparecer desde pequeñas molestias hasta, en algunos casos, dolores muy fuertes y graves que afectan a la calidad de vida y que las incapacita mientras duran.

¿Cuáles son los síntomas del síndrome premenstrual?

El SPM abarca una serie de síntomas físicos, emocionales y conductuales sin la existencia de ninguna patología orgánica evidente, ni psiquiátrica subyacente, que justifique estos dolores de finales de mes.

Los síntomas físicos y emocionales asociados al síndrome premenstrual son diversos:

- Cambios anímicos, irritabilidad, ira, aislamiento social y/o ganas de llorar
- Ansiedad, tensión, depresión
- Sensibilidad o hinchazón en las mamas
- Hinchazón abdominal
- Aumento de peso y mayor retención de líquidos
- Ansiedad por la comida y cambios alimentarios con preferencia por los azúcares
- Dificultad para concentrarse
- Dolores musculares y articulares

- Dolores de cabeza (cefaleas), migrañas
- Cansancio y fatiga
- Insomnio
- Cambios gastrointestinales como heces pastosas o diarreicas, o estreñimiento
- Náuseas, vómitos, mareos

Los síntomas conductuales, especialmente en la fase lútea del ciclo, se caracterizan por la disminución de la orientación visoespacial y de la capacidad cognitiva, lo que comporta más topetazos o accidentes de coche y menor orientación que en la fase folicular. Las mujeres tropiezan y se caen con más facilidad cuando están ovulando (pico más alto de estrógenos de todo el mes) y en la fase lútea. En cambio, tienen más equilibrio y estabilidad postural al inicio de la fase folicular, con el nivel de estrógenos más bajo de todo el mes. Los estrógenos aumentan la elasticidad de los ligamentos, las fascias y los músculos; de ahí que, normalmente, las mujeres no sufran esguinces los primeros 14 días del ciclo. Por este motivo, las mujeres con un exceso de estrógenos y dolores premenstruales suelen tener más lesiones del ligamento cruzado de la rodilla, esguinces de los ligamentos o inflamaciones de las fascias (fascitis plantar y espolón, por ejemplo) durante la ovulación y la fase lútea.

Los estrógenos procedentes de la dieta, los tóxicos ambientales o medicamentos como los anticonceptivos pueden incrementar los estrógenos en sangre y la elasticidad de los ligamentos, las fascias y los músculos, empeorando la estabilidad, lo cual predispone a mujeres u hombres con exceso de estrógenos a sufrir más caídas o lesiones de ligamentos.

Síntomas habituales asociados al síndrome premenstrual

Malestares físicos	Sentimientos negativos	Capacidad o función cognitiva deficiente
Retención de líquidos	Tensión o ansiedad	Dificultad de concentración
Aumento de peso	Aumento del apetito o ataques de hambre	Facilidad de distracción
Dolor en las glándulas mamarias (mastalgia)	Irritabilidad	Pérdida de memoria
Dolor de cabeza	Depresión o tristeza	Confusión
Fatiga	Sentimientos de desesperación	Cambios de humor
Náuseas	Inquietud	Ataques de mal genio
Insomnio o sueño excesivo	Ganas de llorar	Torpeza
Retortijones	Ira	Coordinación motora deficiente
Dolores musculares, de las articulaciones o la espalda	Sensación de agobio	Impulsividad

Otro factor que provoca un exceso de estrógenos en nuestro cuerpo es el sobrepeso. ¿Habéis observado que las

REGISTRO DIARIO DE LA GRAVEDAD DE LOS PROBLEMAS

Por favor, imprime y utiliza tantas hojas como necesites para al menos dos meses ENTEROS de valores.

Nombre o iniciales _____

Mes/año _____

Cada noche, anota el grado en que has experimentado cada problema de la lista que aparece a continuación. Marca con una ✕ la casilla que se corresponda con el nivel de gravedad: 1 inexistente; 2 mínimo; 3 leve; 4 moderado; 5 grave; 6 extremo.

	1	2	3	4	5	6	7	8	9	10	11	12	13	14	15	16	17	18	19	20	21	22	23	24	25	26	27	28	29	30	31
Día de inicio (lunes «L», martes «M», etc.)																															
Marca el sangrado con una S.																															
Marca la menstruación con una M.																															
Empieza a anotar el día exacto del calendario que corresponda.																															

1. Te has sentido triste, decaída o deprimida; o te has sentido desesperada, inútil o culpable.
(6 5 4 3 2 1)

2. Te has sentido nerviosa, angustiada, tensa o al límite.
(6 5 4 3 2 1)

3. Has experimentado cambios repentinos de humor (por ejemplo: de pronto te sientes triste o con ganas de llorar), estabas muy sensible al rechazo o han herido tus sentimientos fácilmente.
(6 5 4 3 2 1)

4. Te has sentido enojada o irritable.
(6 5 4 3 2 1)

5. Tenías menos interés por las actividades habituales (trabajo, estudios, amigos, aficiones).
(6 5 4 3 2 1)

6. Tenías dificultades para concentrarte.
(6 5 4 3 ...)

7.	Te has sentido aletargada, cansada, fatigada o sin energía.	6				
		5				
		4				
		3				
		2				
		1				
8.	Tenías más apetito o has comido más de la cuenta; o has sentido náuseas o antojos de algún alimento concreto.	6				
		5				
		4				
		3				
		2				
		1				
9.	Has dormido más, te has echado una siesta, te ha costado levantarte; o te ha costado dormirte o seguir durmiendo.	6				
		5				
		4				
		3				
		2				
		1				
10.	Te has sentido agobiada, incapaz de sobrellevar la situación o fuera de control.	6				
		5				
		4				
		3				
		2				
		1				
11.	Te han dolido los pechos, se te han hinchado, has experimentado una sensación de hinchazón general, has ganado peso, te ha dolido la cabeza, las articulaciones o los músculos, o presentabas otros síntomas físicos.	6				
		5				
		4				
		3				
		2				
		1				
12.	En el trabajo, en clase o en casa, o realizando las tareas diarias, como mínimo uno de los problemas citados anteriormente te ha obligado a reducir tu productividad o ser poco o nada eficiente.	6				
		5				
		4				
		3				
		2				
		1				
13.	Como mínimo, uno de los problemas citados anteriormente te ha impedido total o parcialmente participar en actividades sociales o aficiones.	6				
		5				
		4				
		3				
		2				
		1				
14.	Como mínimo, uno de los problemas citados anteriormente ha interferido en tus relaciones con los demás.	6				
		5				
		4				
		3				
		2				
		1				

personas con sobrepeso y obesas suelen ser muy flexibles? Antes de ahondar en el tema, me preguntaba: ¿cómo puede ser que esta mujer con sobrepeso sea más flexible que otras personas (sin sobrepeso ni exceso de estrógenos) que se esfuerzan en hacer estiramientos regularmente para ser «más flexibles»? ¡Madre mía!, tanta gente haciendo estiramientos para ser más flexibles... y resulta que los estrógenos desempeñan un papel determinante. Pero no te equivoques, el exceso de estrógenos, aunque seas muy flexible, es perjudicial, y el sobrepeso, también.

En la gráfica de las páginas 70 y 71 tienes una guía validada científicamente para hacer un seguimiento de los síntomas diarios y anotar su gravedad. Así podrás valorar si las propuestas de mejora del SPM te funcionan o no. ¡Vamos allá!

Es curioso observar cómo estos síntomas impulsan a las mujeres a medicarse; unas con antiinflamatorios para aliviar los dolores lumbares, abdominales o de cabeza; otras con antidepresivos, naturales o químicos, para mejorar el estado anímico; con infusiones, suplementos o dietas contra la retención de líquidos, y a veces visitan al dermatólogo a causa del acné... Una pesadilla que las lleva a diferentes especialistas porque presentan síntomas muy variados que tienen un origen común. Todo ello, no obstante, sin éxito, pues no resuelven el problema poniendo orden en su metabolismo, y siguen dependiendo de medicamentos para disfrutar de salud hormonal. ¿Hasta cuándo tendrán que hacer todo esto?

¿Te has dado cuenta de que quizá tienes que empezar a regular tu salud hormonal en lugar de dejar que todos estos síntomas se cronifiquen? Estás a tiempo de introducir este cambio.

Te voy a explicar cómo se desencadenan todos estos síntomas para que tomes la decisión de coger el timón de tu salud y le pongas remedio o no hagas nada al respecto. No importa. Mientras sigamos vivos, todo tiene arreglo... Sin embargo, un exceso de estrógenos puede comportar problemas más graves y llegará un día en que será demasiado tarde.

¿Cuál es el origen del síndrome premenstrual?

Como el origen de la dismenorrea o SPM es multifactorial, no existe una única solución para todo el mundo. Su origen puede ser:

1. Un exceso de estrógenos a causa del aumento de los procedentes de la dieta, los tóxicos ambientales o una actividad excesiva de la aromatasa (la enzima que los fabrica). El exceso de estrógenos también puede deberse a una actividad desmesurada de los receptores.
2. Un déficit de progesterona (el cuerpo lúteo segrega poca). La clave es un equilibrio entre los niveles de estrógenos y de progesterona durante el ciclo menstrual. Los niveles de estrógenos y de progesterona están muy relacionados con los niveles de serotonina (estrógenos) y del ácido gamma-aminobutírico o GABA (progesterona), respectivamente. El GABA es un neurotransmisor con efectos ansiolíticos. No es casualidad que las mujeres con niveles bajos de progesterona y Síndrome de Ovarios Poliquísticos (SOP) sufran de ansiedad y reconozcan que son nerviosas por naturaleza, porque sin progesterona no puede evitarse la ansiedad del día a día.

Diferentes cambios bioquímicos que influyen en nuestras emociones y el desequilibrio de ciertos micronutrientes (vitaminas y minerales) y macronutrientes son factores muy importantes para mantener la salud intestinal, hepática y hormonal.

Hay que ingerir grasas sanas y antiinflamatorias, ricas en ácido gamma-linolénico (GLA, según sus siglas en inglés), que incorporamos a nuestras membranas celulares gracias al consumo, por ejemplo, de grosellas, onagra o borraja. Su ingesta nos permite fabricar prostaglandinas E1, que son antiinflamatorias.

La intensidad del dolor de las contracciones del útero es directamente proporcional al exceso de prostaglandina $Pg F_2$ alfa que secreta el endometrio. Esto significa que, para reducir las contracciones y el dolor que provocan, han de reducirse estas sustancias. ¿Sabes cómo introduces esas sustancias perjudiciales en tu cuerpo? Nuestro cuerpo fabrica $Pg E_2$ y $Pg F_2$ (inflamatorias) a partir del ácido araquidónico que incorporamos a nuestras membranas celulares con el consumo de grasas de origen animal. Así pues, hay que reducir el consumo de lácteos y carnes o huevos de animales alimentados con pienso, maíz, cebada o soja. Las mujeres con dismenorrea tienen más cantidad de esas sustancias proinflamatorias.

Tratamiento del síndrome premenstrual

Dada la variedad de causas posibles, no existe un único tratamiento eficaz para todo el mundo. Pero sí que puedo ofrecer algunas recomendaciones básicas respecto a los hábitos de vida que dan muy buenos resultados en todos los casos.

- Practicar ejercicio físico de forma regular.
- Gestionar el estrés con yoga, meditación, hipnosis, *mindfulness*, relajación, etcétera.
- Dormir más de siete horas cada noche.
- Evitar el tabaco.
- Evitar los dulces, los hidratos de carbono refinados y el alcohol.
- Incluir en la dieta más cereales integrales, fruta y vegetales.

¿Y el café? Muchos estudios sugieren que la cafeína no está relacionada con el SPM y, por consiguiente, no sería necesario excluir el café, el té verde, el té negro, el cacao, el mate, las bebidas energéticas, los refrescos o algunos medicamentos de nuestra dieta porque no está demostrado que sean perjudiciales para todo el mundo. Hablaremos de ello en el capítulo sobre el hígado.

Por otra parte, la medicina alopática nos ofrece otras propuestas para tratar el SPM:

- La bromocriptina (Parlodel) es un derivado de la ergolina clasificado dentro de los agonistas del receptor D_2 de la dopamina. Estimula la actividad del receptor de la dopamina en el cuerpo estriado del cerebro. Se utiliza para tratar la enfermedad de Parkinson, pero resulta especialmente eficaz para tratar la sensibilidad mamaria en el SPM y para reducir la prolactina.
- Antiinflamatorios no esteroideos (AINE), como el naproxeno, el ibuprofeno y otros, para aliviar el dolor de la regla. Todos ellos reducen las prostaglandinas proin-

flamatorias, pero no suelen mejorar las mastalgias (dolor premenstrual o sensibilidad en las mamas), porque su origen es distinto, y tampoco son eficaces contra los dolores causados por la endometriosis.

- Anticonceptivos orales, que evitan la ovulación. Fueron aceptados en 2006 por la agencia del gobierno de Estados Unidos responsable de la regulación de los medicamentos, los alimentos, etcétera: la Food and Drug Administration (FDA), como primera línea de tratamiento para las mujeres que sufren Trastorno Disfórico Premenstrual (TDPM), una forma más grave del SPM. Inhiben el desarrollo del endometrio y disminuyen significativamente la cantidad de prostaglandinas liberadas durante la menstruación, pero tienen una eficacia limitada para algunas mujeres, y otras empeoran. Se ha comprobado que el uso de anticonceptivos impide la ovulación mientras la mujer los toma, pero vuelve a ser fértil cuando los deja.

Investigaciones dirigidas por Belinda Pletzer, de la Universidad de Salzburgo, publicadas en 2010 en la prestigiosa revista de neurociencia *Brain Research*, concluían que los anticonceptivos alteran la estructura de diferentes regiones del cerebro femenino, como el córtex prefrontal, el córtex temporal, los giros precentral y poscentral, la circunvolución parahipocampal y la temporooccipital. Son zonas implicadas en la memoria social, el control y la flexibilidad cognitiva, el reconocimiento de caras u objetos en un contexto determinado («yo conozco a este chico, pero no sé dónde ni de qué le conozco»), en captar la ironía de un interlocutor, en tener paciencia y educación. Las mujeres que toman anticonceptivos suelen ser más impacientes y menos expresivas al mostrar sus emociones cuando les hablan.

También presentan una menor actividad de la amígdala, que controla las emociones negativas y la intensidad de las emociones. Se ríen y lloran menos, viven la vida de puntillas, pierden la libido y disfrutan menos de la vida. Las mujeres que toman anticonceptivos tienen mayor volumen de sustancia gris en estas zonas cerebrales, asociadas a una mejor habilidad espacial y de navegación.

Esto no significa que una mujer que utiliza anticonceptivos orales sea más inteligente ni más eficaz tomando decisiones. De hecho, todavía no se ha demostrado si tomar estas hormonas durante muchos años implica una mejor o peor condición física y mental, ni qué sucede en el cerebro de las mujeres a largo plazo, ni si sufren alteraciones reales en la estructura cerebral. Las mujeres que toman hormonas a diario tienen un futuro incierto.

Los Dispositivos Intrauterinos (DIU) llevan cobre. Son anticonceptivos no hormonales que impiden la fertilización mediante una reacción inflamatoria ocasionada en el endometrio que actúa de barrera física.

Actualmente existen unos DIU llamados Mirena (levonorgestrel) que solo contienen progestágenos, indicados para mujeres con poca progesterona, ciclos cortos o sangrados intermenstruales. Esta anovulación también puede conseguirse con la histerectomía y la ovariectomía (extirpación de los ovarios), que sería la opción final y más radical.

Todas estas opciones tienen sus beneficios y sus riesgos, con posibles efectos secundarios. Es muy importante que te diagnostique tu ginecólogo, que te valore de forma individualizada y te prescriba el mejor tratamiento.

Además, el especialista en medicina integrativa o Psico-NeuroInmunoEndocrinología (PNIE) puede proponerte diferentes opciones para equilibrar tu salud hormonal, como tomar:

- Hierba de San Juan o hipérico.
- Omega-3: reduce las sustancias proinflamatorias PgE_2 y PgF_2 que fabrica el endometrio a partir del ácido araquidónico de las membranas celulares. Te recomiendo que tomes alimentos ricos en omega-3 (pescado azul, marisco, algas) y un suplemento que contenga más ácido eicosapentaenoico (conocido como EPA, según sus siglas en inglés) que ácido docosahexaenoico (DHA, según sus siglas en inglés). El ácido alfa linolénico (ALA) también es omega-3 y puede incrementarse mediante la dieta con la ingesta de lino, sésamo, chía, semillas de calabaza, nueces, cáñamo, etcétera.
- Ácido gamma-linolénico (GLA, según sus siglas en inglés): se ha sugerido que las mujeres con SPM pueden sufrir una carencia de ácido gamma-linolénico, un ácido graso precursor de las prostaglandinas E_1 (PgE_1), antiinflamatorias. La onagra, la borraja y las grosellas negras son los alimentos más ricos en ácido gamma-linolénico. Es especialmente eficaz contra la sensibilidad y la hinchazón de las mamas.
- Vitamina B_9, o ácido fólico, y vitamina B_{12}: estas dos vitaminas ayudan al correcto funcionamiento del hígado, ya que eliminan los estrógenos. Los suplementos ricos

en ácido fólico y vitamina B_{12} en las formas más biodisponibles son:

– CNBase (LCN): dos cápsulas al día

– Homocistrol + TMG: tres cápsulas al día

– Nutriente 950 E (Pure): tres cápsulas al día

– Methyl B Complex (Lamberts): dos cápsulas al día

- Vitamina B_6: Piridoxal-5-fosfato, de Douglas, o P-5-P, de Solgar: dos cápsulas al día.
- Vitamina D_3: vitamina líquida (gotas) de los laboratorios KAL o de Nature's Plus. Tu especialista te recomendará la dosis adecuada para conseguir los niveles normales en sangre (entre 40 y 100 ng/ml). Además, la exposición al sol debe ser diaria, siguiendo las recomendaciones de tu dermatólogo.
- Vitamina E: es especialmente eficaz en casos de mastalgia (sensibilidad en las mamas) y para los síntomas afectivos asociados al SPM, tomando una dosis de 400 UI/día (TrienAll de la casa Douglas) durante la fase lútea, los últimos 14 días del ciclo. No es necesario tomarla todo el mes. No olvides nunca comer alimentos ricos en vitamina E como el aguacate, los frutos secos, las aceitunas y las semillas para no sufrir tantas inflamaciones ni dolores.
- Magnesio: puede reducir las PgF_2 inflamatorias y, además, relaja el músculo liso del útero.
- Calcio (Coral Natural de 100 % Natural): de dos a cuatro cápsulas al día.
- Cohosh negro, de los laboratorios Pure Encapsulations o Lamberts: una cápsula al día.
- Jengibre: la suplementación desde siete días antes de la regla hasta tres días después del primer sangrado mens-

trual da buenos resultados. El jengibre contiene gingerol, gingerdiol, gingerdiona, betacaroteno, capsaicina, ácido cafeico y cúrcuma, que han demostrado tener efectos beneficiosos contra las náuseas y los vómitos típicos del embarazo, la quimioterapia, la poscirugía o los viajes. También en la prevención del cáncer, en digestiones lentas, espasmos, colon irritable o exceso de gases intestinales, y como antiinflamatorio contra procesos dolorosos como la artritis o el SPM, debido a que frenan el COX-2 y la lipoxigenasa (LOX) y reducen la cantidad de prostaglandinas y leucotrienos proinflamatorios. En dosis de 1.500 mg/día tomados tres días antes y durante el sangrado menstrual, ya se obtienen beneficios frente al SPM. No es necesario tomarlo todo el mes. La suplementación Ginger, de la casa Lamberts, contiene 14 g de jengibre concentrado en cada cápsula. Una garantía para los que prefieran no comerlo por su sabor picante.

- Ginkgo (*Ginkgo biloba*): se ha comprobado que tomar 80 mg de extracto (con una pureza de 24 % de glucósidos flavónicos de ginkgo) desde el día 16 del ciclo hasta el día 5 del ciclo siguiente (cuando se detiene el sangrado) mejora los síntomas emocionales, la hinchazón abdominal y la sensibilidad en las mamas, seguramente por el efecto inhibidor de esta planta sobre la enzima que degrada la serotonina, la monoaminooxidasa (MAO), y mejora los niveles de la misma en plasma. La casa Douglas ofrece el Ginkgo biloba Max-V (una cápsula = 30 mg de extracto); la dosis recomendada para garantizar la mejora es de tres cápsulas diarias.

- Sauzgatillo (*Vitex agnus-castus*): es un agonista del receptor D_2 de la dopamina. Estimula la actividad en el cuerpo estriado del cerebro. Se utiliza para tratar el Parkinson, pero resulta especialmente eficaz para la sensibilidad mamaria durante el SPM y para reducir la prolactina y la bromocriptina, mejorando los síntomas de ansiedad, depresión y nerviosismo. El Dismegyn (una cápsula = 4 mg de extracto de *Vitex agnus-castus*), en una dosis de una cápsula diaria durante tres meses, funciona muy bien.

- Acupuntura o digitopuntura: la digitopuntura del punto SP6 tiene un efecto inmediato en el alivio de la dismenorrea en los primeros tres días del ciclo menstrual. Aplicada en el punto SP6 durante tres meses consecutivos resulta efectiva para aliviar el dolor general y menstrual, y las molestias producidas por la dismenorrea. La estimulación del punto SP6 activa el sistema opioide endógeno y facilita la liberación de neuropéptidos específicos (por ejemplo, endorfinas) en el sistema nervioso central, aliviando el dolor. Hay que ejercer presión sobre el punto SP6 —situado cuatro dedos por encima del tobillo, en la cara interna de la pierna— con el pulgar durante 15 segundos, y repetirla diez veces en una intervención de cinco minutos. A continuación se procede del mismo modo en la otra pierna, durante cinco minutos más. Para que resulte efectivo, se recomienda repetirlo dos veces en ambas piernas, hasta los veinte minutos de sesión.

Antes de la regla, ¿tienes los senos más grandes?

Estás a punto de descubrir cómo mejorar tu estado anímico, los dolores crónicos y las jaquecas gracias a los pechos.

Las mujeres que sufren SPM con frecuencia tienen como referencia una mayor sensibilidad, hinchazón o dolor de mamas para saber que «ya se acerca la menstruación». Yo siempre les digo: «Si antes de la regla experimentas sensibilidad e hinchazón en las mamas, significa que todavía tienes un exceso de estrógenos; ¡estás suspendida!». Pero tranquila, tienes otro ciclo por delante para centrarte y poner orden.

¿Todavía tomas lácteos de origen animal o soja? ¿Demasiada carne? ¿Usas cremas o pasta de dientes que contienen parabenos o triclosán? ¿Te olvidas de comer a menudo verduras crucíferas? ¿Duermes poco o tienes muchas preocupaciones? ¿No haces deporte? Piensa qué puedes mejorar el próximo ciclo y, dependiendo de cómo te encuentres, vuelve a ponerte nota.

Si sigues arrastrando ese exceso de estrógenos y cada mes experimentas hinchazón y sensibilidad en las mamas, sufres SPM, y corres un riesgo serio de envejecer con problemas de salud graves, como tener cálculos en la vesícula biliar, sufrir un infarto o un ictus siendo joven todavía, o un cáncer de mama, de endometrio o de colon debido al exceso de estrógenos y/o la falta de progesterona.

¿Cómo puedes solucionar la sensibilidad y la hinchazón en las mamas? Puedes resolverlo fácilmente si sigues estas indicaciones:

- Eliminar o reducir el café.
- No comer alimentos ricos en estrógenos (véase el capítulo 4, que trata sobre los estrógenos).
- Tomar suplementos y alimentos ricos en vitamina E y en GLA, como aceite de onagra, grosella negra o borraja.

Ponte manos a la obra, ahora que ya sabes cómo empezar.

¿Qué es el trastorno disfórico premenstrual?

El trastorno disfórico premenstrual (TDPM) es una forma grave de síndrome premenstrual. Las mujeres que lo sufren, antes suelen haber tenido problemas de depresión y, generalmente, una o dos semanas antes de la menstruación, en la fase lútea, todos los síntomas premenstruales empeoran. La sintomatología es la siguiente:

- Depresión
- Sentimiento de tristeza, soledad y cambios anímicos
- Pensamientos suicidas
- Desesperación o angustia
- Tensión, ira e irritabilidad extrema
- Ansiedad
- Ataques de pánico
- Trastornos de la personalidad, como miedo a perder el control o paranoias de la autoimagen
- Ganas de estar sola y pérdida de interés por las actividades sociales
- Pérdida de la libido
- Apetito excesivo y atracones

- Fatiga severa o falta de energía
- Falta de concentración
- Mareos, desmayos
- Insomnio o hipersomnia (ganas de dormir todo el día)
- Cefaleas y taquicardias
- Retención de líquidos
- Sensibilidad e hinchazón en las mamas
- Dolores articulares, musculares y abdominales
- Menstruación dolorosa
- Acné, eczemas

Entre el 3 y el 8 % de las mujeres sufrirán trastorno disfórico premenstrual en sus años reproductivos, una cifra muy elevada, aunque no es tan común como el SPM. ¿Te imaginas tener un estado anímico bajo 15 días cada mes durante años y años? Si a eso le añadimos los cinco días de sangrado menstrual, resulta que algunas mujeres solo tienen diez días de tranquilidad al mes. Si no ponemos remedio, el problema persistirá hasta que se produzca un embarazo o llegue la menopausia; resumiendo, pasarán un calvario innecesario.

A menudo resulta difícil concretar si el SPM es realmente el problema que debe tratarse o si existe un trastorno psicológico subyacente. Según las directrices de la American Psychiatric Association (APA), es necesario tener un criterio riguroso para realizar un buen diagnóstico. Podemos afirmar que una mujer sufre TDPM si presenta cinco (o más) de los síntomas citados durante la última semana de la fase lútea, como mínimo en dos ciclos menstruales consecutivos. Según estas directrices, el criterio de diagnóstico diferencial del TDPM consiste en que los síntomas deben presentarse la semana anterior a la menstruación, desaparecer los días posteriores a la regla e interferir claramente en el ámbito social, laboral o escolar. Por consiguiente, para diagnosticar de forma correcta un TDPM, hay que comprobar que todas las condiciones se den, como mínimo, dos meses seguidos.

Estos síntomas físicos, emocionales y conductuales que definen el TDPM, que experimentan las mujeres que lo sufren, están categorizados como un desorden depresivo por el *Manual diagnóstico y estadístico de los trastornos mentales*, también conocido como DSM-5, según sus siglas en inglés. A las mujeres con SPM o TDPM que ya sufren alteraciones emocionales o psiquiátricas subyacentes, como depresión, ansiedad o trastorno bipolar, se les recomienda que traten estas patologías primero, ya que, seguramente, son la causa del empeoramiento de los dolores premenstruales.

Los problemas premenstruales tal vez no sean una exacerbación de los trastornos psicológicos subyacentes, pero primero hay que resolver los síntomas emocionales o psiquiátricos y comprobar si persisten los dolores premenstruales.

Si crees que sufres TDPM, te recomiendo que visites a un especialista que te haga un buen diagnóstico. Recuerda que la medicina integrativa o PNIE puede ayudarte a ajustar tus hábitos de vida y proporcionarte suplementos, de forma personalizada, que solucionen tu problema.

Las mujeres con TDPM pueden beneficiarse del mismo tratamiento utilizado para el SPM para mejorar su salud hormonal, pero, además, suele añadirse un tratamiento antidepresivo en dosis bajas unos días antes de la menstruación, durante la fase lútea.

Los científicos sugieren que en el cerebro de las mujeres

con SPM hay una mala adaptación a las fluctuaciones de las hormonas durante el ciclo hormonal. Sabemos que los estrógenos y la serotonina son dos hormonas muy relacionadas entre sí. La serotonina es un neurotransmisor que fabricamos en un 10 % en el primer cerebro y en un 90 % en el segundo. La producción de serotonina en el sistema neurológico intestinal es la clave para el equilibrio emocional y la regulación del TDPM. La caída brusca de los estrógenos a partir de la ovulación (día 14 del ciclo) también va acompañada de un descenso repentino de la serotonina.

Diferentes estudios han demostrado que tomar antidepresivos durante todo el mes no ofrecía mejores resultados que tomarlos únicamente los últimos 14 días antes de la regla, desde la ovulación hasta el primer día de sangrado. Al recurrir a ellos de forma discontinua, también se evitan los efectos adversos que a menudo sufren los pacientes cuando dejan este tipo de fármacos. Recuerda que siempre debes tomar cualquier medicación bajo la supervisión de un médico especialista.

Tratamiento del trastorno disfórico premenstrual

Las mujeres que sufren TDPM suelen mejorar con antidepresivos químicos o naturales durante la fase lútea, pero el día que dejan la medicación se dan cuenta de que están de nuevo en el punto en el que empezaron. Vuelven la ansiedad, la tristeza y los dolores premenstruales, porque en realidad no han resuelto el origen del problema.

Nuestro cuerpo no ha nacido con un déficit de medicamentos psiquiátricos ni de cualquier otro complemento natural para recuperar el equilibrio hormonal. Levanta la cabeza, levanta la mirada y averigua qué te ocurre y cómo puedes empezar a poner remedio. Nuestro cuerpo fabrica y degrada serotonina, GABA, estrógenos y progesterona: ¡arréglalo!

Sabemos que los antidepresivos serotoninérgicos, que son dosis dependientes, provocan efectos adversos a muchas mujeres, como náuseas, cefaleas, nerviosismo, pérdida de la libido, fatiga, falta de energía, somnolencia, insomnio, sofocos, aumento de peso, etcétera. Por ello puedes optar, como alternativa y mientras tratas el verdadero origen del problema, por suplementos naturales que hacen que aumente el nivel de serotonina. Por ejemplo:

- 5-HTP (*Griffonia simplicifolia*) e hipérico: 5-HTP Plus o St. John's Wort, de la casa Solaray: una o dos cápsulas al día.
- Azafrán, cúrcuma y vitaminas del grupo B activas: MentalConfort (100 % Natural): una o dos cápsulas al día.
- Triptófano: no es nunca mi primera opción como suplemento porque el triptófano puede seguir una vía alternativa (vía de la kinurenina) en lugar de convertirse en nuestra querida serotonina.

Hay que tener en cuenta que estos suplementos interactúan con los antidepresivos alopáticos y pueden estar contraindicados.

De cualquier modo, tal como he explicado anteriormente, si no fabricas suficiente serotonina, tienes un problema y no una falta de suplementación. Necesitas que tu segundo cerebro fabrique el 80 o el 90 % de la serotonina que solo sabe producir el intestino, gracias a las bacterias intestinales (microbiota) que son las directoras de orquesta.

Las bacterias intestinales productoras de serotonina que estimulan la enzima triptófano hidroxilasa (precursor de la serotonina) son: *Lactobacillus rhamnosus, Lactobacillus helveticus, Bifidobacterium infantis, Bifidobacterium longum, Lactobacillus lactis, Lactobacillus plantarum* y *Streptoccocus thermophilus*. Puedes adquirirlas en el herbolario en forma de suplemento probiótico: Colon Calm (Sura Vitasan), una cápsula al día, y Lactibiane Reference (Pileje), una cápsula al día.

La alimentación es fundamental para el equilibrio de la microbiota y, si queremos incrementar las bacterias intestinales que estimulan la fabricación de serotonina, te recomiendo los siguientes alimentos de eficacia probada en humanos:

- Kéfir: en estudios *in vivo* y en humanos, se ha comprobado que la ingesta diaria de kéfir durante cuatro semanas mejora los niveles de *L. rhamnosus* y *L. helveticus*, dos angelitos. A menudo desayuno o meriendo un poco de kéfir de oveja con arándanos para alimentar el segundo cerebro y cuidar mi salud emocional.

- Arándanos: el consumo de 25 g al día durante seis semanas mejora los niveles de *Bifidobacterium infantis* y *Bifidobacterium longum*, otros dos angelitos. Los 25 g diarios equivalen a comer 15 arándanos cada día o a tomar un chupito de zumo de arándanos. El arándano te ayuda a sumar beneficios para tu microbiota.

- Por otra parte, en estudios *in vitro* se ha observado que el *L. rhamnosus* y el *B. longum* incrementan su eficacia con el consumo de lino, sésamo, frutas del bosque y verduras crucíferas como brécol, coliflor, col, rúcula o berros, ayudándonos a mantener niveles de serotonina más elevados y a prevenir el TDPM.

Si comparamos a las personas que gozan de buena salud emocional con las deprimidas y las que padecen cambios anímicos, nos damos cuenta de que tienen una microbiota distinta. Es muy habitual que las personas deprimidas y con problemas de angustia sufran estreñimiento o colon irritable, porque el origen es el mismo, el intestino. Las personas con alteraciones emocionales suelen tener menor diversidad bacteriana en el intestino. Podemos mejorarla con la ingesta regular y variada de alimentos fermentados como kéfir, yogur, quesos de oveja o cabra, té kombucha fermentado, chucrut, kimchi, miso, temphé, salsa de soja, tamari, cacao (chocolate negro con más de un 80 % de cacao), aceitunas u olivada y encurtidos. Hay que comer un poco de todo, no te quedes solo con el chocolate.

Estas personas también tienen menos *Ruminicoccus* y *Faecalibacterium prausnitzii*, unas bacterias intestinales que fermentan el almidón resistente que ingerimos y que producen ácidos grasos de cadena corta (butirato, propionato, acetato) con efectos antidepresivos. Podemos alimentar e incrementar estas bacterias específicas que ayudan a fabricar serotonina si ingerimos almidón resistente: patatas, boniatos y legumbres cocinadas y enfriadas durante un día en la nevera, plátano macho sin madurar, arroz de grano largo y avena.

Te recomiendo que facilites a tu cuerpo las bacterias (probióticos) y los alimentos que acabo de citar para que sea él mismo el que fabrique serotonina y no tengas que depender de antidepresivos químicos ni naturales. En pocas semanas mejorarán el TDPM y tu salud emocional, y verás que no se trataba de una enfermedad crónica.

LA MENOPAUSIA

Es la etapa de la vida en la que dejan de producirse óvulos. Sus consecuencias son conocidas y sufridas por muchas mujeres, pero si entendemos sus causas, podremos buscar soluciones más adecuadas.

Suele producirse entre los 45 y los 55 años, y supone un gran cambio. La perimenopausia, y posteriormente la menopausia, nos esperan. La menopausia forma parte del envejecimiento, dejamos de ser fértiles y nos queda por delante una tercera parte de la vida, que puede ser maravillosa o estar llena de obstáculos.

Los ovarios dejan de fabricar estrógenos de manera progresiva y, durante meses o incluso años, es probable que muchas mujeres tengan ciclos menstruales irregulares con sangrados abundantes o muy escasos hasta que la menstruación desaparezca totalmente. Se aleja la etapa fértil y empieza otra con una menor fabricación de estrógenos, progesterona y testosterona. Muchas mujeres pensarán: «¡Qué liberación! ¡Por fin sin la regla!». Sin embargo, con la menopausia aparecen la falta de deseo sexual, los sofocos y el insomnio. Los estrógenos, que disminuyen, eran importantes para la visión. Es curioso observar que, al llegar la menopausia, y no antes, surgen problemas de visión, cataratas o glaucoma debido a la falta de estrógenos. Las mujeres que visitan a su oftalmólogo olvidan o ignoran que el descenso de estrógenos no solo condiciona su salud hormonal, sino también la visual, apareciendo o empeorando los problemas de visión.

La falta de estrógenos al llegar la menopausia puede provocar o empeorar:

- Sobrepeso
- Disminución del deseo sexual
- Poca visión, cataratas o glaucoma
- Estado anímico bajo (por falta de serotonina)
- Osteoporosis
- Fracturas
- Problemas de memoria
- Insomnio
- Aumento de colesterol
- Sofocos

¡Los estrógenos también eran importantes para el esqueleto! Sin los estrógenos disminuye la fijación del calcio en los huesos y puede aparecer la osteoporosis, dando lugar a fracturas espontáneas de la cadera o de vértebras de la espalda, por ejemplo.

¿Y el estado anímico, el insomnio y la memoria? Necesitamos estrógenos para alejar la ansiedad, el bajo estado anímico y la falta de memoria o de concentración. Debemos recuperar los niveles de serotonina que nos facilitaban los estrógenos y nos permitían disfrutar de un sueño profundo.

Esta falta de hormonas sexuales también se acompaña de una alteración del metabolismo del colesterol, con un aumento del colesterol LDL, sequedad en las mucosas y la piel, y desequilibrios vegetativos, como una mala regulación de la temperatura corporal y la aparición de los temidos sofocos.

¿Funcionan las terapias convencionales?

Todos estos problemas no se solucionan con pastillas para el colesterol, ni con cremas hidratantes ni con un abanico: hay que mejorar la actividad de los estrógenos.

Para aliviar los síntomas de la menopausia, el ginecólogo puede ofrecerte una Terapia Hormonal Sustitutiva (THS) para aumentar los niveles de hormonas, mediante la suplementación de estrógenos sintéticos solos o de estrógenos combinados con progesterona.

Las mujeres posmenopáusicas presentan niveles muy bajos de estrógenos en plasma (en la sangre); en cambio, las mujeres con cáncer de mama tienen en los tejidos endometriales del útero y de las mamas unos niveles de estrógenos entre diez y cincuenta veces más elevados que los que circulan en plasma. Las mujeres menopáusicas pueden correr el riesgo de sufrir cáncer aunque produzcan muchos menos estrógenos. Esto se debe a que las mujeres posmenopáusicas pueden presentar unos niveles más elevados de la hormona estradiol en los tejidos del endometrio del útero y los tejidos cancerosos de mama por la síntesis de estrógenos en los tejidos extragonadales (fuera de los ovarios), así como por la mala eliminación de los estrógenos en el hígado (sulfatación, metilación y conjugación) o el intestino.

De hecho, el metabolito que se elimina más lentamente es el que pasa por la sulfatación, la estrona-3-sulfato, que tarda alrededor de nueve horas en desaparecer y que puede estar activa en la periferia incluso durante la menopausia, aunque los ovarios ya hayan dejado de fabricarla. Por consiguiente, el riesgo de sufrir cáncer de mama u otros cánceres hormonales no puede descartarse durante la menopausia.

Hay que seguir las indicaciones que he ido explicando para eliminar los estrógenos que producimos cada día, ya sea en los ovarios o en otros tejidos periféricos en los que se expresa la aromatasa.

Los riesgos de la Terapia Hormonal Sustitutiva

La THS que prescribe el médico contra los sofocos y la osteoporosis no está exenta de riesgo, tal como publicaron Rossouw *et al.*, en 2012, en la revista *Women's Health Initiative* (WHI). Los investigadores tuvieron que interrumpir el tratamiento hormonal que seguían mujeres posmenopáusicas al encontrar una alta incidencia de cáncer de mama y de endometrio, accidentes cardiovasculares, enfermedades coronarias y trombosis pulmonar asociados a la THS.

Existen numerosos estudios que describen los potenciales efectos adversos de la THS, lo que ha llevado a los investigadores a proponer tratamientos alternativos para tratar los síntomas de la menopausia, como la fitoterapia y los alimentos con propiedades fitoestrogénicas, debido a la importancia de mantener unos niveles saludables de estrógenos.

Si bien los estrógenos químicos pueden ofrecer beneficios claros, cada mujer tiene que valorar, previamente y de forma individualizada, la capacidad genética de su hígado para eliminar los estrógenos y no sufrir un cáncer de mama, ovario o útero, o una trombosis por un exceso de estrógenos. Con los avances de las nuevas tecnologías, los estudios genéticos nos ofrecen procedimientos personalizados antes de proponer un tratamiento químico a una mujer que solo quiere mejorar su salud, no acortar su vida.

Las sociedades asiáticas presentan una menor incidencia de cánceres porque tienen mejores niveles de estrógenos, menos patologías cardiovasculares y mejor salud intestinal, gracias a unos hábitos alimenticios y un estilo de vida muy distintos de los de la sociedad occidental, donde la menopausia es casi más una enfermedad que un proceso fisiológico normal.

LOS ELEMENTOS CLAVE PARA MEJORAR LOS NIVELES DE ESTRÓGENOS, PROGESTERONA Y SEROTONINA

Para mejorar estos niveles hormonales, te recomiendo que comas alimentos ricos en fitoestrógenos o estrógenos de origen vegetal con una estructura molecular muy parecida a la de la hormona 17-beta estradiol.

Los fitoestrógenos son polifenoles con una gran similitud molecular con el 17-beta estradiol endógeno (el que fabricamos nosotros), que es capaz de unirse a los receptores estrogénicos, igual que lo hacen nuestros estrógenos, mostrando una actividad biológica, aunque con menor intensidad que los estrógenos químicos. Gracias a los fitoestrógenos, mejora el colesterol, la absorción de calcio por los huesos, que previene la osteoporosis, la mucosa vaginal y de los ojos, la hidratación de la piel, la memoria, el estado anímico, la circulación y la visión, sin el riesgo de los estrógenos sintéticos.

Los polifenoles son unos compuestos fitoquímicos que se encuentran en las plantas y que tienen un papel primordial también para las personas. Nos ayudan a prevenir enfermedades, son potentes antioxidantes que complementan las vitaminas y las enzimas antioxidantes, y nos protegen del estrés oxidativo generado por un exceso de radicales libres en nuestro organismo.

¿Qué alimentos debemos comer para aumentar los estrógenos?

Cumestanos. Las sustancias fitoestrogénicas son el cumesterol, la wedelolactona y la plicadina, que están presentes en:	• Trébol rojo (infusión) • Alfalfa • Guisantes • Alubias
Isoflavonas. Las sustancias fitoestrogénicas son la genisteína, la daidzeína, la biocanina A, la puerarina, la gliciteína y la formononetina, que están presentes en:	• Alubias • Soja • Trébol rojo • Sésamo • Cerveza • Kudzu
Lignanos. Las sustancias fitoestrogénicas son el pinoresinol, la podofilotixina y el enterodiol, que están presentes en:	• Lino • Sésamo • Soja • Verduras crucíferas (brécol, col, coliflor...) • Albaricoque • Fresas
Prenilflavonoides. Las sustancias fitoestrogénicas son la prenilnaringenina, el xanthohumol, el desmethyl xanthohumol y el isoxanthohumol, que están presentes en:	• Lúpulo (infusión). Es el fitoestrógeno más potente para los dos receptores de estrógenos • Cerveza
Estilbenos	• Piel y semillas de uva (por el resveratrol)

Los fitoestrógenos son elementos exógenos, es decir, que no los fabricamos nosotros. Los encontramos en nuestro entorno, y si los incorporamos a la dieta producen unos metabolitos muy beneficiosos. Los alimentos ricos en fitoestrógenos que recomiendo son: la licorina, el regaliz, el ñame, el sauzgatillo, la angélica china y la cimicífuga. Algunas de estas plantas pueden tomarse en forma de suplemento. Al final del capítulo veremos cómo algunas también sirven para incrementar la serotonina.

¿Ayuda la soja a mejorar los síntomas de la menopausia?

Hemos dicho que encontramos las isoflavonas en su forma conjugada especialmente en las legumbres, sobre todo en la soja, el kudzu, los cereales integrales, los frutos del bosque, los frutos secos y el sésamo.

Detengámonos en la soja, la controvertida soja. Durante años, muchos ginecólogos y médicos han recetado leche y yogures de soja como alternativa a la leche de vaca para evitar los sofocos o prevenir la osteoporosis. Sin embargo, en 2011 la propia Autoridad Europea de Seguridad Alimentaria (EFSA), anunció que no existía ninguna evidencia científica de que las isoflavonas de la soja redujeran los síntomas de la menopausia, como se creía hasta entonces, y que como prevención de la osteoporosis solo se ha demostrado eficaz en mujeres asiáticas (Brink *et al.*, 2008).

La diferencia entre las mujeres asiáticas y las españolas

La relación entre el consumo de soja y la mejora de los síntomas vasomotores asociados con los sofocos sí que se ha evidenciado en mujeres asiáticas. Ellas consumen muchas más isoflavonas, entre 20 y 30 mg al día, mientras que las mujeres españolas ingieren entre 1 y 3 mg (Messina *et al.*, 2006). Los estudios han demostrado que este consumo las protege de sufrir cáncer de mama, de endometrio, de ovarios y de útero.

¿Por qué? El responsable parece ser el equol, un compuesto beneficioso de la soja. Y ahí radica el problema, porque nuestra microbiota, a diferencia de la de los orientales, no puede producir el metabolito equol con mayor actividad estrogénica. En cambio, en Japón, Corea o China, entre un 50 y un 60 % de la población es capaz de producirlo y beneficiarse de su efecto contra enfermedades cardiovasculares, trastornos hormonales y osteoporosis. Las dos isoflavonas más estudiadas provenientes de la soja son la daidzeína y la genistina.

Se supone que la incorporación temprana de la soja a la dieta de los países orientales puede incidir en la composición de su microbiota intestinal, o bacterias intestinales, que convierten estas isoflavonas en metabolitos mucho más activos como el S-equol (Messina *et al.*, 2010). En España, en cambio, un 30 % de las mujeres menopáusicas toman isoflavonas, pero muy pocas se libran de los síntomas de la menopausia. El resultado no es tan satisfactorio como en las mujeres orientales, ya que estas acostumbran a comer mucha soja desde pequeñas, llevan décadas haciéndolo y, por lo tanto, tienen una microbiota intestinal distinta.

Al igual que otros polifenoles que ingerimos a través de la

dieta, las isoflavonas tienen una actividad antimicrobiana y son capaces de modular la diversidad y la composición de nuestra flora intestinal o microbiota, aumentando los bacteroides, *Clostridium leptum* y *Clostridium coccoides*, y reduciendo las bacterias patógenas, enterobacterias o *Escherichia coli*.

El incremento de bacterias beneficiosas y la inhibición de las patógenas es de gran importancia para la salud intestinal. Por lo tanto, debemos poder metabolizar las isoflavonas en los compuestos con una mayor actividad biológica.

Consejos clave para que las isoflavonas sean tu solución

Nuestros consejos van encaminados a seguir unos hábitos que favorezcan la proliferación de estas bacterias sanas en el colon que permiten formar el matabolito S-equol cuando comemos o tomamos suplementos con isoflavonas.

- El almidón resistente aumenta el *Faecalibacterium prausnitzii*, *Bifidobacterium* spp., *Ruminococcus* spp. Hablamos de ingerir patatas, boniatos o legumbres cocinadas, enfriadas y no recalentadas a más de 100 °C. También son beneficiosos el almidón del plátano verde, la avena sin gluten y el arroz integral cocido y comido frío.
- La fruta aumenta la variedad bacteriana que metaboliza la daidzeína, especialmente las frutas del bosque.
- Las personas vegetarianas producen 4,25 veces más S-equol que las que no lo son.
- Se ha observado que el consumo de grasa en los japoneses adultos incrementa el S-equol. Ingiere grasas sanas como las del aguacate, la yema de huevo, el coco, el pescado azul y los frutos secos, especialmente almendras y pistachos.

Tanto estudios *in vitro* como *in vivo* han demostrado que los antibióticos reducen drásticamente la flora intestinal sana y, por consiguiente, producimos una cantidad menor de equol aunque comamos alimentos ricos en isoflavonas. Para resumir, podríamos decir que para disfrutar de una buena salud hormonal, en primer lugar debemos conseguir un buen equilibrio de la flora intestinal, porque podría pasar que ingiriéramos alimentos derivados de la soja y, en cambio, no nos beneficiáramos de sus efectos.

Con la menopausia llega el sobrepeso

Con frecuencia, el sobrepeso de la menopausia llega de forma repentina y sin demasiado sentido. Encima parece que se haya instalado definitivamente, ¿verdad? ¿Y eso por qué?

Tengo un dato estadístico que puede abrir los ojos a los que quieren prevenir las enfermedades derivadas del sobrepeso, sobre todo durante la menopausia. En la actualidad, según la World Health Organization Global Infobase, el 60 % de la población mundial tiene sobrepeso u obesidad. Este alarmante dato no lo ofrezco para que os sintáis aliviados y penséis que no estáis solos, sino para avisaros de la importancia de recuperar el equilibrio hormonal y salir de ese porcentaje de población.

Fabricar menos testosterona hace que aumentemos de peso

Cuando envejecemos, todos fabricamos menos testosterona (hormona masculina) y esto hace que ganemos peso y tengamos diabetes, entre otras enfermedades. Los ovarios de las mujeres menopáusicas ya no producen estrógenos, pero sí testosterona, aunque también se reduce progresivamente y, si queremos envejecer de forma saludable, hay que compensarlo. El 25 % de la testosterona que circula en la sangre se fabrica en los ovarios. El resto, como ocurre con todas las demás hormonas masculinas (androstenediona, DHEA, DHEA-sulfato), se elabora en las glándulas suprarrenales (córtex suprarrenal).

Esto nos indica la importancia que tendrán las hormonas masculinas (especialmente la testosterona) en la fisiología de la mujer durante la menopausia.

¿Sabías que durante la menopausia los niveles de testosterona que circulan en la sangre son mucho más elevados que los de estrógenos? Y no solo eso, la testosterona garantiza la producción de estrógenos locales durante esta etapa de la vida, por eso es vital mantener unos niveles saludables de testosterona en sangre.

Siempre se ha considerado la testosterona como una hormona exclusivamente masculina, pero, como puedes comprobar, no es así.

¿Por qué las mujeres menopáusicas tienen más sofocos y enfermedades como la osteoporosis o el Alzheimer que los hombres?

Los niveles altos de testosterona en los hombres de edad avanzada les permiten disfrutar de mejores niveles de estrógenos (hormona femenina) durante la andropausia (o «pitopausia», como dice mi abuelo) y evitar las enfermedades relacionadas con el déficit de estrógenos típicas del sexo femenino, como el Alzheimer, la osteoporosis o la depresión.

Los hombres no pierden tanta masa ósea ni tanta memoria u otras capacidades cognitivas como las mujeres que no tienen unos buenos niveles de hormonas masculinas durante la menopausia. Les mujeres menopáusicas necesitan tener buenos niveles de hormonas masculinas, porque sin ellas no tendrán estrógenos.

A los cincuenta, la testosterona se reduce un 12 %; a los sesenta, un 19 %; a los setenta, un 28 %; a los ochenta, un 49 %.

Un envejecimiento sin hormonas masculinas puede conllevar los trastornos siguientes:

- Sobrepeso o diabetes tipo 2. Tenemos unos niveles de glucosa en ayuno más altos de 100 y una acumulación de grasa subcutánea y visceral, la de la barriga. Esto hace que nos vistamos con camisas y camisetas anchas para no tener que meterlas por dentro de los pantalones y no enseñar nuestra «dejadez abdominal». Los estudios demuestran que el diámetro de la circunferencia medida en la cintura es un indicador de riesgo cardiovascular, de determinados cánceres y de mortalidad. A mayor circunferencia en la cintura, mayor riesgo. ¡Esto no puede ser!
- Apatía, desmotivación y sentimiento de «estar quemado».
- Cansancio. A menudo pensamos que los niños tienen mucha energía o quizá nosotros tenemos mucha pereza de hacer cualquier cosa.
- Depresión.
- Osteoporosis.
- Menos libido o falta de erección en los hombres.
- Problemas cardiovasculares, como infartos de miocardio, hipertensión (los valores normales son entre 85 y 130), varices, etcétera.

- Hipertrigliceridemia. Si tenemos niveles de colesterol y triglicéridos altos (normalmente los triglicéridos deben ser < 150) sospecha que te falta testosterona o quizá es un problema de alimentación que puedes resolver con facilidad. Pero resulta que la solución al problema que compartes con amigos o familiares que se encuentran en la misma situación es una pastilla para reducir estos niveles «peligrosos» de colesterol y triglicéridos. Como si nosotros no pudiéramos hacer nada para reconducir nuestra salud, aunque somos los únicos responsables.
- La llamada «sarcopenia», es decir, la menor fabricación de músculo, la infiltración de grasa entre las fibras musculares y la pérdida de fibras tipo 2; todo ello conlleva una pérdida de fuerza y resistencia física.

Ya lo ves: menos fuerza y más sobrepeso. ¿Queremos llegar a viejos así?

Es importante envejecer haciendo deporte, evitar el sedentarismo para mejorar la testosterona y su eficiencia anabólica. No basta con «ir a andar».

Resulta indispensable hacer ejercicios de fuerza, como pesas en el gimnasio, o, si vas a andar, hacerlo por caminos en los cuales puedas ejercitar la fuerza con subidas o escaleras. Y todavía mejor si lo haces durante las horas de sol, porque el contacto de los rayos de sol con la piel nos permite fabricar vitamina D, que ayuda a fijar el calcio y el fósforo en los huesos, y prevenir la osteoporosis.

¿Y el estado anímico, el insomnio y la memoria? Necesitamos estrógenos para alejar la ansiedad y un bajo estado anímico, los olvidos, la falta de memoria y la poca concentración. Debemos recuperar los niveles de serotonina que nos facilitaban los estrógenos y nos permitían disfrutar de un sueño profundo.

Plantas para mejorar la actividad de la serotonina

Tener unos buenos niveles de serotonina resulta muy interesante para tratar los sofocos y el insomnio. Las plantas que mejoran la actividad serotoninérgica para enlazarse al receptor postsináptico 5-HT7 o para inhibir la recaptación de serotonina como lo hacen los antidepresivos son:

- **Cimicífuga** (*Cimicifuga racemosa*): inhibe la recaptación de serotonina en el espacio sináptico. Frena la degradación de la serotonina (5-HT) hacia su metabolito, el ácido 5-hidroxindolacético o 5-HIAA, de modo que conseguimos aumentar los niveles de 5-HT en el hipotálamo, el hipocampo y el córtex. Es un agonista de la actividad del receptor 5-HT7, asociado con la termorregulación en el hipotálamo.
- **Kudzu** (*Pueraria lobata*): su principio activo es la puerarina, que mejora la sensación de hipotermia al aumentar los niveles de 5-HT en el hipotálamo. La genisteína del kudzu, la soja y el trébol rojo tiene efectos serotoninérgicos.
- **Kava** (*Piper methysticum*): el extracto de la hoja de *kava* tiene un efecto *like*-neurotransmisor.
- **Regaliz** (*Glycyrhiza glabra*): los componentes activos Glabridin, 4'-O-Methyl-Glabridin y el regaliz inhiben la recaptación de la serotonina de forma dosisdependiente.
- **Angélica china** (*Angelica sinensis*): aumenta la actividad del receptor 5-HT7.

Debemos recordar que con la caída de los niveles de estrógenos disminuye también la liberación de serotonina y noradrenalina, lo que conlleva alteraciones en la regulación de la temperatura corporal que se realiza en el hipotálamo. Esta alteración de la termorregulación provoca sudoraciones diurnas o nocturnas y sofocos en las mujeres. Un calvario que muchas mujeres de edad avanzada viven cada día.

Antes de continuar, debemos resolver este tema rápidamente.

Los sofocos no se deben a una falta de estrógenos, como se pensaba. Se deben a una menor activación de un receptor de la serotonina en el hipotálamo (5-HTP7). Ese es el centro neurológico de la termorregulación, es decir, donde la serotonina regula nuestra temperatura corporal.

Para reducir estos síntomas vasomotores solo es necesario mejorar los niveles de serotonina cerebrales que han caído de forma radical con la pérdida de estrógenos durante la menopausia.

Se ha comprobado en diferentes estudios que la cimicífuga (*Cimicifuga racemosa*) y las isoflavonas derivadas de la soja mejoran los sofocos y el insomnio de manera eficaz y sin toxicidades.

Puedes tomar estos productos solos o combinados como suplemento alimenticio; te recomiendo que sigas las indicaciones de un profesional especializado en medicina integrativa. Los encontrarás en el herbolario y, en pocas semanas, verás como todo cambia.

3

La progesterona

La progesterona es una hormona que se fabrica de forma pulsátil durante la fase lútea, es decir, en la segunda mitad del ciclo. Mantiene la capa endometrial y mejora la circulación sanguínea del útero, preparándolo para una fertilización, una implantación y un desarrollo del feto correctos. El cuerpo lúteo produce y secreta progesterona en la mitad del ciclo, el día 14, por la influencia de la hormona luteinizante (LH) que genera la hipófisis.

La progesterona se crea en el cuerpo lúteo, las glándulas suprarrenales, los testículos y el cerebro. Tras la menopausia y la andropausia se fabrica sobre todo en las glándulas suprarrenales. A partir de la progesterona producimos hormonas masculinas, estrógenos, aldosterona y cortisol, la hormona del estrés. La falta o exceso de progesterona es muy grave.

Espero que no tengas el colesterol bajo, porque interviene en la fabricación de progesterona. El colesterol no es el demonio, no. La falta del mismo puede provocar un desastre hormonal, aunque su exceso tampoco es bueno. Revisa el colesterol y mantenlo entre 170 y 220.

LAS FUNCIONES DE LA PROGESTERONA

Del mismo modo que ocurría con los estrógenos, la progesterona se activará cuando se una a los receptores del núcleo de la célula. Sus funciones son:

- Reducir la actividad proliferativa de los estrógenos en el endometrio.
- Prevenir las mamas fibroquísticas.
- Prevenir el cáncer de endometrio y el de mama.
- Disminuir el riesgo de sufrir cáncer de próstata.
- Mejorar la reproducción y la fertilidad: la progesterona aumenta la vascularización del endometrio.
- Mejorar la secreción del endometrio para permitir la implantación del embrión.
- Prevenir las contracciones del útero: evita el dolor contráctil en el útero antes de la menstruación, los calambres y el dolor premenstrual. Tiene un efecto relajante en el útero.
- Afectar la calidad del sueño y la respiración: la progesterona mejora los accesos de apnea nocturna e induce el sueño. Algunos estudios han demostrado que las mujeres en edad fértil sufren menos apneas durante la fase lútea del ciclo, cuando cuentan con más progesterona, que en la fase folicular.
- Disminuir la ansiedad: reduce la actividad de la amígdala cerebral en respuesta a los miedos, los dolores y la angustia. Es nuestro ansiolítico natural. También mejora la fabricación de dopamina.
- Regular la sensación de hambre y saciedad.

- Mejorar la memoria: tenemos muchos receptores de la progesterona en el sistema límbico y en el hipotálamo, igual que ocurre con los estrógenos.
- Reducir la actividad de los receptores de los estrógenos.
- Prevenir las jaquecas cíclicas.
- Aumentar la enzima sulfotransferasa de la segunda fase del hígado (SULT).
- Aumentar la actividad de la enzima sulfatasa del intestino.
- Prevenir las enfermedades autoinmunes y la muerte celular por necrosis, induciendo la apoptosis.
- Antiinflamatorias: reduce la sustancia P y la enzima COX-2 precursora de las prostaglandinas E_2, que activan la aromatasa. Por consiguiente, frenando la aromatasa, la progesterona nos ayuda a reducir la capacidad endógena para fabricar estrógenos. Se ha observado que en el mecanismo patológico del cáncer de mama hay una sobreexpresión de la COX-2 y de la aromatasa.
- Modular el sistema inmunitario hacia un fenotipo T-helper 2 (TH2), necesario para mantener el embarazo, frenando la acción inmunoestimuladora de los estrógenos.
- Mejorar el tono vascular: la progesterona disminuye la circulación sanguínea periférica y la pérdida de calor. Por este motivo, el cuerpo tiene tendencia a aumentar su temperatura corporal durante la fase lútea del ciclo menstrual.
- Fomentar el uso de las grasas como fuente de energía.
- Favorecer la eliminación de orina: es una hormona diurética natural.
- Facilitar la función de las hormonas tiroideas.
- Ayudar a normalizar el azúcar en sangre.

- Normalizar los coágulos menstruales.
- Mejorar la libido.
- Mejorar la absorción del zinc y el equilibrio entre el zinc y el cobre.
- Favorecer la creación del cortisol, la hormona del estrés.
- Estimular la formación del hueso (osteoblasto).
- Prevenir enfermedades cardiovasculares.
- Mejorar los problemas digestivos, como el colon irritable, debido a que reduce la cantidad de células de mast y de histamina en el intestino.

Me gustaría señalar que un exceso de progesterona tampoco es positivo, porque puede causar depresión, falta de reflejos, de coordinación o memoria, fatiga y una mayor actividad de las sulfatasas del intestino. Por tanto, resulta vital mantener la progesterona y los estrógenos equilibrados.

Como vemos, necesitamos la progesterona no solo como hormona reproductora. Fabricamos progesterona durante todo el ciclo menstrual, pero su síntesis aumenta mucho después de la ovulación, se mantiene elevada durante toda la fase lútea gracias al cuerpo lúteo y, si no se produce fecundación, los niveles de progesterona caen, desencadenando el sangrado de la menstruación.

En caso de embarazo, los niveles de progesterona aumentan considerablemente, afectando al desarrollo del endometrio y manteniéndolo intacto durante toda la gestación. El cuerpo lúteo fabrica progesterona durante la fase lútea y, si el óvulo fecundado tiene una correcta implantación, sigue creando progesterona hasta que coge el relevo la placenta, entre las semanas siete y nueve del embarazo.

Desde el inicio de la fase lútea hasta el primer trimestre, concretamente hasta la semana ocho o diez del embarazo, se considera el período ideal para suplementar progesterona, sobre todo en mujeres con un historial de abortos recurrentes.

Si después de la ovulación los niveles de progesterona aumentan poco o disminuyen bruscamente al cabo de unos días, es decir, si tienes un ciclo corto, la menstruación llegará antes del día 25 del ciclo.

Si tienes ciclos cortos y problemas de ansiedad, ahora ya sabes que lo que te conviene no es tomar ansiolíticos naturales ni químicos, sino aumentar la progesterona. Si eres friolera, ya no tendrás que ponerte calcetines gruesos ni abrigarte para dormir, y si retienes líquidos, tampoco tendrás que tomar infusiones de plantas diuréticas de forma indefinida o hacerte masajes para drenar el sistema linfático, solo necesitas aumentar la progesterona.

Si sufres jaquecas, artritis o tiroiditis autoinmune, si tienes problemas de fertilidad y dolores premenstruales, ya sabes que la progesterona es necesaria y debes mantenerla correctamente equilibrada.

Sabrás que te falta progesterona si...

La progesterona es una hormona con efectos antiinflamatorios y antiproliferativos. Su función principal es preparar el endometrio para acoger el óvulo fecundado en caso de embarazo, pero también tiene un efecto calmante y relajante, porque estimula el receptor del neurotransmisor GABA.

Ahora bien, ¿cómo saber si tus problemas de ansiedad, fobias o nerviosismo se deben a la falta de progesterona? Puedes sospechar que tu producción de progesterona no es la adecuada si tienes algunos de los síntomas siguientes:

- Un ciclo menstrual de 24 días o inferior (desde el inicio de una menstruación hasta el inicio de la siguiente).
- Pérdidas de sangre en la fase lútea (entre la ovulación y la menstruación) o en los tres primeros meses de embarazo.
- Temperatura corporal inferior. En condiciones óptimas, la temperatura corporal, tomada por la mañana antes de levantarte, tendría que aumentar entre 0,3 y 0,5 °C en la segunda mitad del ciclo menstrual (entre la ovulación y la menstruación). ¿Eres friolera?
- Pérdidas de sangre de color parduzco durante tres días o más antes de la menstruación.
- Procesos inflamatorios relacionados con el ciclo menstrual: dolor de regla, dolor de mamas (mastalgia) o dolor lumbar.
- Procesos proliferativos excesivos relacionados con los órganos sexuales: menorragias (sangrado muy abundante), miomas, mamas fibrosas, endometriosis...
- Ansiedad premenstrual, que puede producir insomnio, irritabilidad, bruxismo (rechinamiento de los dientes, sobre todo durante el sueño)... los días entre la ovulación y la menstruación.
- Dificultad para quedarte embarazada o abortar durante las primeras semanas de embarazo.

¿Qué analítica de sangre puedo hacerme para valorar el déficit de progesterona?

- Pide un análisis de la FSH y la LH el cuarto día después del primer sangrado menstrual y comprueba que la FSH es más alta que la LH. El cuarto día del ciclo menstrual (los últimos días del sangrado), los niveles de la FSH deben ser superiores a los de la LH para garantizar una buena estimulación del folículo que dará lugar a un cuerpo lúteo capaz de producir progesterona de forma óptima.

- El pico de progesterona se produce entre el sexto y el octavo día después de la ovulación (del día 20 al 22 del ciclo menstrual). Pide un análisis de progesterona en sangre el día 21 del ciclo; deberías presentar los niveles más altos de progesterona. Si tienes ciclos menstruales cortos, puedes calcular cuántos días pasan entre la ovulación y la menstruación, y solicitar la analítica en la mitad de este período.

¿POR QUÉ ME FALTA PROGESTERONA?

En la mitad del ciclo menstrual, el folículo libera el óvulo (ovulación) y se forma el cuerpo lúteo, en el que se produce la progesterona durante la segunda mitad del ciclo menstrual. Por lo tanto, todos los procesos que afectan a la maduración del folículo pueden dar lugar a un cuerpo lúteo incapaz de producir suficiente progesterona. Las principales causas de los problemas de maduración del folículo que conllevan un déficit de progesterona son:

- Estrés energético: las mujeres que han experimentado una pérdida importante de peso en los últimos meses o que practican deporte de alta competición pueden presentar un déficit de progesterona como consecuencia del estrés energético.
- Estrés emocional: la supervivencia es más importante que la reproducción. Aquellas mujeres que han tenido o tienen mucho estrés y experimentan los síntomas descritos anteriormente, pueden sospechar que el sufrimiento emocional es la causa de su falta de progesterona.
- Hipotiroidismo: este desorden endocrino es una de las principales causas de falta de progesterona. Las mujeres que tienen el cabello y las uñas débiles, siempre tienen frío, se les adormecen las manos y/o los pies durante la noche, sufren calambres en las piernas, se sienten cansadas, etcétera, deberían visitar a un médico de medicina integrativa o a un endocrino para descartar los problemas de tiroides.
- Hiperprolactinemia: la prolactina es la hormona responsable de la producción de leche durante la lactancia. A veces, esta hormona puede hallarse desequilibrada y provocar falta de progesterona. La galactorrea (producción de leche), la sensibilidad en los pezones, el dolor en las mamas y la labilidad emocional son algunos síntomas que pueden evidenciar un nivel elevado de prolactina.
- Síndrome de ovarios poliquísticos: es el desorden endocrino más común entre las mujeres en edad fértil y puede ser la causa de la falta de progesterona. El hirsu-

tismo, el acné, la alopecia o la presencia de quistes en los ovarios pueden indicar al ginecólogo que existe este problema endocrino.

Desgraciadamente, muchas mujeres tienen falta de progesterona sin sufrir ninguno de estos cinco trastornos. En estos casos, resulta importante considerar aspectos relacionados con el estilo de vida para mejorar la función del cuerpo lúteo y garantizar una óptima producción de progesterona.

¿Qué puedo hacer para mejorar la producción de progesterona?

1. Potenciar la circulación sanguínea: durante la fase lútea, el cuerpo lúteo se convierte en el órgano endocrino mejor irrigado del cuerpo. Estimular la circulación es una de las intervenciones demostradas científicamente para mejorar la producción de progesterona. Te recomiendo la ingesta de alimentos o suplementos que favorezcan una mayor producción de óxido nítrico (NO), un gran vasodilatador, además de alimentos protectores de la pared vascular que garanticen una irrigación óptima del cuerpo lúteo. Sustancias que pueden ayudarte:

- L-arginina y L-citrulina: estos dos aminoácidos son muy importantes para la síntesis de NO. Los alimentos con un alto contenido de estos dos aminoácidos son la sandía, el salmón salvaje, las gambas, la carne de animales criados en libertad, los guisantes, las lentejas, las semillas de lino, de chía, de sésamo y de cáñamo, y los frutos secos.

- Nitratos: la remolacha es la reina de los vegetales para estimular la producción de óxido nítrico, también en forma de zumo. Otros alimentos óptimos son las fresas, las frambuesas, la zanahoria, las espinacas, el brécol y la col rizada. Tomar medio vaso de remolacha al día es una forma sencilla y muy recomendable para mejorar la circulación del cuerpo lúteo.

Los radicales libres y el exceso de homocisteína (consulta el capítulo 5, donde se habla de la metilación del hígado) son responsables de la menor producción de NO, lo que bloqueará el efecto vasodilatador y afectará el ciclo menstrual y las patologías cardiovasculares. Las mujeres con ovarios poliquísticos y las gestantes hipertensas (preeclampsia) suelen presentar niveles más elevados de homocisteína, más estrés oxidativo y niveles inferiores de NO. La suplementación con 1.200 mg/día de N-acetilcisteína (NAC) y 1.600 mg/día de L-arginina durante seis meses mejora la sensibilidad a la insulina, el estrés oxidativo y la homocisteína, de manera que se restaura la función de los ovarios y se recupera el equilibrio hormonal.

Otros alimentos que mejoran la salud de la pared vascular son el chocolate negro con un alto contenido de cacao, la uva con sus semillas, el ajo (¡especialmente interesante!) y la cebolla (sobre todo la amarilla y la roja), así como otros *alliums*. Las cebollas, los ajos y los puerros contienen compuestos anticancerígenos como la quercetina, que ayuda a incrementar el óxido nítrico, las antocianidinas y los compuestos organosulfurados. Basta con comerlos a menudo. Se puede comer la cebolla cruda o cocida, porque si se calienta a fuego lento no hay peligro de destruir la quercetina. En una sopa de cebolla, la quercetina se encontrará en el caldo. Te recomiendo que solo saques la piel externa de la cebolla, porque esas sustancias antioxidantes están más concentradas en las capas externas. Retirar demasiadas capas cuando la pelas puede reducir el contenido de quercetina en un 20 %, y el de antocianidina, en un 75 %. ¡Ah!, y no las guardes en plásticos, ya que tienen componentes tóxicos que afectan a la salud hormonal.

Además, se ha comprobado que el ejercicio físico aeróbico (30 minutos, cinco días a la semana durante tres meses) aumenta el nivel de NO en plasma de forma significativa, lo cual ayuda a prevenir la aparición de alteraciones cardiovasculares como infartos, arterosclerosis, hipertensión y la insuficiencia lútea.

Sonríe, ríete de ti mismo, de los demás, ¡y ve películas que te hagan reír! Está comprobado que reírse y ver comedias mejora la fabricación de NO. Sonríe y disfruta cada momento; aparte de mejorar tu circulación y la fase lútea, tener una actitud alegre te ayudará a vivir más.

El contacto de los rayos de sol con nuestra piel favorece la producción de vitamina D, pero, además, hace que la piel fabrique NO de forma inmediata. Hay que controlar el uso de cremas que obstaculizan el contacto de los rayos solares.

2. Optimizar los niveles de colesterol: has leído bien; sin colesterol estamos perdidos, porque a partir de él fabricamos la progesterona, y si tienes niveles inferiores a los norma-

les, no fabricarás la suficiente. Los niveles de colesterol se consideran adecuados entre 170 y 220.

Si bien el colesterol dietético tiene poca influencia en el colesterol sanguíneo, puede ser beneficioso comer regularmente huevos ecológicos, sobre todo la yema. No me digas que solo comes un huevo a la semana. También puedes consumir derivados lácteos ecológicos de oveja o cabra, marisco o carne ecológica de animales criados en libertad, como fuente de colesterol dietético.

3. Corregir déficits nutricionales: algunos micronutrientes son imprescindibles para asegurar una función óptima de la progesterona. Una ingesta deficiente de omega-3, zinc, vitamina B_6 o antioxidantes puede ser la causa de una menor producción de progesterona.

- La vitamina B_6 es especialmente necesaria para el desarrollo del cuerpo lúteo. El alcohol es capaz de destruir la vitamina B_6 aunque tomes suplementos, lo que conlleva alcanzar unos niveles bajos de progesterona y un predominio de estrógenos en sangre. Los anticonceptivos orales son, sin lugar a dudas, el origen más habitual de los bajos niveles de progesterona, porque reducen la producción de vitamina B_6.
- El zinc favorece la unión de la progesterona con sus receptores del endometrio. Son alimentos ricos en zinc las semillas de calabaza (una cucharada al día puede ayudar a recuperar los niveles de zinc), el marisco y las carnes blancas de calidad.
- Omega-3: un estudio publicado en febrero de 2016 en la

revista *American Journal of Clinical Nutrition* concluye que las grasas que comemos son importantes para el equilibrio hormonal, que los ácidos grasos omega-3 procedentes de alimentos del mar incrementan los niveles de progesterona y que un mayor consumo de grasas omega-6 y omega-3 aumenta ligeramente la testosterona. El estudio también revela que las grasas trans (bollería, fritos, etcétera) se asocian con la endometriosis y la infertilidad. Para aumentar los niveles de progesterona y disminuir el riesgo de amenorrea o de sufrir infertilidad, es necesario un aporte suficiente de ácido docosapentaenoico (DPA, según sus siglas en inglés). El DPA es un ácido graso omega-3 derivado del ácido eicosapentaenoico (EPA, según sus siglas en inglés) que hallamos en el pescado (sardina en salazón, sardinas, salmón de Alaska, caballa), la carne de las focas y de animales alimentados con hierba, el marisco, las algas marinas y la leche materna. Este ácido graso se encuentra en abundancia en diferentes tejidos de nuestro cuerpo, como el hígado, el corazón, el músculo esquelético y los riñones. El DPA, además de mejorar los niveles de progesterona, aporta otros beneficios: es un gran protector cardiovascular y tiene un efecto antiaterogénico, mejora la proliferación y la migración de las células endoteliales para cicatrizar heridas, controla el mecanismo de metástasis de células tumorales, reduce los triglicéridos y la inflamación de los vasos sanguíneos, previniendo así la formación de las placas de ateromas, los infartos de miocardio y otras enfermedades cardiovasculares. El DPA es diez veces más eficaz que el EPA en dichas patologías.

- Antioxidantes: se ha demostrado que la acumulación de radicales libres en el cuerpo lúteo reduce la producción de progesterona. Seguir una alimentación rica en fruta y verdura es imprescindible para favorecer una producción óptima de progesterona.

4. Reducir los niveles de estrés: a menudo muchas mujeres tienen falta de progesterona debido a aspectos tan cotidianos como la práctica en exceso de ejercicio físico (es de especial importancia que las mujeres no hagan ejercicio físico muy intenso y prolongado durante la fase lútea, ya que es cuando fabrican más progesterona), estrés excesivo, o distrés, y descanso nocturno insuficiente (las mujeres necesitan dormir más de siete horas, y los hombres, más de seis).

¿Qué suplementos pueden ayudarme a producir progesterona?

- Vitamina C (ácido ascórbico): el consumo insuficiente de vitamina C conlleva la aparición de radicales libres (ROS), los cuales inhiben la acción de la LH y provocan una producción menor de óxido nítrico; esto hará que la vascularización del cuerpo lúteo empeore, e impida la fabricación normal de progesterona. Una dosis de 750 mg/día de vitamina C reduce la FSH, aumenta los niveles de progesterona un 77 % y el grosor del endometrio, y mejora la fertilidad en tres meses.
- Vitamina E: tomar 600 mg de vitamina E aumenta la progesterona un 67 % e incrementa el grosor del endo-

metrio. Junto con la vitamina A, mejora también el acné.

- L-arginina: una dosis de 6 g/día aumenta la progesterona un 71 %. Y junto con los 600 mg/día de vitamina E incrementa el grosor del endometrio y la circulación sanguínea de la arteria radial.

- Vitamina B_6: tomar entre 50 y 100 mg/día de vitamina B_6 puede ayudar a mejorar el síndrome premenstrual en mujeres que siguen una dieta pobre en frutas y verduras e ingieren demasiados lácteos y azúcares refinados, ya que reduce los estrógenos y aumenta la progesterona.

- *Cimicifuga racemosa* (*cohosh* negro): tomar 120 mg de esta planta desde el primer día del ciclo menstrual hasta el día 12 estimula la maduración del folículo, aumenta la progesterona de la fase lútea y mejora la fertilidad. Está especialmente indicada para las mujeres que presentan déficits de progesterona y menstruaciones poco abundantes.

- Melatonina (de 1,5 a 3 mg/día antes de acostarse): aumenta los niveles de progesterona. Está indicada en casos de insomnio o falta de descanso por falta de progesterona.

- *Vitex agnus-castus* (170 mg de 6:1 de extracto de *Vitex*): el Dismegyn contiene 4 mg de extracto seco de frutos de *Vitex agnus-castus*, y una cápsula al día te ayudará a prolongar la fase lútea, sobre todo si la falta de progesterona va acompañada de sensibilidad en las mamas y los pezones.

¡Una mujer deportista ya tiene mucho ganado!

El deporte mejora tu rendimiento físico y, además, moverse es indispensable para la salud. Resulta extraño, pero las condiciones inflamatorias de muchas enfermedades se reducen si practicas deporte regularmente, comes remolacha, ajo, cebolla y chocolate negro.

El ejercicio físico reduce el estrés oxidativo y las inflamaciones leves, nos protege de los radicales libres y del desequilibrio de los inmunomensajeros inflamatorios que caracteriza ciertas patologías «silenciosas»: enfermedades cardiovasculares como la arteriosclerosis y el ictus cerebral, la diabetes tipo 2, la depresión, el cáncer, el Alzheimer, el Parkinson, la artritis reumática y otras enfermedades autoinmunes. Se ha estudiado el mecanismo que provoca este efecto tan gratificante y económico que nos aporta el deporte, y parece ser multifactorial. En un estudio del equipo de Juliano Boufleur Farinha de 2015, se comprobó que realizar ejercicio físico de intensidad moderada durante 12 semanas (tres meses) reducía los inmunomensajeros proinflamatorios en suero (Il-1b, Il-6, TNF-alfa y INF-gamma) y aumentaba los niveles de la Il-10 (mensajero inmunológico con función antiinflamatoria) y los tioles totales (T-SH, reserva antioxidante para neutralizar radicales libres).

El ejercicio físico estimula la fabricación de citoquinas (inmunomensajeros), la reducción del número de monocitos y de inflamaciones en nuestro cuerpo, y aumenta la capacidad de quemar grasas (lipólisis). Estudios recientes indican que el ejercicio físico puede incrementar la fabricación de nuevos vasos sanguíneos (angiogénesis) y la circulación sanguínea que tanto necesita el cuerpo lúteo durante la fase lútea. También mejora la capacidad para regenerar las células endoteliales tras una lesión, reduce las moléculas de adhesión, la migración de leucocitos y la inflamación local.

Si resuelves la causa que te provoca una fase lútea corta y equilibras la progesterona, ¡transformarás tu salud! Experimentarás una mejora en muchos aspectos, como la ansiedad, el descanso nocturno, los dolores crónicos, la libido o los dolores premenstruales, dejarás de ser friolera y adelgazarás.

Menú para mejorar la progesterona

	Lunes	Martes	Miércoles
Desayuno	Pudin de chía, cacao puro, coco y papaya (ver receta)	Pan de trigo sarraceno con tahín, un poquito de miel de azahar eco con canela	Porriche de copos de quinua (ver receta)
Durante la mañana	Batido verde con remolacha, zanahoria, espinacas, manzana y limón	Papaya o frutos rojos con un puñado de frutos secos	Pudin de chía y frutos rojos (ver receta)
Almuerzo	1.º Crema de remolacha con brotes de fenogreco y semillas de girasol (ver receta) 2.º Gambas a la plancha con una picada de ajo, orégano y un poco de AOVE	Plato único: Ensalada de espinacas, canónigos, brotes de lentejas, zanahoria y quinua espolvoreada con mix de semillas y aliñada con salsa de albahaca (ver receta de la salsa)	1.º Brócoli al vapor con guacamole (ver receta del guacamole) 2.º 2 huevos a la plancha acompañado de setas shiitake y aliñadas con aceite de linaza
Merienda	Tostadas de quinua con tahín y rúcula	Kéfir de cabra o de oveja con 2 nueces de Brasil y canela en polvo	Batido verde de remolacha, granada, espinacas, limón y apio
Cena	1.º Sopa de verduras de temporada con setas shiitake y alga kombu y verduras 2.º Tortilla de espinacas y pasas	1.º Espaguetis de calabacín con piñones y calabaza aliñados con tahín, AOVE y orégano 2.º Mejillones con limón	Verduras a la plancha (al dente) acompañadas de sardinas. Todo aliñado con AOVE y picada de ajo, perejil y orégano

En la página 371 encontrarás indicaciones específicas y recetas para poder seguir este menú.

Jueves	Viernes	Sábado	Domingo
Pan de trigo sarraceno con queso de cabra o oveja fresco con rúcula y semillas de girasol y calabaza	Bol de açaí (ver receta)	Pan de trigo sarraceno con aguacate, tomate y jamón ibérico o de pavo	Tostadas de quinua con compota de fruta casera, semillas de calabaza y girasol
Batido verde con col rizada, apio, zanahoria, kiwi y limón	Granada con zumo de naranja, kéfir de cabra o oveja y canela	Fruta de temporada, preferiblemente de color rojo con un puñado de almendras	Pudin de chía y nueces de Brasil (ver receta)
Plato único: Arroz integral con azukis y calabaza	1.º Crema de calabaza y cebolla al vapor con caldo vegetal o agua mineral. Topping: almendras, semillas de lino y brotes de legumbres 2.º Salmón salvaje con guarnición de escalivada	1.º Ensalada de remolacha, zanahoria, rúcula, col kale, 2 cucharadas de semillas de girasol y calabaza y aliñado con AOVE 2.º Pollo de corral al horno con limón y tomillo	Budha bowl con hummus de remolacha (ver receta)
Kéfir de cabra o de oveja con 2 nueces del Brasil y canela en polvo	Tostadas de quinua, jamón ibérico y rúcula	Batido verde de granada, espinacas, zanahorias, limón y apio	Tostadas de trigo sarraceno con aguacate
Ensalada de rúcula con bacalao y berberechos aliñada con vinagreta de mostaza (ver receta de la vinagreta)	Crepes de trigo sarraceno rellenos de tomate, rúcula, queso freso de cabra y semillas de chía, lino y sésamo. Todos los ingredientes mezclados con guacamole	Crema de brócoli con puerros y zanahoria, aliñado con aceite de lino de primera prensión en frío Huevo poché. Espolvorear cúrcuma, pimienta negra y orégano	Pochado de calabaza, cebolla, pimiento rojo y coliflor aliñado con AOVE y espolvoreado con gomasio de algas y sardinas al AOVE

4

Los estrógenos

Los estrógenos son un tipo de hormonas femeninas responsables del desarrollo sexual de la mujer y, si bien los hombres también los producen, para las mujeres son fundamentales. De ellos dependen el crecimiento de las mamas, la maduración de la vagina y el útero, y que tenga lugar la menstruación. Aunque los estrógenos resultan indispensables para la salud, conviene que el cuerpo pueda eliminarlos correctamente.

Los hombres también producimos estrógenos, en una cantidad similar a la de una mujer menopáusica. La capacidad de fabricarlos se decide, en ambos sexos, en la etapa prenatal. Enseguida hablaremos de ello.

Hay estrógenos que fabrica nuestro cuerpo (endógenos) y otros que provienen de nuestro entorno (exógenos).

Los estrógenos endógenos son:

- La estrona (E1) en sangre representa el *pool* de estrógenos que tenemos en nuestro cuerpo. Deriva de la aromatización de la hormona masculina androstenedio-

na y es el tipo de estrógeno predominante en la menopausia.

- El estradiol (E2) es el estrógeno más potente y tiene una actividad estrogénica diez veces superior a la estrona. Deriva de la aromatización de la testosterona. La estrona y el estradiol se interconvierten constantemente.
- El estriol (E3) es el estrógeno que posee menor actividad estrogénica porque tiene menos afinidad con los receptores de estrógenos y, por lo tanto, se elimina de manera rápida. Deriva del metabolismo del estradiol y de la estrona, y es el tipo de estrógeno predominante durante el embarazo.

La estrona y el estradiol se van interconvirtiendo constantemente por la acción de la enzima 17-beta-hidroxiesteroide-deshidrogenasa. Son los estrógenos que circulan en mayor cantidad en plasma durante la edad fértil, aunque existe otro estrógeno muy abundante que los acompaña tanto en esta etapa como en la posmenopausia: el sulfato de estrona (E1S). Nace del enlace entre la E1 y los sulfatos de la segunda fase del hígado (en el capítulo 5 tienes toda la información sobre las fases). Cuando el E1S salga del hígado y llegue al intestino, se encontrará la enzima sulfatasa, que puede romper (desulfatar) este enlace y dejar la E1 libre.

El E1S es biológicamente inactivo y tiene una vida media en sangre muy larga. Actúa como «reserva» para la regeneración de nuevos estrógenos mediante la acción de la enzima sulfatasa.

Si la sulfatasa no está activa, tendremos el E1S circulando por la sangre, una forma soluble en agua conjugada con sulfatos y sin actividad biológica. Pero si la sulfatasa está activa, el E1S se desconjugará y la E1 será muy liposoluble, podrá circular libremente por la sangre y lo tendrá todo a favor para actuar. Seguirá de nuevo la ruta normal de metabolización en el hígado (primera y segunda fase) y en el intestino.

Un exceso de la enzima sulfatasa en el intestino o en el útero romperá el enlace de la estrona-3-sulfato y lo convertirá de nuevo en E1 libre, contribuyendo así a un aumento de los estrógenos circulantes y a una mayor actividad hormonal, con el riesgo que esto comporta. Más adelante te explicaré cómo reducir la actividad de la enzima sulfatasa para disminuir los estrógenos libres en sangre y garantizar así una menor actividad estrogénica en nuestro cuerpo.

Podemos encontrar estrógenos exógenos en:

- Medicamentos: algunos medicamentos tienen una estructura similar a los estrógenos y pueden producir efectos perjudiciales para nuestro cuerpo: los anticonceptivos, la terapia hormonal sustitutiva, el tamoxifeno o el raloxifeno (que modulan/bloquean los receptores de estrógenos), la ciclosporina (un inmunodepresor) o la cimetidina (tratamiento de la úlcera de estómago).
- Tóxicos ambientales o xenoestrógenos: algunos tóxicos tienen una estructura semejante a los estrógenos y pueden resultar también perjudiciales para nuestro cuerpo, como los plásticos (fenoles), las dioxinas, los hidrocarburos aromáticos, los surfactantes, los herbicidas, los pesticidas, los refrigerantes, los solventes industriales y las hormonas para engordar el ganado o aumentar la producción de leche. Son lo que se conoce como disruptores endocrinos.

Además de los estrógenos exógenos y endógenos, están los estrógenos alimentarios, denominados fitoestrógenos, presentes en lignanos, isoflavonas y flavonoides. Los fitoestrógenos, si bien tienen una estructura muy similar a la de los estrógenos y se adhieren a sus receptores, presentan un metabolismo menos activo.

¿Qué hacen los estrógenos?

Muchos procesos fisiológicos dependen de los estrógenos y su falta o exceso puede ocasionar problemas de salud más o menos graves. De ahí que el equilibrio de estas hormonas sea indispensable.

Los estrógenos están implicados en el funcionamiento correcto del hipotálamo, donde tenemos una gran expresión de la aromatasa (la enzima que fabrica estrógenos) y del receptor de estrógenos alfa (el que da actividad a la hormona femenina). La fabricación de los estrógenos y su actividad en los receptores del hipotálamo es lo que regula el ciclo de sueño-vigilia, la temperatura corporal y la sensación de hambre y saciedad.

Los estrógenos hacen que la temperatura corporal descienda, por eso las mujeres son más frioleras que los hombres. Los días previos a la ovulación (día 14 del ciclo), el nivel de estrógenos será más alto y, por consiguiente, la temperatura corporal, más baja. Si tienes un exceso de estrógenos, sentirás un frío excesivo. ¿Sufres dolores premenstruales y siempre llevas jerséis de cuello alto? ¿No puedes dormir sin calcetines? Pregúntate si se debe a que tienes altos niveles de estrógenos.

Los estrógenos también regulan la sensación de hambre y saciedad. Influyen de forma determinante en nuestro peso corporal, porque actúan imitando la función de la hormona leptina. Muchos hombres y mujeres comprueban que con la andropausia y la menopausia, sin cambiar su dieta, aumentan de peso por falta de estrógenos. El déficit de estrógenos se relaciona con una mayor probabilidad de sufrir migrañas, sobrepeso u obesidad y con alcanzar niveles bajos de leptina.

Sabemos que el exceso o la disminución repentina de estrógenos en nuestro cuerpo puede producir dolor de cabeza o migraña, de ahí que las personas que sufren migrañas sean las que tienen a su vez problemas como insomnio, cansancio, alteraciones de la temperatura corporal y ansiedad por comer. Los estrógenos también alteran estas funciones que regula el hipotálamo, la región del cerebro con más actividad estrogénica.

La falta de estrógenos típica de la menopausia y el descenso brusco de los niveles de estrógenos después de la ovulación (día 14) y al final de la fase lútea, antes del sangrado, son los responsables de que las mujeres puedan tener más ansiedad por comer dulces, no descansen bien ni tengan un sueño reparador y además sufran dolor de cabeza o jaqueca. Los estrógenos actúan en diferentes partes de nuestro cuerpo y, por este motivo, la falta de ellos produce sintomatologías muy variadas.

Los estrógenos feminizan el cuerpo, especialmente el estradiol, responsable del desarrollo de los pechos, de promover la proliferación del endometrio, de lubricar la vagina y de iniciar la ovulación.

La actividad biológica de los estrógenos se desarrolla en diferentes tejidos diana por el enlace de estas hormonas con uno de los receptores de estrógenos específicos. Además actúan como:

- Vasodilatadores: ayudan a disipar el calor. Las mujeres que tienen un exceso de estrógenos son frioleras.
- Anabólicos: estimulan el crecimiento de huesos y cartílagos.
- Refuerzan el sistema inmunitario y su actividad: gracias a los estrógenos, las mujeres (o los hombres femeninos) se recuperan más rápido de las infecciones, mientras que los hombres (o las mujeres masculinas) suelen tener más resfriados. Pero un exceso de estrógenos o hiperestrogenismo puede producir una hiperactivación del sistema inmunitario, provocando en las mujeres (o los hombres femeninos) la aparición de enfermedades autoinmunes, como tiroiditis de Hashimoto, artritis reumática, diabetes tipo 1, enfermedad de Crohn, colitis ulcerosa, etcétera; todas ellas con mayor incidencia en el sexo femenino.
- Reguladores del crecimiento y la diferenciación de tejidos, como el aparato reproductor, las glándulas mamarias, el sistema nervioso central y el sistema esquelético.
- Causantes de mecanismos relacionados con patologías como el cáncer de mama, de endometrio, de próstata, de colon y de ovario (producidos por un exceso de actividad estrogénica), o la osteoporosis, el Parkinson o diversas demencias (debidos a una carencia de actividad estrogénica).

Los estrógenos en sangre junto con sus metabolitos, reabsorbidos en el intestino tras ser depurados por el hígado, pueden unirse a los receptores de estrógenos de distintos tejidos corporales y ejercer diferentes actividades biológicas que pueden proteger o no tu metabolismo.

SABRÁS QUE TIENES EXCESO DE ESTRÓGENOS SI...

Si tienes una acumulación de estrógenos en tu cuerpo, siempre me cuentas que:

- Estoy más impaciente que nunca. Lo quiero todo al momento.
- Tengo hinchazón en los senos, los tengo más grandes.
- Tengo las mamas fibrosas.
- No puedo ponerme las sortijas ni los zapatos.
- Estoy muy mandona.
- Estoy muy cansada.
- Sufro contracturas y calambres.
- Tengo irregularidad menstrual.
- Durante la menstruación, tengo coágulos bastante grandes, sangrados muy abundantes y largos (de más de seis días).
- Estoy engordando y no sé por qué.
- Tengo piedras en la vesícula biliar.
- Sufro dolor menstrual.
- Creo que tengo el segundo dedo de la mano derecha más largo que el cuarto.

Patologías habituales en mujeres con exceso de estrógenos:

- Mamas fibroquísticas
- Miomas
- Endometriosis
- Fatiga crónica

- Fibromialgia
- Anemia
- Síndrome premenstrual
- Ansiedad, depresión o fobias
- Colon irritable, alergias, dolor de cabeza o migraña
- Contracturas, dolor articular crónico y enfermedades autoinmunes
- Cáncer de mama, de útero (incluido de endometrio), de tiroides, de colon o de cérvix
- Hemorroides, infarto de miocardio o ictus cerebral

LOS HOMBRES Y LOS ESTRÓGENOS

Los hombres fabrican los estrógenos en los testículos gracias a la enzima aromatasa. También los producen en las glándulas suprarrenales, en las células grasas y en otros órganos, igual que las mujeres.

La sobreactivación de la aromatasa o el consumo excesivo de estrógenos a través de alimentos como lácteos, carne, huevos o alcohol, es la causa principal de un exceso de estrógenos en los hombres. La leche y los derivados lácteos representan el 70 % de los estrógenos que entran en nuestro cuerpo, y un vaso de vino tinto, por ejemplo, contiene entre 0,5 y 2 microgramos de estrógenos.

Cuando los estrógenos se unen a los receptores, tienen unas funciones muy importantes en los hombres. Son, por ejemplo, muy necesarios para la expansión androgénica del periostio de los huesos en la pubertad. Si eres un chico que sufre periostitis o tendinitis de repetición, te crecen los pechos y estás en la pubertad, ahora ya sabes que se debe a un exceso de estrógenos. Seguro que estás cansado de oír que tienes un problema para apoyar el pie y que necesitas plantillas, fisioterapia permanente o vendajes, etcétera. Para estas inflamaciones, suele aconsejarse descanso, pero es mejor que no hagas reposo y sigas el tratamiento que recomiendo en este libro con el fin de poner orden en tu salud hormonal. Vas a comprobar cómo, superada la pretemporada, tras haber perdido los primeros kilos, disminuye la grasa acumulada en las mamas, típica de un exceso de estrógenos y, al limitar la actividad de la aromatasa, mejorará la periostitis o la tendinitis.

Patologías habituales en los hombres con exceso de estrógenos

En los hombres el predominio estrogénico se manifiesta con:

- Ginecomastia (les crecen los pechos)
- Impotencia y problemas de erección matutina
- Problemas de angustia
- Caspa y descamación de la piel
- Hipertrofia de la próstata (aumenta el riesgo de cáncer de próstata)
- Cáncer de colon
- Poca testosterona
- Enfermedades cardiovasculares: infarto de miocardio
- Obesidad
- Hipertrigliceridemia
- Varices en los testículos y en las piernas
- Enfermedades autoinmunes
- Mala calidad del esperma e infertilidad

Los estrógenos y la fertilidad en los hombres

En los hombres, los estrógenos desempeñan un papel clave en la prevención de la osteoporosis y la arteriosclerosis. Pero también son fundamentales para la maduración y la supervivencia de los espermatozoides. El receptor ER-alfa, que da actividad a los estrógenos, aumenta la fertilidad, mientras que el receptor ER-beta regula la absorción de los espermatozoides y sus fluidos en la cabeza del epidídimo (la estructura de los testículos responsable de la maduración y la activación de los espermatozoides); sin esta función estrogénica no seríamos fértiles. Por consiguiente, ¿qué haríamos los hombres sin esta hormona femenina?

En estudios realizados con ratas se ha comprobado que los xenoestrógenos (que provienen de la dieta y los tóxicos ambientales) provocan una disminución del peso del epidídimo y de la cantidad y la movilidad de los espermatozoides.

LA FABRICACIÓN DE ESTRÓGENOS: EL DEDO

La capacidad de fabricar estrógenos nos viene marcada desde la etapa fetal, concretamente entre la semana 8 y la 12 de gestación, en el primer trimestre del embarazo; en esta etapa empiezan a fabricarse las hormonas masculinas, las cuales condicionan un crecimiento mayor del cuarto dedo, donde las falanges tienen más receptores de testosterona en comparación con los otros dedos. El predominio androgénico (de hormonas masculinas) prenatal perdurará en la edad adulta, provocando cambios en el desarrollo del cerebro, la conducta y el carácter de cada persona, y definiendo ciertas características en otros sistemas corporales, como una composición bacteriana determinada del intestino.

Un estudio llevado a cabo en humanos, publicado en noviembre de 2015 en Noruega por Ryckmans J. *et al.*, reveló que el predominio prenatal de testosterona en el primer trimestre de embarazo influye en el desarrollo posterior del cerebro y la conducta del individuo.

Si durante el embarazo la madre está expuesta a muchos estrógenos, su hijo o hija tendrá más facilidad para generarlos a lo largo de su vida, le cambiará la estructura del cerebro y la conducta y adquirirá ciertas características o predisposiciones a sufrir algunas enfermedades de predominio estrogénico.

Observa tu mano derecha, el cuarto dedo, el anular. A partir de esto, puedes conocer tu tendencia genética a presentar mayor cantidad de estrógenos o de testosterona. Durante la última década, diversas investigaciones han demos-

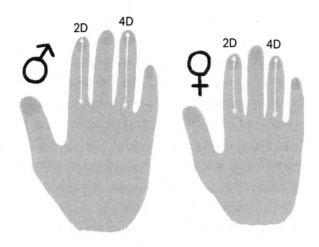

trado que la longitud del cuarto dedo de la mano derecha, comparándolo con el índice, nos informa de la cantidad de hormona masculina y femenina a la que estuvimos expuestos durante las primeras semanas en el útero materno.

Cuanto más largo es el cuarto dedo, más actividad de la testosterona se produce. Este es el patrón típicamente masculino tanto en hombres como en mujeres: el cuarto dedo es más largo que el segundo, el índice.

En cambio, cuando existe más actividad estrogénica, el índice es más largo que el anular. Se trata del patrón típico femenino, que también puede encontrarse en mujeres y hombres. Esta relación entre el segundo dedo y el cuarto empieza a construirse ya en el útero materno.

Se ha establecido que la longitud de este cuarto dedo puede utilizarse como marcador biológico para predecir la predisposición a sufrir determinadas enfermedades.

Un predominio estrogénico o androgénico influye directamente en una respuesta endocrina determinada en la edad adulta. Tener el cuarto dedo más largo (más testosterona) te protege frente a enfermedades cardíacas, circulatorias, sobrepeso o diabetes. Con el envejecimiento, disminuye la fabricación de testosterona, por lo que aumentan los depósitos de grasa abdominal, el sobrepeso y el riesgo de sufrir diabetes, en especial si tienes el índice más largo (patrón femenino).

Por lo tanto, una vez advertida la importancia de este paradigma, resulta útil tenerlo en cuenta para saber qué hábitos de vida debes mejorar según tu predisposición. Si tienes el índice más largo, deberás ser más regular y exigente con tus hábitos de vida (enseguida veremos con qué y cómo) para poder reducir los estrógenos y la expresión de los receptores estrogénicos y prevenir su exceso. Del mismo modo, necesitarás prestar atención si tienes el cuarto dedo de la mano derecha más largo, ya que el exceso de actividad de las hormonas masculinas puede causar problemas importantes como anovulación o irregularidad menstrual, ovarios poliquísticos, acné, hirsutismo, cabello fino y pobre con tendencia a caerse en la parte central de la cabeza, un timbre de voz más grave y niveles de insulina más altos con un aumento de la grasa visceral.

Comprobar la longitud del dedo para averiguar si somos más masculinos (4D > 2D) o femeninos (2D > 4D) solo nos informará de unas características, no justificará que estés condenado de por vida a sufrir patologías por acumulación de hormonas masculinas o femeninas.

En el capítulo sobre el hígado verás cómo puedes eliminar los estrógenos (metilación, sulfatación, glucuronidación, glutatión) y las hormonas masculinas (sulfatación y glucuronización), ya seas más femenino o más masculino.

Lo que está claro es que los investigadores buscan parámetros biológicos que nos ayuden a explicar la realidad actual, en la que cada vez se dan más casos de infertilidad, alergias, enfermedades autoinmunes y cánceres por exceso de estrógenos. El impacto de la exposición hormonal en la etapa prenatal puede observarse en el dedo 2:D/4:D y en otros parámetros biológicos como la distancia anogenital. Estudios realizados en animales y humanos han determinado que la distancia entre el ano y los genitales es un parámetro biológico que, como el del cuarto dedo, puede explicar si tuvimos más hormonas masculinas o femeninas en la etapa prenatal. Evidentemente, a mis pacientes solo les pido que me enseñen la mano derecha.

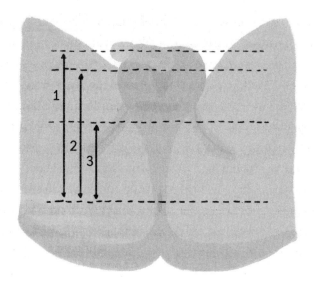

La clave es tener las dos hormonas tan equilibradas como sea posible.

El cuarto dedo condiciona el tamaño y la función testicular. Por este motivo, los hombres con el anular más largo que el índice suelen tener menos problemas de fertilidad, más espermatozoides, los testículos más grandes y el pene en erección más largo, aspectos que se mantienen en la edad adulta.

En cambio, las mujeres con un patrón masculino, o sea, con el anular más largo, tienen: menor riesgo de sufrir migraña, menor riesgo de sufrir cefalea tensional y menor riesgo de sufrir ansiedad y neuroticismo.

No ha podido demostrarse que los hombres con el índice más largo tengan menor riesgo de sufrir migraña, cefalea o ansiedad, como sí parece que les ocurre a las mujeres «masculinas» que tienen el anular más largo.

Este patrón masculino (el del cuarto dedo más largo) en hombres y mujeres en la edad adulta se relaciona con un menor riesgo cardiovascular, sobrepeso y diabetes (tienen el primer infarto más tarde y sufren menos enfermedades coronarias e hipertensión que los que tienen el segundo dedo más largo) y un mayor riesgo de sufrir cáncer de mama y de próstata.

Sin embargo, existen estudios que abordan estas conclusiones embrionarias de manera contradictoria. En el caso de la próstata concretamente, hay investigaciones que apuntan que cuando el índice es más largo que el anular existe un mayor riesgo de sufrir cáncer de próstata, justo lo contrario de lo que acabábamos de afirmar.

¿Qué personalidad tienen los hombres y las mujeres
con el cuarto dedo más largo?

Pueden presentar una o más de estas características:

- Inquietud por experimentar nuevas sensaciones.
- Más éxito como operadores financieros.
- Agresividad física.
- Más competitividad y necesidad de ganar.
- Mayor habilidad deportiva y éxitos (fútbol, rugby, remo, resistencia al correr, esgrima, eslalon).
- Personalidad dominante ante un reto o una provocación.
- Comportamiento agresivo después de ver un vídeo violento.
- Motivación por el poder.
- En el caso de los hombres, su rostro tiene rasgos más

simétricos y atractivos, y son más amables con las mujeres.

- Buenos resultados en las tareas de reflexión cognitiva.
- Infidelidad. Si alguien ha sido infiel, quizá pueda justificarlo con la longitud del dedo.

Las mujeres y los hombres con el índice más largo presentan mayor riesgo de sufrir trastornos alimentarios y ser fumadores o fumadoras. Cabe tener en cuenta, sin embargo, que todo esto está en fase de estudio.

En los últimos años se ha venido observando una mayor tendencia en los recién nacidos, tanto niños como niñas, a tener el segundo dedo más largo, debido a una mayor exposición a los estrógenos durante el primer trimestre de embarazo. Se cree que los alimentos con función estrogénica (lácteos, carne, soja, alcohol, etcétera) y los tóxicos ambientales que actúan como disruptores hormonales serán los responsables de las próximas generaciones de enfermos de cáncer y afectados por enfermedades autoinmunes.

Lo que está claro es que, si observamos ambos dedos, sabremos si debemos tener cuidado de no pasarnos con los estrógenos o la testosterona, y evitar así problemas importantes.

LA FÁBRICA DE ESTRÓGENOS SE LLAMA AROMATASA

La aromatasa es una enzima localizada en el retículo endoplasmático de las células que fabrican estrógenos, y tiene un papel crucial en la fabricación endógena de estrógenos. La aromatasa está codificada por el gen CYP19A1 y es la encargada de convertir los andrógenos (hormonas masculinas) en estrógenos (hormonas femeninas); sin esas hormonas masculinas no podemos fabricar estrógenos.

Los niveles equilibrados de testosterona son esenciales para la salud humana, ya que de ellos dependen el crecimiento muscular, la actividad de los osteoblastos en los huesos, la actividad neuronal, la función cognitiva, la función sexual, la libido, etcétera. La carencia de testosterona conlleva menor fuerza y resistencia muscular, menor actividad neuronal y capacidad cognitiva, menor energía y libido.

Al mismo tiempo, los estrógenos son esenciales para la fertilidad, el crecimiento normal del endometrio, la distribución de la grasa, el crecimiento de los conductos mamarios, la actividad neuronal y del sistema inmunitario, la hidratación de la piel y las mucosas, el intestino, los huesos, la flexibilidad de los tendones y los ligamentos.

Cómo puedes evitar el exceso de estrógenos

Si quieres mejorar tu salud y evitar el exceso de estrógenos, es necesario que conozcas los aspectos que exponemos a continuación y que desarrollaremos ampliamente a lo largo del libro.

1. Frenando la aromatasa (y no acelerándola).
2. Reduciendo los alimentos y los tóxicos con función estrogénica.
3. Aumentando los transportadores hormonales (SHBG).
4. Frenando el receptor de estrógenos alfa.
5. Ayudando al hígado.
6. Regulando el intestino.

La aromatasa convierte la androstenediona en E1 y la testosterona en E2. Como podemos ver, las hormonas masculinas son muy importantes en la fisiología femenina para fabricar estrógenos.

Los tejidos de nuestro cuerpo que fabrican estrógenos a través de la aromatasa son: la piel, el hígado, las glándulas suprarrenales, el cerebro, los músculos, las mamas, los osteoblastos de los huesos, los condrocitos de los cartílagos, el endotelio de los vasos sanguíneos, las células granulosas del folículo ovárico, las células de Leydig de los testículos, la placenta, la próstata... pero esta enzima se expresa especialmente en las células grasas (adipocitos).

Durante la edad fértil de las mujeres, el órgano principal responsable de fabricar E1 y E2 son los ovarios, concretamente las células granulosas, a partir de la androstenediona y la testosterona que fabrican las células teca.

Los estrógenos son vitales, y la actividad normal de la aromatasa permite tener un endometrio bien formado, ser fértil, que la grasa esté bien distribuida, el sistema inmunitario adaptativo activo, la activación neuronal (atención y memoria), la formación de osteoblastos (buena densidad ósea), etcétera. Esta enzima, que fabrica estrógenos en puntos determinados como los huesos, los vasos sanguíneos y el cerebro, nos ayuda a prevenir la osteoporosis, puesto que fomenta la mineralización de los huesos, a evitar problemas cardiovasculares y a mejorar la salud cognitiva debido a los efectos protectores de los estrógenos.

Al llegar a la menopausia, los ovarios dejan de producir estrógenos y, en este momento, tanto los hombres como las mujeres tienen la misma capacidad de producirlos a nivel periférico a partir de la aromatasa, ya que no solo se fabrican en los ovarios y en los testículos. En los hombres y las mujeres posmenopáusicas, los estrógenos circulantes provienen de la conversión de los andrógenos en estrógenos por acción de la aromatasa, que se encuentra mayoritariamente en el tejido adiposo y, en menor cantidad, en el hígado, los músculos, los huesos, la piel y el tejido mamario.

La clave está en las células adiposas, tanto en los hombres como en las mujeres. ¿Tienes mucha grasa? La cantidad de células adiposas ha de estar equilibrada, pero su exceso tiene un efecto negativo en nuestra salud y en nuestra esperanza de vida. Las hormonas masculinas son imprescindibles para fabricar estrógenos en la menopausia, cuando los ovarios ya no lo hacen. Las mujeres menopáusicas, igual que los hombres, tienen más hormonas masculinas que femeninas. Las células teca de los ovarios fabrican un 25 % de testosterona y un 75 % de androstenediona, y también DHEA-S y DHEA. Las glándulas suprarrenales asimismo fabrican DHEA-S y DHEA.

Hay que tener en cuenta que el tejido mamario puede fabricar estradiol (E2) *in situ* sin que se refleje en la circulación sanguínea. Podemos presentar niveles muy elevados de estrógenos localizados en el pecho, donde la aromatasa tiene actividad, sin observar niveles elevados de E2 en plasma. Por lo tanto, una analítica de sangre para valorar los niveles de 17-beta estradiol no nos ofrece ninguna garantía para diagnosticar qué le ocurre a una persona ni saber si todo está correcto.

De hecho, en una revisión efectuada por Ercole y su equipo en 2011 se indica que los niveles locales de E2 en el tejido mamario y el tejido endometrial del útero de las mujeres posmenopáusicas son muy similares a los de las mujeres premenopáusicas. En cambio, si analizamos el 17-beta estradiol en plasma, vemos que las mujeres posmenopáusicas presentan unos niveles de estrógenos hasta cincuenta o cien veces inferiores; en ellas predomina la estrona (E1).

Actualmente, siguiendo las recomendaciones de los últimos estudios, cuando una mujer con dolor premenstrual o un hombre con pechos y hemorroides nos dice: «Tengo alergias, migraña o dolores crónicos», ya no recomendamos analizar los estrógenos en sangre, porque la analítica del 17-beta estradiol podría salir perfecta y, en cambio, tener un exceso de estrógenos o un desequilibrio de los metabolitos circulantes, que no se analizan, o bien una fabricación local de estrógenos excesiva.

¿Tienes barriga y acumulas grasa en el pecho? ¿Tienes pechos? Cuanto mayor es la actividad de la aromatasa... más riesgo hay de tenerlos.

¿Tienes mucho tejido adiposo? ¿Qué pasará con el sobrepeso?

¿Qué harás con tantos estrógenos?

¿Cómo tienes la fábrica de estrógenos?

En condiciones normales, la aromatasa fabrica estrógenos sin parar, pero existen numerosas circunstancias que pueden activar la aromatasa en exceso y provocar una mayor fabricación de estrógenos y, a un tiempo, una carencia de hormonas masculinas (su precursor).

Un desastre que puede llevarte a sufrir sobrepeso, diabetes tipo 2, infarto de miocardio, ictus, mamas fibrosas, miomas, endometriosis, cáncer de mama, problemas de impotencia, ginecomastia, hipertrofia benigna o cáncer de próstata en los hombres.

Si estás asustada porque tienes sangrados menstruales muy abundantes, con coágulos y que te provocan anemia crónica, ahora ya sabes que se debe a un exceso de estrógenos. Es posible que la aromatasa esté muy activa o no los elimines bien. Habrá que estudiarlo. Pero es normal que también tengas otros síntomas producidos por el exceso de estrógenos, como ansiedad, fobias o depresiones de repetición, cansancio crónico, dolores musculares, dolores de cabeza... Y una pregunta: ¿seguro que te quedarás tranquila poniéndote un DIU de progesterona, fingiendo que no sabes cómo reducir los estrógenos? Y en cuanto a los antidepresivos y los ibuprofenos que tienes en casa, ¿qué piensas hacer con ellos?

| Aromatasa acelerada | = | Estrógenos elevados | = | Nivel bajo de testosterona | = | ¡PROBLEMAS! |

¿Qué provoca una aromatasa acelerada?

El exceso de actividad de la aromatasa aumenta la cantidad de estrógenos que fabricamos y empeora la fertilidad. Si eres hombre, la hiperactividad de la aromatasa hará que tengas altos niveles de estrógenos y bajos niveles de testosterona. Esto conlleva una feminización de las emociones, de los pensamientos, los rasgos de la cara, retención de líquidos, menos libido, más sensibilidad emocional, preferencia por la música romántica, y quizá te aumente el tamaño de las mamas y/o de la próstata. Si eres una mujer, te aumentará el crecimiento del endometrio de forma desmesurada, sentirás mayor excitabilidad neuronal, que será la causa de migrañas y ansiedad. Además, tendrás una serie de síntomas que, más que por falta de testosterona, se considera que se deben a un exceso de estrógenos. Tanto en las mujeres como en los hombres, el exceso de estrógenos provoca los siguientes trastornos:

- Más facilidad para acumular grasas (adipogénesis), mayor Índice de Masa Corporal (IMC) y obesidad.
- Tanto en hombres como en mujeres, aumento de la acumulación de grasa subcutánea, especialmente en la zona de las caderas, la parte superior de los muslos, los glúteos, la parte baja del abdomen y las mamas, con un mayor tamaño del pezón. También habrá mayor acumulación de grasa visceral en el hígado y los músculos.
- Mayor predisposición a sufrir dislipemia y síndrome metabólico, una alteración endocrina que se caracteriza por:

  - Obesidad central: circunferencia de la cintura > 102 cm (hombres) y de > 88 cm (mujeres)
  - Hipertensión: > 130 mmHg (sistólica) > 85 mmHg (diastólica)
  - Aumento de los triglicéridos: > 1,7 mmol/l
  - Colesterol HDL bajo: < 1,03 mmol/l
  - Aumento de los niveles de glucosa: > 6,1 mmol/l (según el National Cholesterol Education Program, 2002)

- Diabetes tipo 2.
- Infarto de miocardio.
- Mayor riesgo de sufrir cáncer de mama y de próstata. Los pacientes con estos dos tipos de cáncer suelen tener sobreactivado el gen CYP19A1, que estimula la fabricación de aromatasa.
- Pubertad precoz.
- Endometriosis. Las mujeres que sufren endometriosis producen todavía más aromatasa en el nuevo tejido endometrial. Si tienes endometriosis, debes controlar, con mayor razón todavía, la fábrica de estrógenos.

Tenemos que vigilar los factores que provocan hiperactividad de la aromatasa, tanto en la edad fértil como durante la menopausia.

Las mujeres menopáusicas tienen menos estrógenos circulando en sangre porque los ovarios han dejado de fabricarlos, pero la aromatasa puede seguir fabricándolos localmente en los otros tejidos donde se expresa (arterias, huesos, grasa, cerebro...). Por este motivo, la mujer menopáusica con exceso de actividad de la aromatasa no puede bajar la guardia, ya que también es posible que presente un exceso de estrógenos de manera local y sufra las consecuencias. Por ejemplo, en las mamas se acumulan más células adiposas que en otros lugares y, por lo tanto, hay una mayor producción local de aromatasa y estrógenos, con el consiguiente riesgo de sufrir mamas fibroquísticas y cáncer de mama.

Curiosamente, muchas personas toman ansiolíticos, infusiones para los gases, hacen dietas hipocalóricas para adelgazar e ingieren anticonceptivos sin saber que son las protagonistas de este libro y que tienen un futuro incierto, pero, al mismo tiempo, muy fácil de encauzar.

Es curioso observar que la mayoría de las personas toman medicamentos para el azúcar, la hipertensión, el colesterol, el corazón, etcétera, en lugar de atacar el origen del problema: hay que frenar la aromatasa y reducir los estrógenos.

La clave está en mantener la aromatasa equilibrada, para lo cual será necesario:

- Evitar los factores que la aceleren.
- Frenar su producción.

¿QUÉ ACELERA LA AROMATASA?

La genética

Algunas personas presentan una predisposición genética a tener la aromatasa acelerada a causa de un polimorfismo en el gen CYP19A1. Sospechamos que este problema genético, origen de unos niveles de estrógenos elevados, está presente en mujeres que han tenido una menarquia precoz (la primera menstruación antes de los diez años).

Ya sea por un polimorfismo genético en el CYP19A1 o por unos hábitos de vida poco saludables, lo cierto es que tener la aromatasa hiperactiva constituye un peligro para la salud hormonal, inmunitaria y emocional.

Los niños que tienen la aromatasa demasiado activa están gordos, acumulan grasa en la zona del pecho y son de baja estatura, porque los estrógenos cierran la epífisis de crecimiento de los huesos muy rápidamente. En la pubertad suelen venir a la consulta con «dolores de crecimiento» en los tendones del pie o en la rodilla (tendinitis) y con la membrana del hueso inflamada (priostitis), además de sufrir contracturas frecuentes. Estos niños deben reducir la actividad de la aromatasa.

Seguro que ahora piensas en hombres bajitos, con grasa acumulada en las mamas y en la zona de las caderas y los muslos, que quizá hayan sido operados de la vesícula biliar y padezcan problemas de depresión, dolores crónicos, contracturas, dolor de cabeza y alergias crónicas. En efecto, ya de pequeños tenían una gran capacidad de fabricar estrógenos y no los eliminaban correctamente.

O quizá estás pensando en mujeres que tuvieron la primera menstruación muy temprano y ahora sufren muchos dolores premenstruales, fatiga crónica, mamas fibrosas, miomas, colon irritable, estreñimiento, artritis, ansiedad y son frioleras. De pequeñas ya fabricaban muchos estrógenos.

El gen CYP19A1 tiene dos zonas que regulan su actividad y que se activan por culpa del cortisol y de sustancias proinflamatorias que provocan una mayor fabricación de estrógenos y, por consiguiente, una aromatasa acelerada. Eso significa que debemos prevenir el estrés y las inflamaciones de nuestro cuerpo que provienen de la grasa abdominal, del intestino, de los cereales con gluten y de los alimentos ricos en grasas omega 6 (ácido linoleico y ácido araquidónico) presentes en:

- Aceites vegetales (de girasol, de soja, de semillas de uva).

- Germen de trigo.
- Semillas de girasol.
- Maíz, margarinas trans.
- Aceites vegetales hidrogenados o trans presentes en galletas o bollería, carnes, embutidos, lácteos y derivados animales.
- Yema de huevo de animales que no han pastado.

Las plantas que nos ayudarán a reducir la inflamación son el jengibre, la cúrcuma, el harpagofito, la boswellia, el lúpulo y el mangostán.

El sobrepeso y la obesidad

Ponte de pie y mírate el ombligo. Ahora mira un poco más abajo. ¿Consigues verte la goma de la ropa interior? ¿O te lo impide una capa de grasa? De ser así, tenemos que ponerle remedio y es muy importante que te lo tomes en serio.

El tejido graso visceral es un tejido altamente irrigado e inervado y, por lo tanto, tiene una gran importancia metabólica. Las células adiposas de la zona visceral están rodeadas por unas células del sistema inmunitario llamadas macrófagos (tipo M1), cuya función consiste en fabricar citoquinas inflamatorias, es decir, una agrupación de células inflamatorias que contribuyen a la generación de inflamación y fibrosis llamadas Il-1beta, Il-6, TNF-alfa y PGE_2.

Podemos utilizar medidas antropométricas como el IMC o la circunferencia de la cintura para conocer la grasa visceral y predecir la resistencia a la insulina, el riesgo cardiovascular y la actividad de la aromatasa.

Perímetro normal de la cintura: < 94 cm (hombres), < 80 cm (mujeres)
Perímetro de riesgo: > 102 cm (hombres), > 88 cm (mujeres)

En cuanto al IMC, aunque puede haber variaciones en función de la masa muscular de la persona, calcularemos el peso en kilos y lo dividiremos por la altura en metros.

IMC = Peso dividido por la altura al cuadrado (en metros)

El IMC ideal se encuentra entre el 18,5 y el 25. El sobrepeso se sitúa entre el 25 y el 30, y la obesidad, por encima de 30.

Si una persona tiene un perímetro anormal de la cintura o un índice de masa corporal que indica sobrepeso u obesidad (a partir de 25) está generando mayor cantidad de sustancias proinflamatorias y una actividad superior de la aromatasa, por lo que tendrá más estrógenos. Así pues, podemos decir que está cultivándose un problema evidente pero silencioso.

El 60 % de los adultos tiene sobrepeso, es decir, seis de cada diez personas cultivan, sin saberlo, un problema silencioso.

Las complicaciones más comunes que te esperan son:

- Depresión (¡es una enfermedad inflamatoria!).
- Enfermedades cardiovasculares como arteriosclerosis, hipertensión o enfermedades cardíacas.
- Niveles más elevados de insulina, retención de sodio y agua.
- El colesterol aumentará y puede depositarse en la pared interna de las arterias, donde fabricará una placa de ateroma, denominada «arteriosclerosis», que bloquea la circulación sanguínea y puede provocar un infarto de miocardio o ictus cerebral.
- Diabetes tipo 2, ya que el cuerpo se vuelve resistente a la insulina, y el páncreas se ve obligado a fabricar más insulina hasta que se agotan las células beta del páncreas. Las embarazadas pueden sufrir diabetes gestacional.
- Apneas.
- Infertilidad.
- Cáncer.
- Neurodegeneración.

En agosto de 2016, el Cambridge Centre for Ageing and Neuroscience (Cam-CAN) demostró que las personas con sobrepeso presentan un riesgo significativo de neurodegeneración y reducción cognitiva a causa de los cambios en la sustancia blanca, que es la que permite la comunicación entre diferentes regiones del cerebro. Dicha degeneración del cerebro se observa a partir de los cuarenta años, cuando el sobrepeso empieza a pasar factura al cerebro. En este estudio se observó que las personas de cincuenta años con sobrepeso tenían el cerebro de una persona de sesenta.

Niveles de insulina y leptina elevados

Para tener un peso correcto, hemos de conseguir mantener la glucosa, la insulina y la leptina a raya.

La insulina es una hormona que producen las células beta del páncreas en respuesta a un aumento de glucosa en sangre. Inhibe la movilización de los ácidos grasos de las células del tejido adiposo y promueve la fabricación de grasa y la regulación de la vasoconstricción y la vasodilatación arterial.

Niveles elevados de glucosa provocan niveles elevados de insulina, y la insulina aumenta la actividad de la aromatasa y, en consecuencia, la cantidad de estrógenos, así como la leptina y la actividad del receptor de estrógenos alfa (ER-alfa). Por otra parte, induce la hipertrigliceridemia, la retención de sodio y la hipertensión, además de favorecer la acumulación de grasa. Abre los ojos, observa tu despensa y vigila con los azúcares refinados y los edulcorantes como el azúcar de mesa o sacarosa, la sacarina E-954, el aspartano E-951, la sucralosa, el acesulfamo K E-950 y el ciclamato E-952, y la fructosa presente en el jarabe de maíz alto en fructosa, el jarabe de naranja, el sirope de arce, la miel y los zumos de fruta. A la vez, te recomiendo tomar azúcar integral de caña o estevia, si necesitas tomar algo dulce.

Cada vez que comes alimentos ricos en hidratos de carbono (refinados, azúcares o edulcorantes), la glucosa sube en sangre y el páncreas debe fabricar insulina para transportar la glucosa a nuestras células. Cuantos más hidratos y azúcares ingerimos, más insulina tendrá que producir el páncreas una y otra vez, día a día, semana tras semana, de manera que los receptores de las células serán progresivamente menos sensibles a la insulina, la glucosa aumentará en sangre y el páncreas reaccionará fabricando más insulina. Estás a las puertas de sufrir una diabetes tipo 2.

Pero ¡no todos los hidratos de carbono son iguales!

Los peligrosos son los hidratos de carbono refinados, que se absorben rápidamente y provocan una subida brusca de la glucosa. No es el caso de las verduras, los tubérculos ni las frutas, pero sí de los hidratos de carbono con un alto índice glucémico, es decir, el pan, la pasta y el arroz blanco.

Los cereales con un índice glucémico bajo que te recomiendo son la quinua y el trigo sarraceno.

Ten en cuenta que las leches vegetales también contienen mucho azúcar o están elaboradas con cereales con un alto índice glucémico. Los alimentos que contienen arroz poseen un elevado índice glucémico y hay que comerlos con moderación. Si comes bocadillos de pan blanco a diario, estás favoreciendo estos picos de glucosa en sangre y unos niveles elevados de insulina. Y la insulina elevada conlleva un exceso de grasa, problemas cardiovasculares y mayor cantidad de estrógenos, porque acelera la aromatasa.

Los hidratos de carbono más desaconsejados, es decir, los que tienen un índice glucémico > 55, se digieren, se absorben y se metabolizan muy deprisa, provocan un aumento rápido de la glucosa en sangre y, como consecuencia, de la insulina, de la hormona que aumenta la actividad de la aromatasa, es decir, la enzima que fabrica los estrógenos. En cambio, los hidratos de carbono de índice glucémico bajo, < 55, no incrementarán los niveles de estrógenos.

Veamos en el siguiente recuadro algunos de los alimentos más habituales de nuestra dieta con un alto índice glucémico:

Alimentos con índice glucémico alto

Alimentos	Índice glucémico	Ración individual (glucosa = 100)	Carga glucémica por ración
Panes			
Baguet, blanca	95	30 g	14
Pan de hamburguesa	61	30 g	9
Pan de harina blanca, media	75	30 g	11
Pan de pita, blanco	68	30 g	10
Bebidas			
Refresco de cola	63	250 ml	16
Refresco de naranja	68	250 ml	23
Zumo de manzana, sin azúcar	41	250 ml	12
Bebida isotónica	89	250 ml	13
Zumo de naranja, sin azúcar, media	50	250 ml	12
Zumo de tomate, lata, sin azúcar añadido	38	250 ml	4
Cereales para desayunar			
Copos de trigo integral tostado	44	30 g	9
Copos de maíz tostado	81	30 g	20
Muesli, media	56	30 g	10
Granos			
Maíz dulce en la mazorca	48	60 g	14
Cuscús	65	150 g	9
Quinua	53	150 g	13
Arroz blanco, hervido	72	150 g	29
Arroz basmati	63	150 g	26
Arroz integral, al vapor	50	150 g	16
Granos de trigo sin pelar, media	45	50 g	15
Bulgur, media	47	150 g	12
Productos de consumo diario			
Leche entera, media	31	250 ml	4
Leche desnatada, media	31	250 ml	4
Yogur desnatado, media	33	200 ml	11

Fruta			
Manzana, media	36	120 g	5
Plátano, crudo, media	48	120 g	11
Dátil, deshidratado, media	42	60 g	18
Pomelo	25	120 g	3
Uva, negra	59	120 g	11
Naranja, cruda, media	45	120 g	5
Melocotón	42	120 g	5
Legumbres y frutos secos			
Alubias estofadas	40	150 g	6
Alubias negras	30	150 g	7
Garbanzos	10	150 g	3
Garbanzos en conserva	42	150 g	9
Alubias blancas, media	39	150 g	12
Alubias riñón, media	34	150 g	9
Lentejas	28	150 g	5
Habas de soja, media	15	150 g	1
Anacardos, salados	22	50 g	3
Cacahuetes	13	50 g	1
Pasta			
Fettucini	32	180 g	15
Macarrones, media	50	180 g	24
Espaguetis, hervidos, media	46	180 g	22
Espaguetis, integrales, hervidos	42	180 g	17
Piscolabis			
Nachos	42	50 g	11
Palomitas de microondas, media	65	20 g	7
Patatas chips	56	50 g	12
Pretzels	83	30 g	6
Verduras			
Patatas blancas cocidas, media	82	150 g	21
Zanahorias, media	39	80 g	2
Chirivías	52	80 g	4
Patatas Russet al horno	111	150 g	33
Patatas dulces, media	70	150 g	22
Boniatos	54	150 g	20

Fiona S. Atkinson *et. al.* (2008)

Si quieres comprobar cómo estás, recuerda que los niveles adecuados de insulina oscilan entre el 5 y el 25, pero no nos interesa tenerlos elevados. Menos de 5 sería el nivel ideal de insulina en ayunas; entre 5 y 10, un nivel aceptable; a partir de 10 hay que estar alerta, y 15 nos indica peligro. Si tu insulina está por encima de 10, es probable que empieces a presentar síntomas claros y que tu cuerpo te esté avisando. Los síntomas de resistencia a la insulina son:

- Después de una comida abundante, rica en hidratos de carbono y azúcares, experimentas una bajada de energía y, al cabo de un rato, vuelves a tener hambre y te apetece mucho algo dulce.
- Sensación de mareo o dificultades para concentrarte, especialmente después de las comidas.
- Sensación de saciedad después de las comidas, pesadez, malestar general. Todo lo que comes no te sienta bien, pero en cambio sientes gran ansiedad por la comida.
- No tienes ánimos ni ganas de moverte.
- Aumento de la grasa abdominal.
- *Acantosi nigricans*: cuando tienes niveles elevados de insulina, se estimulan los receptores celulares que promueven la proliferación de células de la piel y una pigmentación más oscura en la piel de la axila, de los nudillos de las manos, del cuello, de la aréola del pecho, de la piel de la zona interna del muslo y las ingles y del perineo.
- Melanosis: manchas más oscuras en la piel de la cara.
- Verrugas en la zona del cuello, las axilas y las ingles (acrocordones). Observa tus verrugas y comprobarás

que irán desapareciendo a medida que mejoren los niveles de insulina. Las verrugas, por tanto, te ponen nota para que decidas si tienes que adelgazar.

- Halo senil: círculo azulado alrededor del iris (como el que tienen las personas mayores).
- Puntos rubí: son puntitos rojos que aparecen en la piel de las personas con sobrepeso que tienen un nivel alto de insulina, debido a un crecimiento desmesurado de pequeños vasos sanguíneos. Seguro que estás pensando en mucha gente a la que conoces, ¿verdad? Parece que alguien se hubiera dedicado a pintar puntitos rojos con un rotulador de punta fina, pero solo son un síntoma de resistencia a la insulina. Si esas pecas rojas van oscureciéndose, te recomiendo que consultes a un dermatólogo.
- Cicatrices queloides: si te haces una herida, la cicatriz que te dejará será exageradamente gruesa.
- Granitos en la zona del tríceps (detrás del brazo) y talones secos y agrietados (y no es de las chanclas del verano).
- Acné.
- Cabello débil, sobre todo en la coronilla, y grasiento en la raíz.
- Tienes ansiedad por comer a menudo, entre horas, y siempre buscas postres dulces para acabar las comidas.
- Roncas por la noche y quizá tengas apneas.
- Colesterol y triglicéridos altos, hígado graso y ácido úrico.
- Miomas o pólipos endometriales por exceso de actividad de la aromatasa y exceso de estrógenos.

En cuanto a la leptina, se trata de una hormona producida en el tejido adiposo, la placenta, el cerebro, el estómago y la médula ósea que promueve la saciedad pero también la fabricación de cortisol activo. Cuanta más grasa acumulada, más leptina; cuantos más estrógenos, más leptina; y cuanta más leptina, más estrógenos. Es un círculo vicioso. Así pues, no nos interesa ni la grasa ni el exceso de estrógenos, porque entonces tendremos la leptina por las nubes. Y la leptina desencadena más fabricación de cortisol, de grasa subcutánea, intramuscular y visceral, y un aumento de ácidos grasos. Resumiendo: te expones a tener el hígado graso.

La solución pasa por reducir los estrógenos, causantes de la resistencia a la insulina y la leptina, y por disminuir de manera considerable la glucosa en tu dieta, ya que genera picos de insulina rápidos, como ya he ido comentando.

Recuerda que los niveles normales de glucosa en sangre deben estar entre 65 y 95 mg/dl y que a partir de 95 mg participamos activamente de una hiperactividad de la aromatasa.

La clave para adelgazar y estabilizar tu metabolismo no es solo una cuestión de calorías. Tal como explico a continuación necesitas poner en orden las inflamaciones que provengan de la boca porque tienes periodontitis, del intestino porque tienes un desequilibrio de la flora bacteriana, o de la grasa visceral porque tienes sobrepeso y la leptina elevada.

Acaba con la obesidad

Vamos a ver con detalle todos los alimentos que te ayudarán a tratar el sobrepeso. Además de la alimentación y los suplementos, hacer ejercicio físico (si es en ayunas, todavía mejor) y dormir lo suficiente (entre siete y ocho horas) te ayudarán mucho a reducir grasa.

La dieta para un tratamiento eficaz que adelgace y te ayude a recuperar el equilibrio hormonal debe incluir alimentos ricos en grasas saludables, en prebióticos, probióticos, omega-3 y alimentos que activen el gen Nrf2. Ahora lo detallaré y te explicaré qué suplementos pueden ayudarte a mejorar la sensibilidad a la insulina.

Consejos para mejorar la salud hormonal:

- Sigue una dieta pobre en alimentos con un índice glucémico alto, y come poca cantidad. Aunque tomes hidratos con un índice glucémico bajo, como los alimentos integrales, si ingieres mucha cantidad también provocarán una subida de glucosa en sangre.
- Toma nutrientes con inositol (llamado vitamina B_{16}), que mejora la resistencia a la insulina. Contienen inositol la calabaza, el calabacín, las legumbres, los cereales integrales, etcétera.
- Toma semillas de lino. Si las tomas durante seis semanas, mejorarás la resistencia a la insulina, reducirás sus niveles y también los de glucosa en ayunas.
- Toma cada día una cucharada sopera de vinagre de sidra de manzana mezclado con agua. Este vinagre es rico en pectina y ácido acético, que ayuda a adelgazar.
- Come grasas sanas, ya que del metabolismo de los ácidos grasos se derivan los cuerpos cetónicos que nos ayudan a reducir inflamaciones y a fabricar en las mitocondrias más cantidad de ATP, una molécula que te aportará más energía. Los alimentos ricos en grasas sanas son:

- Aguacates.
- Huevos ecológicos de gallinas criadas en libertad.
- Pescado azul.
- Carne ecológica de animales que hayan pastado.
- Coco.
- Mantequilla elaborada con leche de vacas que pastan (mejor la clarificada o ghee).
- Chocolate (como mínimo de 80 % de cacao).
- Aceites vegetales de primera prensada en frío (oliva, girasol).
- Aceitunas.
- Frutos secos: las nueces de macadamia y las pacanas son las más ricas en grasas y con menos proteínas; incorpóralas a tu dieta con moderación.
- Semillas.

A medida que vayas incorporando grasas sanas, tu cuerpo irá adaptándose para que el hígado y la vesícula biliar fabriquen bilis con el fin de poder digerirlos. La bilis nos ayuda a mantener la microbiota del colon equilibrada y, por lo tanto, el consumo de grasas es muy importante, ya que reducen las bacterias que fabrican metano, un gas relacionado con el sobrepeso (lo veremos más adelante). Pero ¡estas grasas tienen que ser buenas! Evita la bollería, los aceites vegetales refinados y las grasas trans.

• Toma prebióticos. Los alimentos prebióticos resisten la acidez del estómago y las enzimas digestivas, por lo que no se digieren ni se absorben en el intestino delgado. Llegan al colon, donde son fermentados por la microbiota residente, que los transforma en gases (hidrógeno, metano, dióxido de carbono) y en SCFA (acetato, butirato, propionato). Las personas con sobrepeso tienen la clave en el intestino. Hay que buscar la diversidad bacteriana y favorecer un tipo determinado de bacterias que posean efectos antiinflamatorios, que ayuden a adelgazar y a reducir la actividad de la aromatasa.

Los prebióticos ejercen efectos positivos para las bacterias de nuestro intestino. Sirven de alimento para las bacterias sanas del colon y tienen la capacidad de estimular de manera selectiva el crecimiento de la microbiota intestinal.

Sin embargo, antes de explicar cómo cuidar nuestra microbiota, creo que es importante que conozcamos una serie de agentes que la desequilibran:

- Los antibióticos orales. Si tienes que tomarlos, acompáñalos con probióticos para repoblar el intestino de bacterias sanas, que por desgracia también se van reduciendo.
- Jabones para el cuerpo antibacterianos.
- Pasta dental con clorhexidina.
- Refrescos con azúcares o edulcorantes artificiales.
- Alimentos procesados.
- Sustancias químicas agrícolas como el herbicida glifosato.
- Huevos y carne de animales estabulados que no pastan y comen pienso o grano transgénico, contaminado además con químicos.
- Abuso de productos lácteos y de trigo.
- Dormir poco.

- Ser sedentario.
- Tabaco y tóxicos ambientales.
- Tóxicos procedentes del agua o del material de cocina con el cual calientas y manipulas los alimentos.

Ahora veamos cómo cuidar nuestra microbiota. Los alimentos que favorecen la diversidad bacteriana son los naturales y ricos en fibra, los que fermentan en el colon. Pero no toda la fibra de la dieta tiene un efecto prebiótico. Dicho efecto se ha observado en el almidón resistente, la fibra soluble fermentable y los polifenoles buenos. (Por cierto, hasta ahora no se ha comprobado que la fibra insoluble de la dieta tenga ningún efecto prebiótico.)

El almidón resistente

El almidón resistente es la reserva de glucosa de algunos cereales, legumbres, tubérculos, frutas y verduras. Se diferencia del almidón normal porque, como su nombre indica, presenta resistencia a la digestión y por lo tanto viaja entero por nuestro intestino y se convierte en un prebiótico excelente para nuestras bacterias intestinales, que harán que vayamos al baño con regularidad, tengamos más sensación de saciedad y regulemos el peso con más facilidad. Los alimentos que contienen almidón resistente son el plátano macho y el plátano verde. No obstante, si cocinamos alimentos como el boniato, la yuca, cereales como el arroz largo y la avena, las legumbres y la patata, sobre todo la morada, y los dejamos enfriar durante veinticuatro horas en la nevera, el almidón que contienen cambia su estructura y se convierte en almidón resistente a la

Comparación entre el contenido de almidón resistente y el índice glucémico de los alimentos que contienen almidón*

	Almidón resistente g/100 g	Índice glucémico
Grano y productos a base de cereales		
Trigo sarraceno	1,8	51
Pan	1,2	69
Pan (integral)	1	72
Mijo	1,7	71
Arroz (integral)	1,7	66
Arroz	1,2	72
Espaguetis (integrales)	1,4	42
Espaguetis	1,1	50
Cereales para desayunar		
Copos de trigo integral tostado	0,7	51
Copos de maíz tostado	3,2	80
Muesli	3,3	66
Copos de avena	0,2	49
Galletas de trigo triturado	1,2	67
Barritas de trigo entero	0,1	75
Vegetales		
Habas	1,2	79
Patatas (blancas)	1,3	80
Patatas (dulces)	0,7	48
Trigo dulce	0,3	59
Boniato	1,5	1,5
Legumbres		
Alubias estofadas	1,2	40
Alubias riñón	2	29
Garbanzos	2,6	36
Lentejas	3,4	29

* Datos del almidón resistente; datos del índice glucémico
Diane F. Birt (2013) *et. al.*

digestión. Prepara una ensalada alemana con patata en dados o un hummus y enfríalos en la nevera, o una tortilla de patatas, déjala en la nevera y cómetela al día siguiente. Recuerda que debes guardarlos un día entero en la nevera para que se conviertan en un superalimento.

Es interesante escoger alimentos ricos en almidón resistente y que tengan un índice glucémico bajo para que no engorden, como por ejemplo todas las legumbres cocinadas y enfriadas, en especial las lentejas, los guisantes y las alubias, o cereales con un índice glucémico bajo como el trigo sarraceno. El muesli y los copos de maíz tostados contienen una gran cantidad de almidón resistente, pero su índice glucémico es muy elevado. En cambio, todas las legumbres poseen un bajo índice glucémico y cada 100 g de ingesta aportan entre 3 y 5 g de almidón resistente, que te ayudará a reducir la grasa abdominal de las caderas y a recuperar la energía. Eso sí, no olvides enfriar siempre estos alimentos.

Al cabo de tres semanas consumiendo estos alimentos ricos en almidón resistente, aumentarán tus *Ruminicoccus bromii*, *Eubacterium recticale*, *Faecalibacterium praunitzii* y *Akkermansia*, que son bacterias relacionadas con el sobrepeso y la depresión.

(Más adelante, cuando hable de la disbiosis intestinal, también encontrarás alimentos que favorecen la formación de estas bacterias y que, además, ayudan a perder peso.)

Pide una analítica de heces y, si el nivel de estas bacterias resulta bajo, plantéate aumentar la ingesta de almidón resistente en tu dieta y contempla la posibilidad de añadir suplementos como SymbioIntest (Laboratorios Cobas) o la fibra natural o FiberFin.

La fibra soluble fermentable

Los prebióticos que mejoran la sensibilidad a la insulina son la calabaza, la zanahoria, el boniato, la patata, el nabo, el colinabo, la chirivía, la remolacha, el plátano y la manzana al horno. Los alimentos ricos en inulina y pectina también son grandes prebióticos: cebolla, puerro, ajo, alcachofa, espárrago, plátano, centeno, bardana, tupinambo, diente de león, achicoria o yacón. Encontramos pectina en plátanos, limones, naranjas, mandarinas, grosellas, arándanos, uvas, membrillos, manzanas y peras, siempre que las calentemos. Las setas, ricas en betaglucanos, también son excelentes prebióticos.

Si, además, quieres un suplemento de prebióticos, te recomiendo Biotagen (Klaire Labs), Intestamine (Laboratorios Douglas) o Markofruct (Laboratorios Cobas). Lo más importante es que mejores tu alimentación aumentando el consumo regular de estos alimentos y luego, si fuera necesario, puedes introducir e incrementar progresivamente la dosis de estos suplementos. Su exceso puede producir hinchazón abdominal, malestar, heces pastosas o diarrea y será un indicador de que debes reducir la dosis del suplemento. Tu intestino es único y él manda.

Los polifenoles buenos

Las frutas y verduras, al madurar, fabrican unas sustancias llamadas «polifenoles» para protegerse de los riesgos de su entorno, ya sean climáticos o derivados de los microorganismos de su zona. Los polifenoles tienen numerosos efectos positivos para nuestra salud, especialmente si se ingieren junto con grasas sanas, porque mejoran su biodisponibilidad.

Las plantas que crecen en la misma zona donde vivimos pueden fabricar determinados polifenoles para mejorar su inmunidad ante los peligros de su entorno. Si las recolectamos y las comemos en el momento óptimo, también mejoraremos nuestros sistemas inmune, hormonal, intestinal y cerebral.

Recomiendo consumir alimentos de proximidad, porque la naturaleza se adelanta a las agresiones del entorno y nos inmuniza ante ellas cuando compartimos el entorno de la planta.

Estudios epidemiológicos han demostrado que una dieta rica en frutas y verduras variadas ricas en polifenoles, ofrece grandes beneficios para el intestino, mejora nuestra salud emocional y puede prevenir enfermedades cardiovasculares, determinados tipos de cáncer y enfermedades neurodegenerativas e inflamatorias crónicas. Los polifenoles son compuestos fenólicos presentes en el mundo vegetal y en productos derivados de plantas, como el cacao, el té, el aceite de oliva, el café o el vino.

Para asegurarnos un consumo óptimo de polifenoles y dar color a nuestra dieta, deberíamos ingerir:

- Cacao (chocolate con un 80 % de cacao o más)
- Verduras: ajo, cebolla, crucíferas, tomates, rábanos
- Frutas del bosque: grosellas, endrinas, frambuesas, etcétera
- Cítricos: naranja, pomelo, limón

- Granada, mangostán, remolacha
- Trigo sarraceno
- Manzana
- Frutos secos, sobre todo nueces y cacahuetes
- Uva y vino
- Café y té
- Aceitunas y aceite de oliva
- Lino, sésamo, kudzu, lúpulo de la cerveza
- Hierbas aromáticas y especias picantes

Acompaña estos polifenoles con frutos secos, aceite de oliva o aguacate, que son grasas saludables y mejoran su biodisponibilidad.

Ahora bien, para beneficiarnos de sus propiedades, es necesario que tengamos una microbiota sana. Es decir, sus beneficios dependerán de su correcta biotransformación y del buen estado de salud de las bacterias de nuestro intestino. Los polifenoles mejoran la composición y el equilibrio de nuestras bacterias actuando como prebióticos y reduciendo las bacterias patógenas. A su vez, las bacterias intestinales son las responsables de degradar los polifenoles en metabolitos, que tienen funciones protectoras. Esto nos ayuda a entender por qué algunas mujeres menopáusicas mejoran claramente al tomar isoflavonas, a través de la dieta o ingiriendo suplementos, para tratar los sofocos o el insomnio, y en cambio otras con una flora intestinal deficiente no experimentan ninguna mejoría. Por eso siempre digo que los polifenoles y el intestino deben mantener una relación de amor.

Los probióticos que mejoran la sensibilidad a la insulina

El intestino tiene la clave para regular el sistema endocrino. Actualmente ya se conoce la existencia de unas bacterias intestinales sanas que mejoran la sensibilidad a la insulina. Si mejoramos la diversidad bacteriana comiendo alimentos fermentados, conseguiremos reducir la inflamación de bajo grado, las citoquinas proinflamatorias, la insulina, la actividad de la aromatasa y el sobrepeso. Come, de forma variada, alimentos fermentados, como el té kombucha, los encurtidos, el queso, el yogur, el kéfir, el chucrut, el kimchi, el miso, el tempeh, el umeboshi y el ajo negro. Todos ellos aportan tantas bacterias que cuesta determinar la cantidad y el tipo de bacterias sanas que contienen. Aunque todavía está en fase de estudio, se sabe que el chucrut y el té kombucha contienen miles de bacterias sanas.

También puedes tomar suplementos probióticos que encontrarás en el herbolario. Comprueba en la etiqueta del envase que el suplemento contenga las siguientes bacterias, que son las que mejoran la sensibilidad a la insulina:

- *Lactobacillus gasseri*: te ayudará a reducir el peso corporal, el IMC, la grasa visceral y subcutánea, así como la circunferencia de las caderas.
- *Lactobacillus casei* y *L. Paracasei*.
- *Lactobacillus acidofilus*: mejora la sensibilidad a la insulina y la inflamación sistémica causada por los lipopolisacáridos (LPS) de las bacterias gramnegativas del intestino.

Estos tres lactobacilos aumentarán si los acompañas con alimentos fermentados lácteos (yogur, kéfir o quesos).

- *Lactobacillus rhamnosus GG*: mejora la inflamación producida por los lipopolisacáridos de las bacterias gramnegativas del intestino. Mejora la sensibilidad a la insulina en mujeres embarazadas y reduce el riesgo de desarrollar grasa abdominal después del parto.
- *Bifidobacterium* spp.: incrementan la fabricación de un péptido parecido al glucagón y reducen la permeabilidad intestinal. Mejoran la sensibilidad a la insulina reduciendo el estrés oxidativo, los parámetros inflamatorios (Il-1, Il-6) y el tejido adiposo. Concretamente, el *Bifidobacterium lactis* Bb12 (*B. animalis*) mejora la sensibilidad a la insulina en mujeres embarazadas y reduce el riesgo de desarrollar grasa abdominal después del parto. El *Bifidobacterium breve* también se considera una especie prometedora para el control de la acumulación de grasa.

  Te recomiendo que tomes una cápsula al día del probiótico Theoliance HPI 60 (Therascience) o de Ergyphilus Plus (Nutergia).

- *Akkermansia muciniphila*: reduce marcadores inflamatorios, la resistencia a la insulina y el tejido adiposo. Podemos aumentar esta bacteria productora de ácido propiónico (SCFA) si tomamos polifenoles presentes en el té verde o negro, arándanos, uva o vino tinto, con metformina (medicamento para la diabetes tipo 2), ligofructosa (inulina, fructooligosacáridos —FOS—) y almidón resistente.

Nota: las personas que presentan sobrecrecimiento bacteriano no pueden comer alimentos fermentados.

MÁS OMEGA-3 (EPA Y DHA)

Los alimentos ricos en omega-3 consiguen que nuestras células grasas fabriquen menos leptina, menos marcadores inflamatorios y más adiponectina, una sustancia antiinflamatoria que se produce en menor cantidad cuando ganamos peso.

Algunos alimentos ricos en omega-3 que podemos consumir son:

- Pescado azul: salmón, sardina, boquerón, caballa, anchoa
- Semillas: lino, sésamo, chía
- Otros: cáñamo, algas, nueces

Y también podemos tomar algún suplemento. La administración de entre 1,8 y 3 g de EPA al día durante tres meses en pacientes obesos aumenta la adiponectina y rompe el círculo vicioso de los marcadores inflamatorios (macrófagos y adipocitos). La suplementación de entre 1 y 3 g de EPA al día también incrementa la adiponectina y produce un cambio de los macrófagos M1 (proinflamatorios) hacia los macrófagos M2 (antiinflamatorios).

Suplementación específica

Los siguientes suplementos mejoran la sensibilidad a la insulina y, por tanto, ayudan a adelgazar: inositol, berberina, canela, gymnema silvestre, quercetina, resveratrol, zinc, cromo, magnesio, Q10, ácido alfa-lipoico, melón amargo, el polifenol EGCG del té verde y la cafeína.

Te recomiendo Diaglucoforte (Health Aid) y Active Shape (Salengei). Toma estos suplementos hasta que tengas la insulina por debajo de 10 mg/dl.

El gen Nrf2

El gen Nrf2 es una proteína presente en cada célula de nuestro cuerpo, y cuando se activa aumenta nuestra capacidad de fabricar antioxidantes y proteger la misma. La activación del gen Nrf2 ayuda a perder peso, debido a que activa la betaoxidación, regula la glucosa, mejora la sensibilidad a la insulina e incrementa la actividad de las células beta del páncreas mediante la producción de insulina. El hecho de tener este gen activo supone una mayor capacidad antioxidante y también para mantener un peso equilibrado y, además, te protege contra las enfermedades inflamatorias (aceleración de la aromatasa y exceso de estrógenos, depresión, diabetes, cáncer, enfermedades cardiovasculares y neurológicas).

Podemos activar el Nrf2 practicando ejercicio físico moderado y regular, pero, sobre todo, mediante la ingesta de sulforafano, presente en todas las verduras crucíferas (col, coles de Bruselas, coliflor y brécol), ya que se trata del estimulador más potente del Nrf2.

Tomar un zumo verde cada mañana con brécol, manzana y jengibre, los tres activadores del Nrf2, te ayudará a envejecer de manera saludable.

LAS BACTERIAS DE LA BOCA Y EL INTESTINO

Un desequilibrio de las bacterias de la boca y del intestino puede acelerar la aromatasa. En estudios realizados *in vitro* e *in vivo* en humanos se ha comprobado que es muy habitual que las inflamaciones de bajo grado provengan de un desequilibrio de la microbiota intestinal (la disbiosis) y una alteración de la barrera intestinal. La periodontitis también aparece por una inflamación crónica. Hay que tratar estas inflamaciones porque también aceleran la aromatasa, aumentan las células grasas y el riesgo de sufrir sobrepeso, diabetes y enfermedades cardiovasculares. Ir mal de vientre y que te sangren las encías y te retrocedan no solo te ocasionará problemas en el intestino y en la boca, sino que también hará que aumenten tus estrógenos.

¿Qué nos proporcionan las bacterias del intestino?

Las bacterias del intestino son fundamentales en la degradación de los hidratos de carbono no digeribles de la dieta, la regulación del almacenamiento de la energía obtenida, la biotransformación de los xenobióticos (los tóxicos ambientales), la síntesis de vitaminas, la modulación del sistema inmunitario y la participación en el efecto protector de la barrera intestinal.

Las dietas ricas en grasas no saludables y proteínas, y bajas en fibra, se han asociado, tanto en ratas como en humanos, con la pérdida de la integridad de la barrera intestinal y con el desarrollo de endotoxemia metabólica. Esto significa que las bacterias intestinales y sus tóxicos (lipopolisacáridos y

flagelinas) pasan a la circulación sanguínea y causan un estado de inflamación sistémica de bajo grado relacionada con la
obesidad. Y no se soluciona con una dieta hipocalórica.
Cuanto más desequilibrada tengas la flora intestinal (microbiota), mayor permeabilidad intestinal tendrás (lo que conocemos como intestino poroso o síndrome del intestino
permeable). Por eso, los estudios de metabolómica, metage-
nómica y microbioma nos muestran que, a veces, adelgazar no es tan sencillo como contar calorías. Se ha observado que las personas con sobrepeso (IMC > 25) y obesidad
(> 30) tienen una microbiota diferente de aquellas con un
peso normal.

La microbiota de los obesos es diferente

Las personas con sobrepeso tienen un intestino distinto
del de las personas con normopeso, y se caracteriza por
tener:

- Menor diversidad bacteriana.
- Menor cantidad de bacterias como la *Akkermansia* o el
  Faecolibacterium prousnitzii.
- Menor absorción de los ácidos grasos de cadena cor-
  ta (butirato, propionato y acetato) producidos en el
  colon.
- Exceso de las bacterias que fabrican metano en el
  colon.

Además de llevar una dieta para reducir la insulina, habrá
que poner orden en el segundo cerebro siguiendo unas pau-

tas que te daré. Ahora bien, cualquier persona sin sobrepeso que tenga acelerada la aromatasa también debe seguir estas pautas si quiere reducir los estrógenos.

Al final del libro te explicamos cómo mantener una buena diversidad bacteriana.

Características de las personas con sobrepeso u obesidad

1. Menor diversidad de bacterias en el intestino

Esta poca diversidad estimula el aumento de peso corporal, la resistencia a la insulina, más células grasas y más enfermedades inflamatorias. La buena noticia es que la composición de las bacterias intestinales se puede modificar ¡en apenas cinco días a través de la dieta!

El origen de una menor diversidad bacteriana en los adultos de hoy en día es multifactorial y puede deberse a:

- Hiperhigiene en nuestros hábitos. Se ha comprobado que los niños que han crecido en un ambiente rural y rodeados de animales tienen menos alergias en su infancia y juventud que los criados en la ciudad.
- Consumo de antibióticos, en especial durante el embarazo y la infancia, ya que la microbiota se estabiliza aproximadamente a los tres años de edad.
- Nacimiento por cesárea. Estos niños adquirirán las primeras bacterias del intestino por el contacto con la piel de la madre en el momento de nacer. Son bacterias típicas de la piel y no deberían colonizar el intestino del bebé, ya que lo predisponen a desarrollar un mayor

riesgo de sufrir alergias. En cambio, los niños nacidos por parto natural adquieren bacterias de la vagina materna (lactobacilos y bífidus), lo cual les permite tener una mayor diversidad bacteriana en la edad adulta y una mayor protección contra los patógenos, al tiempo que mejora la inmunidad y los casos de alergias. Si has nacido por cesárea y quieres tener una mejor programación de tu microbiota para prevenir la obesidad, ahora que estás en la edad adulta, te recomiendo que tomes suplementos con las bacterias que te faltaron procedentes de la flora vaginal materna, como por ejemplo el *Lactobacillus rhamnosus* y los *Bifidobacterium animalis*, *longum* e *infantis*, durante cuatro meses aproximadamente.

- Lactancia artificial. Con la leche de fórmula, los niños ingieren más bacterias patógenas, como el *E. coli* o el *Clostridium difficile*, que bacterias sanas, como los lactobacilos y los bífidus, cuyos niveles en dicha leche son muy bajos. Esto los predispone a sufrir eczema atópico y alergias. Los oligosacáridos de la leche materna aumentan el crecimiento y la actividad de las bifidobacterias. Si no puedes amamantar a tu hijo y debes optar por la lactancia artificial, escoge una fórmula enriquecida con GOS y FOS (9:1) durante seis meses; son sustancias prebióticas que encontramos en la leche materna y que estimulan el crecimiento de las bifidobacterias y los lactobacilos, y reducen el riesgo de sufrir alergias en la infancia y la edad adulta.

La fermentación de los alimentos ricos en fibra, que ya hemos comentado a lo largo del capítulo, derivará en el colon en unos gases y unos ácidos grasos de cadena corta (o SCFA). Cuanta más variedad de bacterias tengamos, mejores niveles de SCFA obtendremos; de ahí que nos interesen bacterias como el butirato, el acetato y el propionato.

Las personas con sobrepeso, además de presentar menor diversidad bacteriana, tienen una cantidad inferior de ciertas bacterias que regulan la mucosa intestinal, necesarias para controlar el peso, la glucosa y prevenir la diabetes. Se trata de la *Akkermansia muciniphila*, una gran productora de propionato; la *Roseburia*, la *Faecalibacterium prausnitzii*, la *Ruminococcus* y la *E. rectale*, grandes productoras de butirato si les proporcionas los alimentos que les gustan. Si ayudas al segundo cerebro y mejoras estas bacterias, adelgazarás.

El propionato y el butirato fermentados en el colon inducen la producción de glucosa en el intestino, activando el gen IGN, y el control de la glucosa mejora, de modo que no sientes ansiedad por comer. Estos dos ácidos grasos también son capaces de activar zonas del cerebro implicadas en el control de la insulina, lo que te ayudará a perder peso y te proporcionará estabilidad energética.

Hemos de ser precisos a la hora de escoger alimentos que nos ayuden a fabricar butirato y propionato de manera efectiva.

A continuación te presento una serie de alimentos que te ayudarán a adelgazar.

Alimentos que ayudan a adelgazar

Debes escoger bien los hidratos de carbono que permiten a las bacterias del colon fabricar propionato, los cuales son:

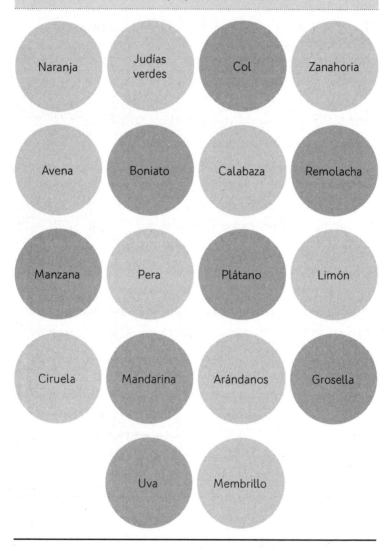

Naranja

Judías verdes

Col

Zanahoria

Avena

Boniato

Calabaza

Remolacha

Manzana

Pera

Plátano

Limón

Ciruela

Mandarina

Arándanos

Grosella

Uva

Membrillo

Para mejorar los niveles de propionato puedes optar por tomar Bi-Bran Forte (Vitae) o Pecta-Sol (Douglas) como suplementos.

Los hidratos de carbono específicos que permiten a las bacterias del colon fabricar butirato son:

- Bardana
- Tupinambo (aguaturma)
- Diente de león
- Achicoria
- Yacón
- Cebolla
- Puerro
- Ajo
- Alcachofa
- Espárrago
- Plátano
- Centeno
- Plátano macho
- Legumbres (todas) en frío

2. Mala absorción de los SCFA (butirato, propionato y acetato)

Más del 95 % de los SCFA se absorben en el intestino para ser utilizados como sustrato energético, y solo un 5 % los excretamos con las heces. Las personas delgadas y obesas fabrican cantidades similares de SCFA al comer fibra, pero las obesas los absorben mal.

Los ácidos grasos representan el 10 % de tu energía corporal, aumentan la inmunidad, protegen la integridad del intestino y reducen las inflamaciones del cuerpo. Las personas obesas no absorben bien los hidratos de carbono de cadena corta, excretan más de lo normal a través de las heces y, por consiguiente, no aprovechan bien la energía que proviene de los alimentos. Estas personas tienen menos energía y más acumulación de ácidos grasos libres en las células grasas. Probablemente buscarán alimentos que estimulen picos de glucosa para obtener energía rápida, como por ejemplo café, bebidas azucaradas, cereales refinados como galletas, pan, pasta, etcétera. A menudo me comentan que se engordan comiendo muy poco o del aire que respiran. La clave está en mejorar la absorción de los ácidos grasos de cadena corta. ¿Cómo? Para mejorar la absorción necesitamos estimular un receptor del colon llamado MCT-1 que transporta monocarboxilato-1, mediante:

- La pectina presente en verduras dulces como la zanahoria, el boniato, la calabaza y la remolacha, y la pectina que obtenemos de algunas frutas después de cocinarlas para hacerlas más fermentables, como manzanas, peras, plátanos, membrillo, mermeladas de grosella, arándanos, frutas del bosque, naranjas y limones sin azúcar.

- La inulina o el almidón resistente presentes en todos los alimentos de la lista anterior que son ricos en hidratos de carbono, que permiten a las bacterias del colon fabricar butirato.

Enamorarte de cenas que incluyan manzana al horno, patatas y legumbres enfriadas puede cambiarte la vida.

3. Desequilibrio entre los grupos de bacterias firmicutes y bacteroidetes

La mayoría de las especies bacterianas del intestino se clasifican en firmicutes, bacteroidetes, actinobacterias y proteobacterias. El 90 % de las bacterias del intestino son bacteroidetes o firmicutes, y los adultos no obesos tenemos más bacteroidetes. Aunque existen diversas hipótesis, los científicos parecen estar de acuerdo en que los obesos sufren un desequilibrio entre los bacteroidetes y los firmicutes, a favor de estas segundas bacterias, que son especialistas en fermentar hidratos de carbono.

Por ello, estas personas deben reducir los firmicutes y aumentar los bacteroidetes. Para reducir los firmicutes, te recomiendo:

- No abusar de los cereales, la fruta y las legumbres. Si eres de los que toman leche vegetal, tortitas de arroz, pan y pasta, aunque sean integrales, y cinco piezas de fruta al día, quizá no sea la mejor alimentación para tus bacterias.
- Hacer una dieta rica en proteínas, o hiperproteica, siguiendo las indicaciones de tu nutricionista.
- Comer alimentos ricos en quercitina, un polifenol que

reduce este tipo de bacterias. La encontrarás en la cebolla, el ajo, la manzana, los espárragos y el trigo sarraceno, así como en forma de suplementos.

- Comer alimentos ricos en elagitanina, un polifenol que reduce los firmicutes, presente en la granada, los arándanos y las frambuesas.
- Seguir una dieta sin gluten, ya que los cereales con gluten aumentan los firmicutes.

Para incrementar los bacteroidetes te recomendamos:

- Seguir una dieta rica en proteínas o hiperproteica.
- Tomar un suplemento de vitamina D hasta que alcances unos niveles normales, de entre 40 y 80 ng/ml.

También resulta eficaz aumentar las hormonas masculinas a través del ejercicio físico intenso de fuerza. El equipo de Markle JG publicó en 2013 en la revista *Science* que existe una conexión entre la microbiota y las hormonas sexuales, y concluyó que las hormonas masculinas hacen crecer el número de bacteroidetes y previenen la diabetes tipo 1 y las enfermedades autoinmunes.

4. Más bacterias metanogénicas en el colon

El metano es un gas inodoro e inflamable que fabricamos en el colon. Si tus pedos no huelen, puede que experimentes un exceso de metano en el colon. Los obesos tienen más bacterias que producen metano, más de lo normal, lo que se asocia con el sobrepeso. El exceso de metano en el colon también está relacionado con divertículos, estreñimiento y niveles menores de serotonina, de modo que las personas obesas suelen estar más deprimidas. El exceso de metano condiciona que las heces floten en el váter. Puedes reducir las bacterias metanogénicas siguiendo una dieta sin gluten y estimulando la fabricación de bilis y su flujo hacia el intestino comiendo plantas amargas y grasas sanas como:

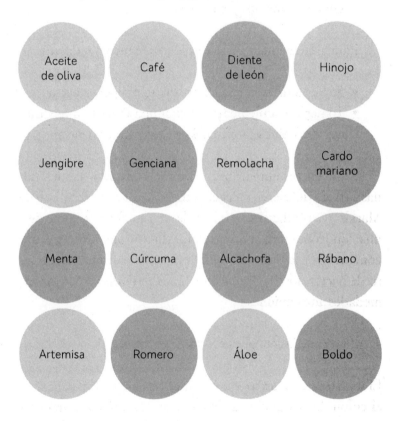

Aceite de oliva · Café · Diente de león · Hinojo · Jengibre · Genciana · Remolacha · Cardo mariano · Menta · Cúrcuma · Alcachofa · Rábano · Artemisa · Romero · Áloe · Boldo

Puedes tomar suplementos como Amargo sueco (de la casa Maria Treben) o combinar plantas como la celidonia y la berberina, que encontrarás en los herbolarios. Y también tomando un zumo de limón con aceite de oliva virgen extra cada mañana en ayunas, o un café para estimular el flujo biliar.

LOS CEREALES CON GLUTEN

Los cereales con gluten tienen componentes inflamatorios que pueden acelerar la aromatasa. El gluten es un conjunto de proteínas que encontramos en algunos cereales y que aportan elasticidad y viscosidad a la masa del pan. Está formado por una proteína llamada «glutenina» y otras prolaminas o proteínas ricas en prolina y glutamina, como la gliadina en el caso del trigo, la hordeína en la cebada o la secalina en el centeno.

La enfermedad celíaca o intolerancia al gluten refleja un trastorno basado en una predisposición genética (HLA-DQ2 y DQ8 positivo) y una activación del sistema inmunitario adaptativo, pero se ha evidenciado que estas personas previamente habían estado influenciadas por una constante activación del sistema inmunitario innato.

Ahora te ayudaré a comprender por qué cada vez hay más personas con enfermedades autoinmunes como la celiaquía o con inflamaciones crónicas. El trigo, concretamente, tiene cuatro proteínas peligrosas:

- Las albúminas (10 %), como los inhibidores de la amilasa tripsina (ATI), que desencadenan inflamaciones intestinales y alergias.
- Las globulinas (10 %), implicadas en el desarrollo de la diabetes tipo 1 y las alergias.
- La gliadina (40 %) y la glutenina (40 %), las únicas

proteínas del trigo que tienen gluten y están consideradas las desencadenantes de la celiaquía.

Cada vez hay más personas sensibles a los cereales con gluten sin ser alérgicas o intolerantes. Esta realidad ha llevado a los científicos a reconocer una nueva patología: el síndrome de la sensibilidad al gluten no celíaca (conocido como NCGS, según sus siglas en inglés).

Las personas desarrollan NCGS debido a diferentes componentes que encontramos en el propio cereal; un cóctel peligroso, pero solo si lo comes. El problema, pues, no solo es el gluten.

¿Cuáles son los componentes peligrosos del gluten?

La gliadina

Alessio Fassano, incansable investigador del gluten, y su equipo nos muestran que la molécula alfa-gliadina tiene diferentes efectos según la porción estudiada, independientemente de que seas celíaco o no: actividad citotóxica e inmunorreguladora, liberación de la zonulina y aumento de la permeabilidad intestinal y de la citocina proinflamatoria Il-8.

El gluten provoca disbiosis intestinal (desequilibrio de las bacterias intestinales), más permeabilidad intestinal y una reducción de células en el epitelio intestinal. Estas células son las que fabrican la mucosa, la primera línea de defensa en el intestino, por lo que, cuanta menos capa mucosa protectora haya, mayor riesgo existirá de sufrir infecciones por parásitos u hongos de repetición, gastritis o inflamaciones intestinales.

Resumiendo, el gluten puede ser la causa de problemas digestivos, inflamaciones crónicas y enfermedades autoinmunes.

El efecto negativo de la gliadina en la capa de mucina del intestino puede revertirse con la suplementación de la bacteria *Bifidobacterium bifidum*. Si sufres inflamaciones en las mucosas intestinales y no eres constante con una dieta sin gluten, te recomiendo suplementarte con una cápsula al día del probiótico Ther-Biotic Detox (Klaire), muy rico en esta bacteria.

Los fructanos

Son oligosacáridos (hidratos de carbono de cadena corta) difíciles de digerir y de absorber en el intestino delgado, que tienen la particularidad de fermentar cuando llegan al colon y producir muchos gases, heces pastosas o diarreicas, hinchazón o espasmos abdominales. Se encuentran en el trigo, el centeno, la cebolla y el ajo.

Si después de comer un bocadillo o una pizza, se te hincha la barriga, y cuando vas al baño las defecaciones son pastosas o tienes diarrea, seguramente los fructanos de los cereales con gluten te hacen daño.

Los fitatos

Los fitatos, también denominados «ácido fítico», son un antinutriente que se enlaza en el intestino con los minerales (hierro, zinc, calcio, magnesio) de los alimentos ingeridos, provocan una menor absorción y, por consiguiente, una carencia nutricional.

Están presentes en la soja, el maíz, las semillas, los frutos secos, los cereales integrales (salvado) y, sobre todo, el trigo.

Las lectinas

La lectina del germen del trigo, llamada aglutinina (WGA), se encuentra en legumbres, frutos secos, semillas y todos los cereales integrales no refinados. Podemos minimizar las lectinas poniendo estos alimentos en remojo, desechando el agua del remojo y, en el caso de las legumbres, cociéndolas luego lentamente a 100 °C.

Las lectinas reducen la producción de la capa mucosa intestinal, aumentan la permeabilidad intestinal y cambian la estructura de las vellosidades intestinales.

Los inhibidores de la amilasa tripsina

La amilasa tripsina (ATI, según sus siglas en inglés) es una proteína que nuestro intestino no puede digerir y que incrementa la actividad de unos receptores del sistema inmunitario que inician un proceso inflamatorio en el intestino y en todo nuestro cuerpo.

Esta sustancia reduce la primera línea de defensa del intestino, permitiendo que pasen más tóxicos, bacterias o alimentos parcialmente digeridos desde el intestino hacia la circulación sanguínea, a través de las células de nuestro intestino (los enterocitos). La permeabilidad selectiva del intestino que todos deberíamos tener se convierte en un colador, activando de forma constante el sistema inmunitario, que necesita trabajar día y noche para neutralizar la ingesta de gluten.

También altera el equilibrio de nuestra microbiota (aumentando los firmicutes respecto a los bacteroidetes), y ya sabes que esto te hará ganar peso. Por lo tanto, si dejas el gluten, adelgazarás.

El trigo tiene entre el 2 y el 4 % de esta proteína, mientras que en los cereales «sin gluten» está presente en cantidades indetectables. Los inhibidores de la amilasa tripsina, que contienen todos los cereales con gluten, tienen efectos negativos para nuestro sistema inmunitario apenas de una a cuatro horas después de tomarlos.

Al ingerir esta proteína, se reducen los linfocitos T reguladores (L-Treg) que regulan nuestro sistema inmunitario. Por ello, si comes cereales con gluten habitualmente, propiciarás que tu organismo esté expuesto a sufrir más infecciones virales, alergias y enfermedades autoinmunes contra las que, con toda probabilidad, habría sabido luchar sin problema de no ser por el efecto inflamatorio de esta proteína. Una persona que consume gluten de forma regular no se recuperará con la misma facilidad de un esguince, una alergia o una gripe, porque fabricará menos linfocitos que la mantienen en equilibrio (homeostasis).

La buena noticia es que todo se reduce a cero si no ingieres gluten o sigues una dieta libre de gluten en un 90 %, en el caso de que no seas ni alérgico ni celíaco. Observa los siguientes síntomas y, si sueles tener al menos uno, tu cuerpo te está avisando de que ingieres demasiado gluten, que no le sienta bien y que está inflamado.

Síntomas intestinales:

- Gases e hinchazón que no puede sacar.
- Dolor abdominal o epigástrico (entre el ombligo y el esternón).

- Náuseas.
- Pedos en exceso.
- Reflujo.
- Aftas en la mucosa de la boca.
- Heces pastosas.
- Diarrea.
- Estreñimiento.

Síntomas extraintestinales:

- Malestar general.
- Cansancio o fatiga crónica.
- Dolor de cabeza.
- Ansiedad.
- Dificultad para poder concentrarse y pensar con claridad (*foggy mind*).
- Rigidez o falta de flexibilidad (sobre todo de las manos y pies).
- Dolores articulares y musculares.
- *Rash* cutáneo (erupción en la piel al mínimo contacto, por ejemplo, al rascarse).
- Pérdida de peso.
- Anemia.
- Dermatitis.
- Rinitis.
- Asma.
- Depresión.
- Hiperactividad.
- Falta de atención.
- Ataxia (falta de coordinación del movimiento).

Después de leer los síntomas, algunos pensaréis: «A mí el gluten no me produce ningún problema». Otros, en cambio, diréis: «Esta puede ser la causa del infierno que vivo desde hace tantos años».

Según los estudios de Aziz y otros científicos publicados en 2015 en la revista *Nature Reviews Gastroenterology & Hepatology*, en el artículo «The spectrum of non celiac gluten sensitivity», la única forma de saber si un no celíaco tiene sensibilidad al gluten es abstenerse de comer cereales durante un mínimo de seis semanas o, preferiblemente, tres meses. Si quieres saber si eres sensible al gluten, revisa los síntomas y comprueba si desaparecen en menos de tres meses al seguir una dieta sin gluten. En tres meses puedes transformar tu salud.

Yo sospeché que era sensible al gluten porque siempre tenía contracturas musculares, eccemas y, sobre todo, aftas. Nunca he vuelto a tener aquellas molestas aftas que hicieron que, durante años, tuviera que tratar con una crema de la farmacia para aliviar el picor, el dolor a la hora de comer, hablar o beber agua.

Algunas personas se encuentran mucho mejor cuando dejan de consumir gluten de forma estricta y radical, mientras que otras también son más flexibles y obtienen buenos resultados limitándose a reducir su consumo.

Una dieta equilibrada te ayudará a mantener la mucosa intestinal y la microbiota en equilibrio. Una dieta rica en fibra, fermentados, polifenoles y alimentos que fisiológicamente tienen efectos antiinflamatorios, como las verduras crucíferas (brécol y col sobre todo) y los alimentos ricos en omega-3, protegerán tu intestino de posibles procesos inflamatorios el día que quieras concederte un premio y comer cereales con gluten.

Pero si eres de los que no hacen deporte, duermen poco y llevan una dieta deficiente, debes saber que realmente estarás muy poco protegido cuando comas cereales con gluten, y tu futuro es incierto. Todo va a depender del equilibrio global de tu cuerpo.

Los cereales con gluten son tan solo un factor de carga proinflamatoria que acelera la aromatasa y aumenta los estrógenos, por esto te recomiendo que sigas una dieta sin gluten.

Cereales con gluten: trigo, cuscús, bulgur, avena, cebada, espelta, Kamut®, centeno, bebidas con malta o fermentadas con cereales, como la cerveza.

Cereales sin gluten: trigo sarraceno, quinua, arroz, maíz, tapioca, amaranto, mijo, sorgo, tef (la avena puede no contener gluten si el fabricante nos lo garantiza con la etiqueta «*gluten free*»).

Mientras sigas una dieta sin gluten, te recomiendo que escojas cereales ecológicos, especialmente el trigo sarraceno o la quinua, considerados seudocereales, porque son los que tienen mejores propiedades y un índice glucémico más bajo. Y cuando hagas excepciones con algún cereal con gluten, escoge el centeno, muy rico en betaglucanos, una fibra soluble que ayuda al sistema inmunitario.

Entre los cereales sin gluten, el arroz puede ser la peor alternativa y quizá lo toleren mal las personas con un intestino sensible. Se trata de un cereal especialista en atraer el agua y los tóxicos que contiene, algunos en cantidad elevada, como el arsénico, un tóxico carcinógeno. No tomes leche de arroz a diario, por favor. Ten precaución.

El cortisol

El cortisol acelera la aromatasa, la hormona del estrés por excelencia, y el cerebro no distingue entre estrés emocional y estrés energético. El estrés es bueno y recomendable en cierta medida, pero un exceso de cortisol perjudica la salud hormonal, ya que se produce un exceso de estrógenos. Sabiendo que cierto nivel de cortisol es bueno, la clave está en el tiempo de exposición al estrés.

El cortisol es una hormona que debemos fabricar para mantener el sistema nervioso simpático, pero su exceso provoca una activación de la aromatasa. Una enfermedad crónica puede ser en sí misma una preocupación para muchas personas con patologías, pero el cortisol suele estar presente en nuestras vidas asociado al amor, a sentirse querido por la pareja o la familia, a la aceptación de uno mismo, a presiones laborales, económicas, sentimentales, etcétera. Todo esto es inevitable en algunos momentos de la vida. La cuestión es intentar evitar que el estrés emocional perdure en el tiempo, situación que denominamos «distrés», es decir, más estrés del que la persona puede aguantar. Los niveles altos de cortisol aceleran la aromatasa y elevan los niveles de estrógenos. Fisiológicamente, tenemos niveles máximos de cortisol cuando nos despertamos, y muy bajos a media noche.

- Dormir poco: dormir menos de seis horas (en el caso de los hombres) y menos de siete (en el de las mujeres) provoca niveles más elevados de cortisol. Esto favorece la resistencia a la insulina y acelera la actividad de la aromatasa. Al día siguiente tenderás a comer más,

más comida basura, no te sentirás saciado, aumentarás de peso, retendrás líquidos, te volverás impaciente o ansioso, tendrás dolor de cabeza o dolor premenstrual. Todo ello como consecuencia del exceso de estrógenos. Dormir poco puede cronificar el problema. Cuando tienes un bebé que no duerme seguido, que se despierta cada dos o tres horas, y pasas muchas noches sin dormir bien, el cortisol aumenta, y muchos pacientes me comentan: «Este año, sin cambiar la dieta, he engordado cinco kilos». Necesitas reducir el cortisol, necesitas dormir.

- Los estimulantes: modera el consumo de los alimentos con cafeína, como el café, el té negro, rojo, blanco y verde, el cacao, el mate y el guaraná. La cafeína aumenta el cortisol, que se suma al cortisol fabricado de forma natural, lo que puede alterar el ritmo de sueño y vigilia, así como el equilibrio del sistema nervioso.

  En el caso del café, debes tener en cuenta a qué hora lo tomas. Durante el día todos fabricamos cortisol natural de forma cíclica, siguiendo el ritmo circadiano. Los picos de cortisol naturales se alcanzan al levantarnos por la mañana, de 8.00 h a 9.00 h, de 12.00 h a 13.00 h y de 17.30 h a 18.30 h. Durante estos intervalos de tiempo, ya tienes cortisol circulando en sangre y no hace falta que tomes café, ya que, si lo haces, tendrás un doble pico de cortisol que te perjudicará. Si te fijas en el gráfico, verás que al levantarnos no deberíamos tomar café, que el primero del día tendría que ser a partir de las 9.30 h y hasta las 11.30 h, o entre las 13.30 h y las 17.00 h, y como máximo tomar dos al día.

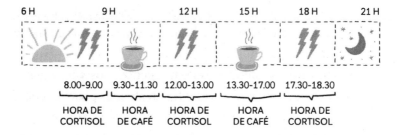

- Abusar de azúcares e hidratos de carbono refinados: después de consumir alimentos que provocan picos de glucosa en sangre, ya sabes que tu páncreas lo equilibrará fabricando insulina. Un gran pico de glucosa se corresponderá con el descenso brusco de glucosa o hipoglucemia. Tu cuerpo puede afrontar esta situación de dos formas: pidiéndote que al cabo de un rato consumas de nuevo alimentos ricos en azúcar o, si no puedes comer en ese momento, fabricando hormonas de estrés para obtener glucosa almacenada en el hígado y recuperar los niveles normales en sangre. Si consumes pan, pasta, bollería, refrescos, etcétera, se producirán más bajadas bruscas de glucosa y más picos de cortisol, con las consecuencias que eso acarrea para el cuerpo y que ya he ido explicando.

¿Cómo podemos reducir el cortisol?

Además de la imperiosa necesidad de dormir que acabamos de apuntar, también puedes reducir el cortisol:

- Con ejercicios de relajación, *mindfulness*, hipnosis...
- Con ejercicio físico aeróbico, como caminar a buen rit-

mo, salir a correr, ir en bicicleta o hacer cualquier actividad que te permita hablar, charlar, silbar o cantar sin jadear como un perro.

- Tomando suplementos adaptógenos (sustancias naturales que solo están presentes en algunas plantas) como la ashwagandha (600 mg/día), la *Rhodiola rosea* y el ginseng. A mí me gustan especialmente: Adrenal Success (Solaray), Ashwagandha Plus (Orthonat), Vitanatur Ashwagandha (Diafarm) o Super Rhodiola (Solaray).
- Proporcionando bacterias sanas al segundo cerebro como el *Lactobacillus helveticus* y el *Bifidobacterium longum*. Estudios llevados a cabo en humanos han demostrado que estas bacterias intestinales reducen el cortisol. Puedes suplementarte con el probiótico Pega-Stress (Pegaso), uno al día, o comer alimentos que favorezcan el crecimiento de estas bacterias, como el kéfir y los arándanos. Si introduces estos alimentos en tus desayunos, tolerarás mucho mejor el estrés.

LOS XENOESTRÓGENOS

¿Sabes que en nuestro cuerpo hay tóxicos que actúan como si fueran estrógenos naturales?

Los xenoestrógenos son moléculas tóxicas de nuestro entorno que tienen una forma molecular muy similar a nuestros propios estrógenos y pueden activar el receptor de estrógenos del mismo modo que nuestras hormonas. Además, también activan la aromatasa y producen más estrógenos. Los químicos estrogénicos se comportan como disruptores hormonales, es decir, sustancias de fuera de nuestro cuerpo (exógenas) capaces de interferir en la fabricación, el metabolismo, el enlace, la acción y la eliminación de las hormonas naturales, que son las responsables de mantenernos en equilibrio.

Están en todas partes. Podemos encontrarlos en el aire que respiramos, en productos que nos aplicamos en el cuerpo, como cosméticos, o productos que ingerimos en forma de medicamentos, pesticidas, herbicidas, bencenos o derivados de los plásticos. Todos ellos tienen un efecto sumatorio que estimula la aromatasa y aumenta la cantidad de estrógenos que fabricamos.

La exposición a estas sustancias, que suelen ser liposolubles y de larga vida dentro de nuestro cuerpo, puede activar los tejidos en los que tenemos receptores de estrógenos, especialmente el ER-alfa, el PXR (receptor X de pregnano) y el GPER (receptor de la proteína G transmembrana).

Los xenoestrógenos tienen actividad hormonal por sí mismos y, además, aceleran la actividad de la aromatasa, provocando mayores niveles de estrógenos intracelulares en las células adiposas, en el útero, en la próstata y, sobre todo, en la mama. Un desastre.

En una conversación con el amigo Nicolás Olea, catedrático de Medicina Interna de la Universidad de Granada, pionero en España y referente mundial en el estudio de los disruptores endocrinos, me confesaba que cada vez se detectan más madres y recién nacidos con residuos de tóxicos ambientales en la orina y el líquido amniótico, y que últimamente nacen más niños y niñas con el dedo índice más largo que el anular (2D > 4D), un patrón femenino que se relaciona con futuras generaciones de jóvenes con problemas de fertilidad y adultos con enfermedades derivadas del exceso de estrógenos.

Ahora que ya tenemos claro lo que hay que hacer para que no se acelere la aromatasa —bajar de peso, arreglar el intestino y la boca, reducir el estrés...—, solo nos falta añadir un pequeño cambio a nuestra vida para frenar su producción.

Cómo podemos frenar la producción de aromatasa

Existen estrategias sencillas para frenar la aromatasa, esta enzima que fabrica estrógenos. En la actualidad, en mujeres con cáncer de mama de origen hormonodependiente, la industria farmacéutica utiliza inhibidores de la aromatasa que bloquean globalmente el gen que la fabrica. Se están investigando medicamentos más precisos que bloqueen solo la secuencia del gen relacionado con las mamas y no con otros tejidos, como el óseo o el vascular, ya que los medicamentos actuales salvan vidas, pero a la vez provocan osteoporosis, problemas circulatorios, sofocos, sequedad en la piel, etcétera.

Antes de que sigas leyendo, quiero que sepas que la lista siguiente puede cambiarte la vida. Son alimentos que modulan la actividad de la aromatasa, la mayoría de ellos metabolitos de la dieta documentados como inhibidores de la aromatasa en estudios hechos *in vitro* e *in vivo*.

- Las setas (especialmente los champiñones). Se controló a 2.018 mujeres y se observó que las que consumían setas tenían un 50 % menos de riesgo de sufrir cáncer de mama respecto a las que no consumían. Come setas varias veces a la semana.
- El té verde. Las mujeres que comían setas y también

tomaban té verde reducían en un 90 % el riesgo de sufrir cáncer de mama.

- Las verduras crucíferas (especialmente el brécol, la col y el chucrut) son alimentos ricos en unos fitoquímicos llamados I3C (indole-3-carbinol), DIM (diindolilmetano) y sulforafano, potentes inhibidores de la aromatasa. En la mayoría de los casos, en estudios comparativos de estos fitoquímicos, se ha observado que lo más eficaz para frenar la aromatasa y obtener efectos anticancerígenos es mezclar pequeñas dosis de zumo de col, de chucrut y suplementos de I3C y DIM.

- Los flavonoides (semillas y zumo de uva, vino tinto, pomelo o arándanos), la naringenina (pomelo o naranja) y la apigenina (té verde, perejil, apio, granada) funcionan muy bien en estudios *in vitro*, pero son poco biodisponibles. Te recomiendo que consumas alimentos ricos en flavonoides, por poco que los absorbas.

- La crisina (miel, própolis y pasiflora). Ofrece muy buenos resultados *in vitro* para frenar la aromatasa, pero tiene una difícil absorción en nuestro cuerpo, y los resultados no son tan esperanzadores.

- Los fitoestrógenos como los lignanos (presentes en lino, sésamo, crucíferas, albaricoque, fresas y soja); el cumestrol (presente en guisantes, alubias, alfalfa y trébol).

- Las isoflavonas (presentes en legumbres, soja, trébol rojo, sésamo y cerveza).

- La biochanin A del trébol rojo (hay que tomarla como suplemento).

- La genisteína (soja, habas, sésamo, altramuces, kudzu)

interactúa con el letrozole, inhibidor de la aromatasa de tercera generación.

- La quercetina (cebolla, ajos, puerros, trigo sarraceno).
- La isoliquiritigenina (regaliz).
- El resveratrol (de la piel y las semillas de la uva, especialmente la negra).

Alimentos que frenan la actividad de la aromatasa:

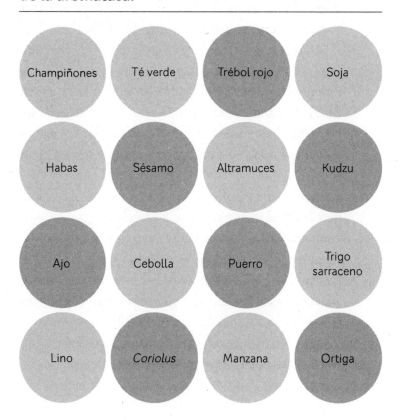

Champiñones · Té verde · Trébol rojo · Soja

Habas · Sésamo · Altramuces · Kudzu

Ajo · Cebolla · Puerro · Trigo sarraceno

Lino · *Coriolus* · Manzana · Ortiga

Pomelo

Granada

Arándano

Endrina

Frambuesa

Mora

Fresa

Vino tinto

Pasiflora

Canela

Regaliz

Frutas del bosque

Mangostán

Perejil

Apio

Uva

Ciruela negra

Chocolate negro

Espárrago

Avellana

Pistacho

Piñón

Suplementos que frenan la actividad de la aromatasa

1. Proantocianidina y procianidina: son los dos polifenoles secretos que esconden las semillas de uva. El extracto de semillas de uva es capaz de reducir la actividad de la aromatasa de los promotores I.3 y II en células cancerosas de mama y, además, incrementa el óxido nítrico, como la citrulina o arginina, de manera que mejora la hipertensión, las piernas hinchadas, reduce el riesgo cardiovascular y aumenta la testosterona. Tómalo en ayuno, ya que se absorbe mejor. Dosis: 2.000 mg/día.

2. Mangostán: te recomiendo Mangosteen Extract (Solaray) 500 mg/2 al día. El mangostán tiene unas xantonas (alfa-gamma-beta-mangostina) con propiedades antioxidantes que frenan la desgranulación de los mastocitos, reduciendo así la histamina circulante. La alfa y la gamma-mangostina reducen las Pg E_2 y, por consiguiente, la actividad de la aromatasa y los estrógenos.

3. Melatonina: también reduce la enzima estrógeno sulfatasa y la 17-beta-hidroxiesteroidehidrogenasa, que participan en la fabricación y la transformación de los estrógenos a partir de los andrógenos en las células tumorales de mama MCF-7.

4. Extractos de plantas como:

- *Ginkgo biloba*: su extracto inhibe la actividad de la aromatasa y, según estudios hechos *in vitro* e *in vivo*, tiene efectos antitumorales en las células cancerosas de mama.

- *Dioon spinulosum*, *Encephalartos ferox*, *Riedelia* M., *Viscum album* L., *Cycas rumphii*, *Cycas revoluta*, *Alpinia purpurata* K., *Coccothrinax* S., etcétera.

5. Vitamina D: actúa como una hormona y es antidepresiva (mejora el receptor de la serotonina), inmunorreguladora (previene enfermedades autoinmunes) y reguladora de la microbiota intestinal. También mejora la sensibilidad a la insulina, la salud cardiovascular y los huesos (puesto que favorece la mineralización y controla la osteoporosis). Asimismo, previene los cálculos de riñón (litiasis renal) y es una gran aliada de las mujeres con problemas de fertilidad y SOP. Por otra parte, aumenta el transportador hormonal (SHBG), reduce los estrógenos libres y frena la aromatasa, posiblemente por su efecto antiinflamatorio y regulador de la insulina.

No existe suficiente evidencia científica que corrobore que la vitamina D sea un agente anticancerígeno por sí solo, aunque en estudios epidemiológicos se ha observado que unos niveles adecuados de vitamina D se correlacionan con una menor incidencia de cáncer.

Según el estudio publicado en 2014 por el doctor Félix Millán, admirado profesional y amigo, el 49,7 % de la población tiene niveles por debajo de 30 ng/ml. Un desastre, y casi una epidemia.

¿Y sabes por qué la mitad de la población tiene falta de vitamina D? Probablemente porque el 60 % de la población tiene sobrepeso.

Las personas con niveles elevados de marcadores inflamatorios presentan niveles más bajos de vitamina D. Por este motivo, las personas con enfermedades inflamatorias, autoinmunes, disbiosis intestinal o periodontitis, así como las que tienen sobrepeso, son candidatas a tener una carencia de vitamina D e hiperactividad de la aromatasa. En un laboratorio especializado, puedes analizar los marcadores inflamatorios (TNF-alfa, interleucina 6 y PCR) para saber si tienes la aromatasa acelerada.

Recomendamos tomar el suplemento de vitamina D después de comer, ya que es una vitamina soluble en grasa (liposoluble). De esa forma, si has comido alguna grasa saludable, mejorarás su absorción. Y es conveniente que lo tomes hasta que tengas unos niveles entre 40 y 80 ng/ml, y mantenerlo así durante todo el año.

Para valorar si tienes una intoxicación de vitamina D por hipervitaminosis, controla también el calcio. Puedes estar estupendamente de salud si tu vitamina D está a 100, pero debes detener la suplementación si tus niveles de vitamina D-25-OH superan los 125 ng/ml y además presentas niveles altos de calcio en sangre (hipercalcemia).

Además del calcio, el mejor criterio para saber si hay que continuar con la suplementación de vitamina D es analizar la hormona paratiroidea (PTH-intacta) en suero. Ambas hormonas, la vitamina D y la PTH, velan por que no nos falte calcio en la circulación sanguínea.

La vitamina D te garantiza unos buenos niveles de calcio y fósforo en sangre, porque propicia su absorción en el intestino, y la parathormona (PTH) también tiene efectos sinérgicos para mejorar el calcio en sangre, ya que promueve la descalcificación de los huesos para llevar el calcio hacia la circulación sanguínea.

Cuando bajan sensiblemente los niveles de calcio en sangre, la glándula paratiroidea secreta más hormona paratiroidea. Esta hormona, por una parte, ayudará a activar la vitamina D para incrementar la absorción del calcio en el intestino delgado, y por otra, aumentará la descalcificación de los huesos para elevar los niveles de calcio en sangre y restablecer el equilibrio.

La falta de vitamina D y el exceso de PTH comportarán desmineralización ósea, osteoporosis y riesgo de fracturas espontáneas. Los pacientes dicen: «¡Ay! Se me rompió el fémur y entonces me caí» (no al revés).

La falta de vitamina D provocará hiperparatiroidismo secundario.

Si tienes la PTH alta, debes seguir con la suplementación de vitamina D-25-OH, hasta que la PTH se sitúe entre 10 y 55 pg/ml.

La PTH puede fluctuar dependiendo de si hemos tomado el sol, hemos comido alimentos con vitamina D (yema de huevo, quesos, setas shiitake, pescado azul), tenemos una patología renal o hemos hecho mucho deporte.

Numerosos autores consideran que cuando los niveles de PTH de la analítica están por encima de los 30 pg/ml (normal = entre 10 y 55 pg/ml), pese a hallarse dentro de la «normalidad», ya indican una deficiencia biológica de vitamina D y de que hay que tomar suplementos porque estamos al límite. Valoramos positivamente que la PTH se encuentre por debajo de los 30 pg/ml.

De acuerdo con las diferentes fuentes científicas consultadas, los valores de referencia que te proponemos de vitamina D-25-OH podrían no coincidir con los recomendados por tu laboratorio.

Pide una analítica de la vitamina D-25-OH, la PTH y el calcio, y comprueba si tienes:

- Déficit de vitamina D: <20 ng/ml (50 nmol/l). Definitivamente necesitas más exposición a los rayos UVB del sol y un suplemento de vitamina D.
- Insuficiencia de vitamina D: <40 ng/ml (100 nmol/l). Estás al límite de vitamina D. Debes valorar la PTH. Si la PTH es <30 pg/ml, probablemente no te haga falta ningún suplemento.
- Niveles óptimos de vitamina D: entre 40 y 80 ng/ml (entre 100 y 160 nmol/l). Estás siguiendo unos hábitos alimentarios y de exposición solar adecuados. Valora la PTH y comprueba que tienes unos valores correctos de >entre 30 y 50 pg/ml.
- Exceso de vitamina D: >80 ng/ml (200 nmol/l). Estás en el límite superior. No tomes suplementos de vitamina D y asegúrate de que no te falten otras vitaminas solubles con grasa, como las vitaminas A, E y K.
- Intoxicación de vitamina D: >125 ng/ml (312 nmol/l).

Valora si tienes niveles elevados de calcio (hipercalcemia). Si sigues así, te expones a sufrir calcificaciones arteriales o daño renal. No tomes suplementos de vitamina D y asegúrate de que no te falten otras vitaminas solubles en grasa como las vitaminas A, E y K. Te recomendaría un suplemento de aceite de hígado de pescado.

Te recomiendo:

- Tomar el sol: el contacto de los rayos UVB con la epidermis es lo que facilita que nuestra piel fabrique vitamina D. Debido a nuestra latitud, lejos del ecuador de la Tierra, los rayos solares no tienen una dirección óptima y es muy frecuente que nos falte vitamina D, sobre todo durante el invierno. En verano necesitamos que el sol nos alcance directamente en la piel treinta minutos al día. Y durante el resto del año es probable que debas complementar el contacto de los rayos solares con un suplemento de vitamina D natural. Un protector solar de factor 8 impide la fabricación de la vitamina D en un 95 %. Protégete del sol en las horas peligrosas del verano (de 12.00 a 16.00 h) para no quemarte, y sigue las indicaciones de tu dermatólogo, en especial si tienes riesgo de sufrir melanomas.

  No confundas los rayos UVB con los rayos UVA. Los rayos UVA de los centros de estética te servirán para broncearte, pero no para mejorar el nivel de vitamina D.
- Evitar el alcohol.
- Tomar suplementos de vitamina D natural: de las casas Sura Vitasan, KAL o 100 % Natural. Tómalos preferentemente después de comer o junto con una grasa saludable.

  Las dosis que recomienda la Endocrine Society en su *Clinical Practice Guideline* son de entre 1.500 y 2.000 UI/día para los mayores de 18 años. Los estudios indican que con un suplemento de 1.000 UI/día conseguimos aumentar la vitamina D-25-OH unos 10 ng/ml, siempre que no tengamos ningún polimorfismo genético en el receptor de la vitamina D (VDR), una enfermedad inflamatoria crónica, renal o sobrepeso.

Pero a menudo necesitamos mayores dosis para conseguir niveles saludables de entre 40 y 100 ng/ml. La dosis máxima recomendada está definida en 10.000 UI/día.

- Evitar el sobrepeso o las enfermedades autoinmunes: las citocinas proinflamatorias conllevan peores niveles de vitamina D, por lo que deberemos insistir más en la suplementación, siguiendo en todo momento las indicaciones del especialista.

Xevi y la vitamina D

Yo antes siempre tomaba suplementos, porque tenía la vitamina D por debajo de 30 ng/ml. Y me justificaba diciendo: «Claro, como mi trabajo diario es en un despacho, no me da el sol y no puedo fabricar vitamina D». La gente que trabaja en la calle, como los albañiles, los jardineros o los taxistas, están fantásticos, lo tienen más fácil. Y un día pensé: «Siempre buscas excusas con la vitamina D en lugar de cambiar los hábitos de tu vida para mejorarla».

Y, hace unos años, cambié la hora de practicar deporte: en lugar de hacerlo por la noche, ahora lo hago al mediodía, y así me da el sol. Ahora estoy todo el año por encima de 40 ng/ml.

Me siento feliz de compartir algo que puedes mejorar de una forma tan fácil. En los países nórdicos no tienen la posibilidad de mejorar la vitamina D con tanta facilidad como nosotros, debido a las pocas horas de sol que tienen por estar tan lejos del ecuador.

Se ha comprobado que cuando frenamos la aromatasa y perdemos peso se normalizan nuestros niveles de estrógenos, reduciendo las inflamaciones y todos los problemas que hemos ido citando provocados por el exceso de ellos.

Estos son los estrógenos endógenos que circularán en sangre. Pero también tendremos unos invitados especiales que les harán compañía: los estrógenos exógenos que ingerimos a través de la alimentación y los tóxicos, los cuales se sumarán a la cantidad total de estrógenos que circulan en sangre con un gran potencial de activar el receptor y generar un exceso de estrógenos, que ya sabes que no nos interesa.

ALIMENTOS Y TÓXICOS QUE HAY QUE EVITAR PORQUE HACEN AUMENTAR EL NIVEL DE ESTRÓGENOS

El primer consejo y el más básico para reducir el exceso de estrógenos es evitar el consumo de alimentos que los aumentan directamente, como el café, los lácteos y derivados, la soja y derivados, el alcohol, como el vino o la cerveza, y los alimentos que hacen aumentar la glucosa de forma brusca, como los azúcares, los edulcorantes y, en especial, el trigo. Esto es básico.

SALUD HORMONAL:
Alimentos y hábitos que hay que eliminar

Alimentos que hay que eliminar	Efectos negativos
Trigo	Es el alimento que está dañando más la salud. El pan, las pastas, las galletas y la bollería. Es el peor alimento porque hace subir más el azúcar en sangre que el azúcar de mesa.
Azúcar	Hace subir los niveles de azúcar en sangre, seguido de un aumento de insulina que provoca un incremento de los estrógenos.
Leche de vaca	Hace aumentar la insulina y los estrógenos.
Leche de soja y soja	Contiene estrógenos (fitoestrógenos), que incrementan los del propio organismo.
Café	Impide la desintoxicación del hígado.
Bebidas de cola, bebidas azucaradas, zumos envasados	Hace subir los niveles de azúcar en sangre, seguido de un aumento de insulina que provoca un incremento de los estrógenos.
Cerveza y alcohol en general	Impide la desintoxicación del hígado.
Edulcorantes	Alteran la flora intestinal y causan desequilibrios hormonales.
Carne roja	Ingerida en exceso, y sin acompañarla de verduras, hace subir los estrógenos.

En esta lista, hay dos alimentos que merecen una atención especial, para que los entendamos y reflexionemos sobre ellos: la leche y el alcohol.

La leche

La presencia de hormonas en la leche y sus derivados ha sido un tema debatido durante mucho tiempo por el impacto, tanto positivo como negativo, que tiene en nuestra salud. Los lácteos de origen animal llevan hormonas, sí, muchas hormonas.

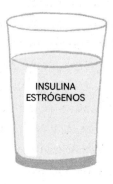

Existe una gran controversia en torno a si los lácteos son procancerígenos o no. En estudios epidemiológicos se ha observado una alta incidencia de cáncer de próstata, mama, endometrio y testículos entre los consumidores de leche y productos lácteos (queso, yogur, mantequilla y bebidas fermentadas). Los ingredientes potencialmente cancerígenos son los estrógenos y el IGF-1 (factor de crecimiento insulínico). Sin duda, la leche y sus derivados, como el yogur, el queso o la mantequilla, son una parte importante de la cultura occidental o, mejor dicho, de la dieta occidental.

Tanto la leche de vaca como la de cabra, oveja o camello contienen una variedad de hormonas que pueden provocar efectos fisiológicos y patológicos en nuestro cuerpo, sobre todo en las etapas más sensibles, como la perinatal y la pubertad.

Es complicado especificar si la cantidad de hormonas que tomas consumiendo lácteos es en una concentración fisiológica o suprafisiológica a nuestras necesidades.

Después de comprobar mediante estudios epidemiológicos estos efectos en nuestra salud, se han revisado y desarrollado diferentes métodos de análisis y ensayos complejos para determinar si la presencia de hormonas en los alimentos, en especial de estrógenos en los lácteos, es suficiente para que nos afecten. Recientemente, estudios hechos *in vivo* e *in vitro* han evidenciado los efectos tóxicos de los lácteos, porque la suma de sus componentes modifica el funcionamiento de nuestro sistema endocrino y altera el crecimiento y la reproducción de las personas que los consumen, incluso en pequeñas dosis. ¿Has observado cómo crece y engorda un niño que se alimenta de forma exclusiva con leche de fórmula? La leche de vaca está pensada para que su querido ternero crezca con rapidez y pese aproximadamente cien kilos al cabo de un año. Pues así crece el niño o la niña. Y más tarde, esta niña quizá tenga una menarquia precoz, a los nueve o diez años, sufra dolores premenstruales o estrés debido a los problemas de fertilidad que la acompañarán en la edad adulta, y después de controlarse unos miomas o unas mamas fibrosas que aparecieron hace tiempo... entonces quizá tenga que luchar contra un cáncer de mama. Piensa en ello.

Resulta complicado evaluar los efectos biológicamente tóxicos de la leche de vaca, ya que los estrógenos y sus metabolitos se encuentran juntos en el producto final.

Casi todos los alimentos de origen animal contienen el tipo de estrógeno más activo, el 17-beta estradiol o E2, que encontramos sobre todo en la leche y la carne de cerdo y ternera. De hecho, en las dietas occidentales, entre el 60 y el 80 % de los estrógenos proceden de los productos lácteos, proveedores de estriol, estradiol, estrona y, sobre todo, sulfato de estrona, el principal estrógeno conjugado y el más activo.

Por lo tanto, todos los animales tienen los estrógenos que también fabricamos los humanos y están presentes en distintas partes de la vaca, el cerdo, el jabalí y la ternera, tanto en la carne como en el músculo del animal, la grasa y el hígado, siendo más abundantes en los animales adultos que en los jóvenes.

Los niveles más elevados de estrona en forma libre y en forma conjugada los encontramos en la mantequilla, la crema de leche, el queso gouda, el yogur y la leche, por este orden.

Después de estas valoraciones y de haber empleado diferentes métodos de análisis para determinar qué hormonas encontramos exactamente en los lácteos animales y sus derivados, la lista de las que se transfieren de manera específica por difusión en la leche son: los fitoestrógenos, el factor de crecimiento similar a la insulina (IGF-1), la prolactina, las prostaglandinas, los glucocorticoides, los andrógenos y la progesterona.

No está mal, ¿no? Revisémoslas una a una.

Los fitoestrógenos

Algunos componentes de nuestra dieta y de la que ofrecemos a nuestros animales estabulados tienen una estructura molecular idéntica a los estrógenos e imitan su función. Se denominan «fitoestrógenos». Actualmente, muchos animales, entre ellos las vacas, son alimentados con piensos ricos en fitoestrógenos. Una vez digeridos estos alimentos, las vacas obtienen unos metabolitos con actividad estrogénica que irán a parar a la sangre y luego a la leche. A los estrógenos que fabrican las vacas debemos sumarles los del pienso. ¡Todo irá a la leche, y de ahí a nuestro organismo!

El pescado, aunque en menor medida, también tiene estrógenos, cuyos niveles dependen de la estación y de la época reproductiva. En cuanto a las dietas vegetarianas, aportan muchos menos estrógenos. Es muy poco probable que un vegetariano sufra dolores crónicos o una enfermedad autoinmune. De todos modos, como el origen de estas enfermedades es multifactorial, no puede decirse que esté totalmente exento de ellas.

El grupo de población más sensible a los cambios hormonales es el constituido por los jóvenes en la etapa prepuberal, cuando las hormonas tienen un efecto muy importante en el desarrollo y el crecimiento. Mi abuela me decía a menudo: «Hoy en día, los niños crecen muy rápido». Y yo añadía: «Y, además, las niñas cada vez tienen la primera regla más pronto».

Los estrógenos favorecen el crecimiento de los huesos y la calcificación del esqueleto, y las chicas y los chicos que toman muchos lácteos, carnes o derivados, tienen unos niveles más elevados de estrógenos. Eso los predispone a tener una maduración y una fusión de las epífisis de los huesos y una finalización de la línea de crecimiento más precoz que los que no los toman.

Los estrógenos desarrollan una gran potencia como factores de crecimiento, y tanto el estradiol como algunos de sus metabolitos provocarán en estos chicos y chicas un crecimiento muy rápido, grasa acumulada en las mamas y un riesgo de tener problemas por exceso de estrógenos. Por su parte, las chicas se exponen a sufrir síndrome premenstrual, dolor de cabeza, migrañas, ansiedad, etcétera.

La cantidad de estrógenos, la actividad de los receptores y algunos de los metabolitos obtenidos en la degradación de los estrógenos pueden provocar miomas, endometriosis, mamas fibroquísticas, enfermedades autoinmunes o cánceres hormonodependientes.

El IGF-1

Es un polipéptido que también encontramos en la leche. Se fabrica sobre todo en el hígado y en las glándulas mamarias, así como en otros muchos tejidos.

En el calostro, la primera leche materna, presenta mayores concentraciones que en la leche que tendrá la madre más adelante.

El IGF-1 es una hormona anabólica que estimula el crecimiento. Su efecto es positivo en los bebés, porque tienen que crecer, pero probablemente tú, que lees este libro, ya no estás en edad de crecimiento. Por este motivo, los especialistas en edades de crecimiento recomiendan leche de oveja o de cabra en lugar de bebidas vegetales y en lugar de leche de vaca, en que el objetivo de los factores de crecimiento es hacer crecer a un animal lo máximo posible.

Según los últimos estudios epidemiológicos, los niveles altos de insulina o de IGF-1 estimulan la proliferación celular y tienen efectos antiapoptóticos, y por ello se los asocia con el cáncer de páncreas, de colon, de endometrio, de mama y de próstata. Es habitual encontrar un IGF-1 alto. Lo presentan personas con sobrepeso que, cuando se hacen un corte o una herida en la piel, cicatrizan de manera exagerada y forman cicatrices queloides, esas que son tan anchas y gruesas. Yo les digo: «Tienes un problema, pero no en la piel. Debes reducir rápidamente el IGF-1, porque no es nada bueno para la salud hormonal tenerlo alto».

El proceso de pasteurización de la leche animal no destruye el IGF-1, por lo tanto, también afectará a la salud. Debes tener cuidado con la leche de continuidad del niño, y con la que tomes tú con el café o el cortado diario.

Las prostaglandinas

Sintetizamos las prostaglandinas, que tienen diferentes funciones, tanto en humanos como en animales, a partir de la metabolización de las grasas poliinsaturadas. Concretamente, las leches de vaca, de cabra y de oveja contienen PgE_2, que provoca dolores articulares y dolor de cabeza, además de PgD_2, PgF_2, PgE_2 y tromboxano A_2. Las dosis altas de estas prostaglandinas pueden resultar catastróficas para las inflamaciones o los problemas hormonales que provocan otros componentes de la leche. Para saber si una vaca tiene mastitis o alguna otra inflamación, se mide el nivel de hormona en la leche. Tendremos equilibradas las prostaglandinas que fabricamos si nuestro consumo de huevos, carne y lácteos se equilibra con nuestro consumo de pescado blanco, azul, marisco y algas.

No nos conviene añadir prostaglandinas a nuestro cuerpo porque nosotros ya las fabricamos.

Cuando una vaca sufre inflamación de la glándula mamaria, su nivel de prostaglandinas es elevado. Esto provoca que, por un lado, produzca mucha menos leche y, por el otro, que la composición de la misma cambie. La leche de una vaca con mastitis tiene menos calcio, menos fósforo y menos proteínas o grasas. Si la mastitis es subclínica y el ganadero no la ha tratado, los lácteos que tomes serán menos ricos en minera-les y probablemente aún contendrán las bacterias o los microorganismos patógenos que han causado la enfermedad, tales como *Staphylococcus aureus*, *Streptococcus uberis*, *Streptococcus agalactiae*, *Streptococcus dysgalactiae* o alguna pseudomona, alguna corinebacteria o algún coliforme. ¡Que aproveche!

Pero si el ganadero ya la ha tratado, te tomarás los residuos de los antibióticos que habrán prescrito a la bestia. Toda una bestia, sí: encontraremos residuos de antibióticos en los yogures, los quesos y todos los derivados lácteos procedentes de vacas tratadas por mastitis. Todo para dentro.

En el aparato digestivo tenemos concretamente las PgI_2, que protegen la mucosa del estómago. Las personas que sufren inflamación en la superficie gástrica o una úlcera de estómago seguro que habrán experimentado una mejoría del ardor de estómago cuando toman leche. «A mí, la leche me va bien, me quita el ardor», me dicen los pacientes con gastritis o úlceras de estómago.

Las PgI_2 de la leche también tienen una función protectora para el músculo cardíaco, porque preservan el corazón del estrés oxidativo.

Por lo tanto, las personas que no padezcan problemas hormonales y sufran úlceras de estómago pueden considerar la leche de vaca ecológica, junto con sus fermentados, como algo beneficioso que introducir en su dieta en dosis moderadas; y esta leche, que sea entera, ni desnatada ni semi, ya que las prostaglandinas están en las grasas.

La prolactina

Es una hormona polipéptida que encontramos en la leche de muchas especies animales. Se fabrica en la hipófisis anterior de las mujeres durante la lactancia, debido al estímulo de la succión del bebé.

Las funciones de la prolactina son la lactogénesis, la regulación de la función ovárica y testicular, la angiogénesis, la regulación de los sistemas inmunitario y reproductivo y la homeostasis osmótica.

En estudios realizados en animales se ha constatado que la prolactina no solo se fabrica en la glándula hipófisis, sino también en otros órganos, como el hipotálamo, el hipocampo, la amígdala del cerebro, el tronco cerebral o la médula espinal, y después se transporta y se acumula en la leche mamaria.

La leche que más prolactina contiene es la de vaca (en julio presenta su nivel máximo, y en noviembre, los niveles mínimos), junto con la leche materna, en especial los primeros días después de dar a luz.

De todos modos, parece que los adultos podemos hidrolizar la prolactina de los lácteos que tomamos y eliminarla sin que tenga ningún impacto biológico en nuestra salud. Hasta que exista un consenso, será necesario actuar con cautela, porque algunos estudios concluyen que la prolactina nos afecta.

Llevar una dieta baja en calorías y aumentar los niveles de vitamina C reduce la prolactina. En cambio, una dieta rica en grasas saturadas aumenta la prolactina.

Los glucocorticoides (cortisol y corticosterona)

Estas dos hormonas también se encuentran en los lácteos, sobre todo en la leche.

El cortisol, hormona del estrés, pasa de la sangre a las glándulas mamarias de las vacas, las cabras y las ovejas, y a la leche que producen.

Los principales glucocorticoides de los humanos son el cortisol, la cortisona y la corticosterona, y los fabricamos endógenamente en la corteza suprarrenal (glándula situada justo encima de los riñones) a partir del estímulo de la hormona adrenocorticotrópica (ACTH, según sus siglas en inglés), fabricada en la hipófisis. La hipófisis fabrica ACTH y estimula la producción de cortisol cuando sufrimos estrés o cuando tenemos fiebre. A lo largo de un mismo día, siguiendo el ritmo circadiano, presentamos niveles más altos por la mañana y más bajos por la tarde-noche.

Se ha constatado que el uso de la dexametasona (glucocorticoide sintético) para tratar enfermedades inflamatorias en los animales puede aumentar los niveles de estas hormonas del estrés en las personas que consumen su leche o su carne.

Las situaciones o condiciones diarias que producen estrés al animal productor, como por ejemplo el transporte, los cambios de alimentación o los de temperatura, también pueden elevar los niveles de cortisol en la leche.

Tanto los humanos como los animales eliminamos estas hormonas del estrés o glucocorticoides a través del hígado. Metabolizamos el cortisol por la primera fase del hígado (oxidación, reducción e hidroxilación) y por la segunda fase (glucoronización, o UGT, y sulfatación, o SULT), formando metabolitos que eliminaremos por la bilis o la orina.

Así pues, tomando lácteos aumentaremos los niveles de hormonas del estrés. Si padeces ansiedad o fatiga crónica, recuerda que los lácteos pueden tener un efecto sumatorio al estrés que sufres a diario, y que si los reduces, mejorarás estos problemas.

Los andrógenos (androstenediona, testosterona, dihidrotestosterona)

Las vacas no tienen testículos, pero la leche de vaca lleva androstenediona, fabricada en las glándulas suprarrenales y en las glándulas mamarias, sobre todo cuando las vacas están embarazadas.

Esta hormona masculina puede provocar que las mujeres que consumen lácteos de origen animal, en especial de vaca, tengan un exceso de hormonas masculinas. Y este exceso provoca síntomas tan característicos como ovarios poliquísticos, problemas de fertilidad, acné, dermatitis seborreica, hirsutismo, caída de cabello, cabello graso o vellos que se enquistan cada vez que se depilan.

La progesterona

La progesterona también pasa de la sangre de los animales a su leche y, tal como he explicado antes, no nos conviene tenerla en exceso. Las vacas preñadas presentan niveles muy elevados de progesterona, un parámetro que se utiliza para saber si la vaca está preñada.

Los humanos metabolizamos la progesterona por la primera fase de hígado mediante las enzimas de la superfamilia CYP p450, concretamente el CYP 3A4 y el CYP 2D6, y por hidroxilación/dihidrogenación.

La progesterona ejerce unas funciones muy importantes en nuestra reproducción, tanto en la ovulación como en el mantenimiento del embarazo, durante el cual tiene efectos inmunosupresores, y también interviene en el desarrollo de las glándulas mamarias, las características neuroconductuales y sexuales, y el aumento de la actividad de las neuronas gabérgicas. ¡Es ansiolítica!

Dada su alta liposolubilidad, la progesterona se encuentra en niveles elevados en los derivados lácteos más grasos. La hallamos sobre todo en la mantequilla, y también en el queso gouda, la crema de leche, el yogur y, en menor cantidad, en la leche entera o semidesnatada.

El alcohol

Una copa de vino o una cerveza diaria te garantizan un futuro incierto.

Un día, tomándome el café de todas las mañanas en el bar donde aprovecho para leer el periódico, un compañero me dijo: «Xevi, a mí beber una copa de vino y una cervecita al día no me va bien. Engordo y me siento más cansado. ¿No decían que un poco de vino o una cerveza era sano?».

¿Cuánto alcohol (etanol) puedes tomar cada día? El consumo responsable de alcohol recomendado por la Organización Mundial de la Salud (OMS) se establece a partir de ciertos límites que pueden perjudicar nuestro hígado o nuestra salud mental, aumentar los triglicéridos y el colesterol, y provocar otros problemas más graves a largo plazo. Según estos parámetros, los hombres no deben superar los 30 g de alcohol al día, y las mujeres, los 20 g al día.

Pero hoy no hablaremos de si aguantas mucho o poco el alcohol o sobre los niveles de alcoholemia para conducir, por ejemplo.

El consumo de alcohol incrementa los estrógenos dentro de tu cuerpo, y eso puede amargarte la vida. Y puede hacerlo en dosis muy por debajo de las que hasta ahora habíamos considerado peligrosas. Algunos estudios recientes nos indican que debemos limitarnos incluso a dosis inferiores a las que la OMS establece como seguras.

Según un estudio de Terryl J. H. y otros colaboradores publicado en enero de 2016, el consumo de alcohol aumenta los estrógenos en sangre, y el índice de estos varía según el tipo y la cantidad de bebida alcohólica consumida.

Una ingesta excesiva de alimentos o bebidas que aumenten los estrógenos puede predisponer a sufrir más enfermedades derivadas de su exceso:

- Mamas fibroquísticas
- Miomas
- Dolor premenstrual
- Ansiedad o depresión
- Colon irritable
- Alergias
- Dolor de cabeza o migrañas
- Contracturas
- Dolor articular crónico
- Enfermedades autoinmunes
- Cáncer de mama, de endometrio, de colon o de próstata
- Hemorroides
- Infarto de miocardio
- Ictus cerebral

Pequeñas cantidades de alcohol bastan para alterar la salud hormonal. En numerosos estudios epidemiológicos, el consumo habitual de alcohol se asocia con un riesgo mayor de padecer cáncer de mama o enfermedades autoinmunes.

Roger, un apreciado paciente que sufría artritis psoriásica, siempre me recuerda con una sonrisa: «A mí, en cuanto tomaba una copa de vino o una cerveza, me dolían las articulaciones de los dedos de las dos manos y las dos rodillas». «¡Roger! ¡Ya sabes que el alcohol sube los estrógenos rápidamente!», le respondía. Era un chico femenino, un chico con el segundo dedo de la mano derecha más largo que el cuarto, con facilidad para fabricar más estrógenos, tal como les digo con afecto. Actualmente, después de poner orden en su metabolismo hormonal, ya no presenta los marcadores inflamatorios elevados ni el factor reumático positivo. Ha salido de una situación que daba por crónica: la psoriasis y la artritis.

El consumo de alcohol aumenta el riesgo de padecer cáncer de mama, especialmente entre las mujeres posmenopáusicas, que tienen el receptor de estrógenos positivo (mayor sensibilidad del receptor estrogénico). Y si ya se ha diagnosticado el cáncer de mama, el consumo de alcohol se asocia con un mayor riesgo de recurrencia y de muerte.

Según una revisión publicada en 2016 por K. Mariyann en el *Journal of the National Cancer Institute*, la fisiología patológica puede explicarnos que el consumo de alcohol aumenta los niveles de estrona (E1), estradiol (E2) y otras formas de estrógenos en suero. Sabemos que el desarrollo de un cáncer de mama es multifactorial. Mariyann nos propone los mecanismos siguientes:

- El alcohol puede incrementar la actividad del receptor de estrógeno alfa en el cáncer de mama.
- El alcohol puede aumentar la síntesis endógena de estrógenos, puesto que activa la aromatasa.
- El consumo de alcohol provoca, con mucha frecuencia, un sobrecrecimiento bacteriano en el intestino (SIBO). Se ha comprobado que las personas que abusan del alcohol y las que sufren cirrosis hepática alcohólica presentan, comparadas con las personas sanas, un SIBO que las predispone a tener niveles mucho más elevados

de bacterias tanto aeróbicas como anaeróbicas a nivel intestinal. El etanol puede entonces afectar el metabolismo de estas bacterias intestinales, provocando una mayor reabsorción de los estrógenos o algún otro mecanismo no bien estudiado.

En las mujeres premenopáusicas, el consumo de alcohol también se asocia con niveles elevados de estrógenos circulantes y una mayor densidad de las mamas.

Actualmente, como método para la detección precoz del cáncer de mama, se hacen revisiones y mamografías a las mujeres en edad fértil que tienen las mamas fibrosas.

«Me lo controlo cada año», me explican aliviadas muchas mujeres. «Perfecto», les digo. «¿Y qué harás durante los próximos meses para que la próxima mamografía salga mejor? ¿O te limitarás a cruzar los dedos para que dentro de un tiempo todo salga mejor, como si alguien te hubiera hecho el regalo para que salga mejor...?»

¿Qué les proponemos para mejorar? Una mamografía es una foto, una imagen que no te asegura ninguna mejora futura si no introduces algún cambio en tu vida que revierta la situación que te ha llevado a tener las mamas más densas o fibroquísticas.

La supervivencia de las mujeres con cáncer de mama diez años después de su diagnóstico es del 95 % si estaban en un estadio 1 del tumor, pero si estaban en un estadio 4, la supervivencia, diez años después, es del 30 %.

La detección precoz del cáncer de mama tal vez salva la conciencia de muchas personas, porque estadísticamente sabemos que puede garantizar la supervivencia mediante un diagnóstico y un tratamiento precoces, pero a menudo me pregunto: «Si cada 6 y 12 meses el ginecólogo repite la visita y la mamografía a estas mujeres con riesgo de padecer cáncer de mama, ¿por qué no les proponemos un tratamiento para su salud hormonal y comprobamos si el exceso de fibrosis se reduce o simplemente desaparece con los cambios de hábitos de vida que les proponemos?».

Un metaanálisis de 2010 especifica que un consumo superior a los 10 g de alcohol al día se correlaciona con un mayor riesgo de padecer cáncer de mama en un 9 % en mujeres premenopáusicas y en un 8 % en mujeres posmenopáusicas.

Beber 10 g de alcohol al día aumenta entre un 20 y un 26 % los niveles de estradiol en sangre en comparación con la ausencia de consumo de alcohol. ¿Sabes cuánto son 10 g de alcohol cada día? Es lo que toman muchas personas regularmente.

¿Creías que una copita de vino diaria era algo saludable y seguro para todos? Tendremos que ser cautelosos, porque la ciencia no nos dice lo mismo.

Te enseño a calcular los gramos de alcohol que te tomas:

Gramos de alcohol = (graduación alcohólica × 8) × (cantidad consumida en litros).

Por ejemplo, una copa grande de vino (200 ml) de 13 grados = (13 × 8) ×/ (0,2 litros) = 104 × 0,2 litros = 20,8 g de alcohol.

Una copa de vino (100 ml) de 13 grados = 10,4 g de alcohol.

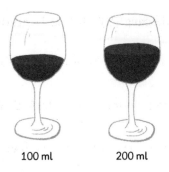

100 ml   200 ml

Recuérdalo: no debes superar los 10 g de alcohol al día para mantener tu salud hormonal equilibrada.

¡Mira cómo te afecta el tipo de alcohol y su cantidad!

Porque una copa de vino no es lo mismo que dos copas de vino.

Y una copa de vino no es lo mismo que un gin-tonic.

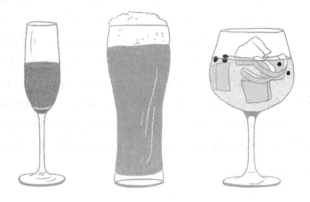

- Una lata de cerveza (330 ml) de 5 grados = 13,2 g de alcohol.
- Una caña de cerveza (250 ml) de 4,5 grados = 9 g de alcohol.

- Una copa de cava (100 ml) de 12 grados = 9,6 g de alcohol.
- Una copa de whisky (50 ml) de 42 grados = 16,8 g de alcohol.
- Una copa de ginebra o ron (50 ml) de 40 grados = 16 g de alcohol.
- Un vaso de sangría (200 ml) de 6,8 grados = 10,9 g de alcohol.

Según la OMS, una copa grande de vino al día, es decir, 20,8 g de alcohol, es sana porque no supera el consumo máximo recomendado de 30 g para los hombres y apenas supera los 20 g aconsejados para las mujeres.

Ahora bien, según los últimos estudios, todo indica que con solo un vasito de vino de 100 ml/día (10,4 g de alcohol) estás aumentando los estrógenos, y eso no es bueno. No es bueno porque ya te contarás entre las personas que tienen un mayor riesgo de padecer enfermedades dependientes de los estrógenos. Tus estrógenos se incrementarán entre un 20 y un 26 %, y podrás comprobarlo fácilmente porque aumentarás de peso, y lo harás donde se acumulan los estrógenos, la hormona femenina. Más grasa en la zona mamaria, las caderas y los muslos.

Yo te recomiendo que no consumas alcohol de manera habitual.

LOS TÓXICOS

La acumulación de los tóxicos a los que estamos expuestos durante toda la vida a través de la comida, el aire y nuestro entorno constituye una carga que puede ocasionarnos muchos problemas de salud.

Se ha demostrado que la exposición a los tóxicos empieza en el vientre materno, donde la barrera placentaria no nos protege, como se había pensado, de los casi doscientos componentes tóxicos encontrados en el cordón umbilical de los recién nacidos. Conociendo esta probable primera exposición intrauterina, gestionar lo mejor que podamos nuestra vida para envejecer saludablemente supone un gran reto. Recuerda que muchos niños y niñas, en la etapa prenatal, se hallan expuestos a más estrógenos de lo normal por el efecto sumatorio de la dieta materna y los tóxicos a los cuales estamos todos expuestos. Este bebé nacerá con el segundo dedo de la mano derecha más largo que el cuarto y formará parte de posteriores generaciones con predominio de estrógenos y las patologías asociadas a ellos.

La exposición constante a tóxicos ambientales puede desencadenar enfermedades autoinmunes, degenerativas, sensibilidad química múltiple, fatiga crónica, fibromialgia, diabetes, alteraciones de la tiroides, infertilidad, alteraciones hormonales, neurológicas y cáncer.

Estamos hablando de tóxicos cotidianos como:

- El bisfenol A (BPA)

Se encuentra en el interior de las latas de tomate y los envases de plástico, especialmente cuando los sometemos a los efectos del calor, como los túpers de la comida que calentamos en el microondas. También se halla en los envases y los utensilios de cocina elaborados con policarbonato, en el papel térmico de los tíquets de compra, los selladores dentales, etcétera. Hay que cambiar los utensilios de plástico por otros de cristal o de plástico con la etiqueta «Libre de BPA».

El BPA, incluso en dosis muy inferiores a las establecidas como límite por los organismos competentes, es un tóxico que afecta a nuestra salud. Ejemplos:

- Disminuye la testosterona, los espermatozoides y la fertilidad masculina.
- Reduce la cantidad, la calidad y la maduración de los ovocitos, provoca abortos y partos prematuros.
- Genera hiperactividad, agresividad, menos concentración y memoria.
- Aumenta la lipogénesis y, por tanto, hace aumentar el peso corporal, crea resistencia a la insulina, provoca diabetes tipo 2 y enfermedades cardiovasculares.
- Incrementa las citocinas que favorecen las alergias.
- Aumenta la actividad estrogénica, que puede provocar cáncer de próstata y de mama.

- El PET, el PVC y el DEHP

Las botellas de agua y de refrescos normalmente llevan el número 1 en la base. Esto significa que están elaborados con tereftalato de polietileno (conocito como PET, según sus siglas en inglés), un material poco resistente pensado para un solo uso, ya que se dobla y se ralla con facilidad liberando un compuesto tóxico, precisamente el que le aporta flexibilidad, llamado Di(2-etilhexil)ftalato (DEHP).

El DEHP es un ftalato que se disuelve con el agua o el líquido que contiene la botella, tiene efectos hormonales y potencialmente procancerígenos, que se han demostrado en ratas pero no en humanos. También está presente en el policloruro de vinilo (PVC) y supone un riesgo de exposición para los niños que chupan los juguetes de plástico. Entonces, mejor utilizar estas botellas solo para jugar al «bottle flip challenge».

Por lo tanto, ¿dónde podríamos guardar el agua y otros líquidos?

Existen siete tipos de plástico que se utilizan para envasar (fíjate en la base de la botella).

Los envases que al parecer son seguros llevan los números: 2 (PEAD o polietileno de alta densidad), 4 (PEBD o polietileno de baja densidad) y 5 (PP o polipropileno). Ninguno de ellos contiene BPA. El 4 y especialmente el 5 son los mejores para reutilizar, los más seguros y se pueden lavar en el lavavajillas, ya que resisten altas temperaturas sin que se modifique la estructura de sus componentes. Son plásticos duros y caros de reciclar. Los envases no recomendables son los que llevan el número 1 (PET), el 3 (PVC), el 6 (PS o poliestireno) y el 7 (un cajón de sastre en el que muchos pueden contener BPA). Todos son disruptores endocrinos. Cuando compres botellas o recipientes de plástico, fíjate que sean de PEBD o PP. Y, lo más importante, que no se calienten las botellas de plástico. No las dejes en el coche donde les dé el sol, sobre todo en verano, porque el plástico libera componentes con actividad hormonal potencialmente nociva. Y cuando termines el contenido de la botella, no la reutilices.

GUÍA DE RECICLAJE DE PLÁSTICOS

1
PET

· Botellas de bebidas
· Botellas de agua
· Envases de aceite

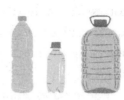

2
PEAD

· Bolsas de supermercado
· Implementos de aseo

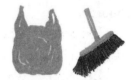

3
PVC

· Tubos y tuberías
· Coolers eléctricos
· Envases de detergente

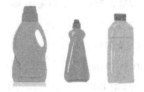

4
PEBD

· Manteles
· Envases de cosmética
· Bolsas de basura

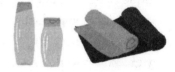

5
PP

· Biberones
· Tapas de botella
· Vasos no desechables
· Contenedores de alimentos

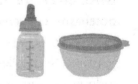

6
PS

· Cubertería desechable
· Envases de yogur y helado
· Envases de margarina

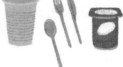

7
OTROS

· Teléfonos
· Artículos médicos
· Juguetes

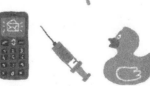

Los tóxicos en los alimentos más frescos y básicos

- Carnes y derivados, cereales y pan, grasas, pescado y marisco, derivados lácteos, tubérculos (HAP o hidrocarburos aromáticos policíclicos de los curados, ahumados o quemados)
- Pescado y marisco, grasas, mantequillas, derivados lácteos (dioxinas de los herbicidas)
- Derivados lácteos, pescado y marisco (HCB)
- Grasas, pescado y marisco, carne y derivados (PBDE)
- Grasas, pan y cereales, pescado y marisco (naftalenos policlorados)
- Cereales, hortalizas, pescado fresco, frutas, frutos secos, condimentos (plaguicidas)
- Glifosato*

Año tras año, importantes investigadores españoles y europeos han publicado estudios que alertaban a las instituciones estatales de la peligrosidad de algunos tóxicos, aceptados en España en dosis limitadas, pero las autoridades no han tomado ninguna decisión. Las dosis mínimas seguras de un tóxico siempre son cero. A partir de aquí, ¿quién contabiliza el efecto sumatorio de estas dosis supuestamente seguras?

¿Cómo vamos a motivar a los jóvenes investigadores si

---

*El 40 % de las aguas de Catalunya (acuíferos, pozos y fuentes) están contaminadas con glifosato, un herbicida que deja rastro siempre que se utiliza. No se degrada fácilmente y un 60 % proviene de la lluvia. Los herbicidas garantizan la rentabilidad de las cosechas de trigo, maíz y soja, los cereales más contaminados y peligrosos para nuestra salud. Si eres panadero, plantéate no hacer pan de trigo ni de maíz para tus clientes; si tienes estos cereales en el obrador estarás expuesto a este tóxico, excepto si trabajas con harinas ecológicas, claro. ¿Conocéis a panaderos jóvenes con alergias graves o cáncer? Sí, yo también.

cuando se presentan los resultados de estudios científicos, tras años de seguimiento, las conclusiones se banalizan como si el problema fuera en otra dirección?

Otros tóxicos presentes en nuestra vida

- Triclosán, filtros UV y almizcle en productos de higiene, cosmética, cremas solares y pasta dental. Además, en las cremas solares, hay que evitar el 4-MBC y el OMC, incluido en los filtros para los rayos solares.
- Sustancias perfluoradas, como los PFOS y el PFOA, que pueden estar presentes en materiales antiadherentes que encontramos en la cocina, el papel film, el hilo dental, los asientos de los coches, los contaminantes de los alimentos, etcétera.
- PCB y dioxinas (2, 3, 7, 8-TCDD), que encontramos en hidrocarburos aromáticos, en la carne, etcétera.
- Surfactantes: alquilfenoles (nonilfenoles, ortofenoles), PFOS y PFOA. Actualmente ya encontramos sartenes y utensilios de cocina sin PFOA, el conocido antiadherente que salvó tantas tortillas de patata cuando se introdujo en el mercado antes de que se comprobara que es un componente muy tóxico.
- Retardantes de llama (PBDE): antes, las cortinas y los sofás de las casas, la tapicería de los coches, las corbatas, etcétera, todo ardía con mucha facilidad. Gracias a los retardantes de llama se han salvado muchas vidas, pero pagamos un precio por ello.
- Endosulfán, lindano, paration, dieldrina, DDT (insecticidas).

- Hexaclorobenceno (HCB), tributilestaño (fungicida).
- Atracina (herbicida).
- Etinilestradiol (anticonceptivos): es un estrógeno sintético. Las mujeres que toman anticonceptivos, como las que están expuestas a otros tóxicos estrogénicos o las mujeres obesas, presentan un aumento de los niveles de estrógenos en el cuerpo, una resistencia y una menor sensibilidad del receptor de la insulina y de la leptina. Todo ello favorece el aumento de peso y/o la aparición de la diabetes tipo 2.

La confederación Ecologistas en Acción tiene una guía completa de todos los tóxicos que alteran el sistema hormonal. Podéis consultarla en: <https://www.ecologistasenaccion. org/IMG/pdf/cuaderno-23_alteradores_hormonales.pdf>.

Actualmente, el arsénico es el tóxico más preocupante.

Concentración de metales EDC en los alimentos en Catalunya (µg/g de peso en fresco)

	Arsénico	Cadmio	Mercurio	Plomo
Carne y derivados	0,0200	0,0063	0,0123	0,0243
Pescado y marisco	2,2100	0,0362	0,0970	0,0512
Verduras y hortalizas	0,0015	0,0050	0,0005	0,0163
Tubérculos	0,0130	0,0198	0,0030	0,0259
Frutas	0,0015	0,0009	0,0005	0,0126
Huevos	0,0150	0,0080	0,0080	0,0150
Leche	0,0060	0,0015	0,0030	0,0060
Derivados lácteos	0,0225	0,0060	0,0115	0,0225
Pan y cereales	0,0424	0,0329	0,0300	0,0242
Legumbres	0,0015	0,0005	0,0005	0,0077
Grasas	0,0917	0,0080	0,0300	0,0300

Fuente: *Contaminantes químicos, estudio de dieta total en Catalunya.* Generalitat de Catalunya, 2005.

Más allá de los plaguicidas, los insecticidas y los herbicidas, existe un tóxico que me preocupa enormemente, porque está presente en el agua y con el agua lo regamos todo. Como puedes comprobar en el gráfico, el mineral tóxico más presente en los alimentos en Catalunya es el arsénico. El pescado, el arroz, el marisco y el agua son la principal fuente de contaminación.

Se trata de un tóxico cancerígeno que, además, aumenta la actividad estrogénica, acelerando la aromatasa y uniéndose a los receptores de estrógenos como buen xenoestrógeno que es.

Evolución de la media del valor cuantificado

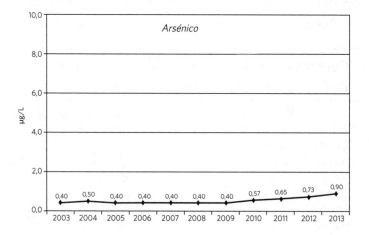

Según la OMS, el nivel máximo de arsénico aceptado legalmente para el agua de consumo es de 10 µg/l.

Desde 2003 hasta 2013, los niveles se han duplicado (de 0,4 a 0,9 µg/l), pero seguimos lejos de los niveles máximos establecidos como seguros (10 µg/l). Tranquilo.

Te propongo que hagas una reflexión. ¿Cuál dirías que es la dosis segura de un tóxico declarado cancerígeno? La dosis segura es 0, ¿estás de acuerdo?

¿Quién controla el efecto sumatorio del agua que bebemos, el pescado y el marisco que comemos, la fruta y la verdura que regamos a diario con esta agua contaminada con «dosis de arsénico legales», incluidas las frutas y las verduras ecológicas? ¿Quién se ocupa de hacer la suma total del cóctel?

Hay personas que no eliminan los tóxicos correctamente porque su hígado desintoxica de forma lenta. Estas personas

Elementos tóxicos

Resultados en mg/g creatinina

Elementos	valores de referencia	máximo permitido	valores de referencia
Plomo	2,8		< = 1,4
Mercurio	NS		< = 2,19
Aluminio	5,9		< = 22,3
Antimonio	0,071		< = 0,149
Arsénico		258	< = 50
Bario	3,0		< = 6,7
Bismuto	NS		< = 2,28
Cadmio	0,28		< = 0,64
Cesio	12,6		< = 10,5
Gadolinio	NS		< = 0,019
Galio	0,011		< = 0,028
Níquel	2,17		< = 3,88
Niobio	NS		< = 0,084
Platino		0,089	< = 0,033
Rubidio	1,413		< = 2,263
Talio	0,142		< = 0,298
Torio	NS		< = 4,189
Estaño	0,50		< = 2,04
Tungsteno	NS		< = 0,211
Uranio	NS		< = 0,026

Elementos tóxicos

Resultados en mg/g creatinina

Elementos	valores de referencia	máximo permitido	valores de referencia
Plomo	11,4		< = 1,4
Mercurio	NS		< = 2,19
Aluminio	19,2		< = 22,3
Antimonio	0,436		< = 0,149
Arsénico		>485	< = 50
Bario	14,5		< = 6,7
Bismuto	NS		< = 2,28
Cadmio	3,37		< = 0,64
Cesio	22,3		< = 10,5
Gadolinio	NS		< = 0,019
Galio	0,034		< = 0,028
Níquel	5,87		< = 3,88
Niobio	NS		< = 0,084
Platino		0,194	< = 0,033
Rubidio	2,153		< = 2,263
Talio	0,242		< = 0,298
Torio	NS		< = 4,189
Estaño	1,26		< = 2,04
Tungsteno	NS		< = 0,211
Uranio	0,436		< = 0,026

no toleran los tóxicos y pueden sufrir sensibilidad a los químicos incluso con una exposición mínima.

En la página anterior tenemos dos analíticas de orina que valoran los tóxicos de dos pacientes reales. Uno de los pacientes bebe agua filtrada por ósmosis inversa, y el otro no. Los resultados son muy parecidos. La ósmosis no garantiza el filtrado específico del arsénico, un tóxico que es prioritario filtrar porque es el que más tenemos bioacumulado.

El agua contiene una serie de minerales y metales con unos límites permitidos por la OMS. Muchos son indispensables para tener una buena salud (calcio, potasio, magnesio, selenio, zinc, hierro, oro, por decir algunos), mientras que otros pueden provocar enfermedades (aluminio, arsénico, plomo, mercurio, cadmio, uranio, etcétera). El arsénico, el plomo, el cadmio y el mercurio son disruptores endocrinos y tienen un efecto estrogénico en nuestro cuerpo.

El arsénico es un elemento de la corteza terrestre que resulta muy tóxico. En poblaciones que consumen agua contaminada con arsénico, se han observado lesiones cutáneas, híper e hipopigmentación de la piel, neuropatía periférica, rampas, espasmos, cáncer de piel, de vejiga y de pulmones, y enfermedades cardiovasculares. El riesgo de cáncer de vejiga y de pulmones en Estados Unidos por la ingesta de agua con 10 µg/l de arsénico es de 12/18 respectivamente por 10.000 mujeres y 23/14 por 10.000 hombres.

El arsénico se utiliza en pesticidas, herbicidas, insecticidas, conservantes de la madera, tabaco y algunos medicamentos veterinarios que se añaden a la alimentación de los animales estabulados para prevenir determinadas enfermedades y garantizar un crecimiento más rápido. También se encuentra en grandes cantidades en aguas subterráneas, como los pozos.

La mayor parte del arsénico lo ingerimos a través de la dieta y del agua, en particular cuando comemos pescado, marisco, pollo, cereales, sobre todo el arroz integral, y sus derivados (leche o tortitas), ya que los cereales absorben el arsénico del agua. También lo respiramos a través del polvo del ambiente.

En 2011, la Food and Drug Administration (FDA) de Estados Unidos reconoció que el pollo estaba contaminado con arsénico inorgánico, que podía resultar cancerígeno y mortal por el efecto acumulativo en nuestro cuerpo, a pesar de que cada pollo individualmente contenga la dosis establecida como legal y segura. Los pollos ingerían el arsénico a través de un medicamento que se les administraba, la roxarsona, que la Unión Europea prohibió en 2009, pero que muchos otros países siguen utilizando. Debido a la globalización, es posible que algunas grandes superficies importen pollos contaminados de países como Canadá, México, Malasia, Indonesia, Filipinas, Vietnam, Chile, Argentina, Perú, Venezuela, Brasil, Australia, Pakistán y Jordania.

Recomendamos consumir carne de animales ecológicos o de productores de proximidad, que conozcas y que te garanticen su trazabilidad y un producto final de buena calidad.

La tecnología avanza, lo que nos permite eliminar el arsénico y otros tóxicos del agua de consumo con nuevas tecnologías. Los aparatos de ósmosis inversa o de ultrafiltrado, para el hogar o empresas, purifican el agua que utilizas para beber, cocinar y fregar los platos. También pueden usar agua purificada las empresas productoras de leches de arroz, por ejemplo las que tienen un potencial tóxico más alto porque están elaboradas con arroz y agua no filtrada.

La acumulación de tóxicos en nuestro cuerpo es perjudicial para el hígado, los riñones y los pulmones y afecta al sistema nervioso.

Necesitamos agua limpia. Cuando veas que el agua del grifo sale de color marrón después de unos días sin abrirlo, tienes un problema. Es agua con óxidos, seguramente las aleaciones de las tuberías no son inoxidables. Esta agua marrón está oxidada, contiene sustancias cancerígenas como el plomo y es peligrosa para beber, cocinar o fregar los platos, incluso para ducharse, ya que puede irritar la piel o los ojos. Creo que deberías cambiar las tuberías de tu casa o instalar un aparato purificador de agua antes de que empieces a acumular problemas de salud.

En el mercado existe una gran variedad de aparatos que purifican el agua, la filtran y neutralizan los tóxicos, tanto del agua embotellada como del agua corriente.

Te recomiendo que hagas lo que yo he hecho en mi casa y siempre aconsejo a mis pacientes y amigos: instala debajo del fregadero un aparato de ósmosis inversa y, además, un filtro específico para el arsénico. Si ya tienes instalada la ósmosis, tienes que preguntar si lleva ese filtro, ya que no suelen incluirlo.

Una vez que dispongas de agua limpia, ya tendrás mucho ganado, porque si bebes agua libre de tóxicos mejorará la microbiota, tu hígado trabajará menos, no estarás expuesto a tantos tóxicos externos o xenotóxicos, que aceleran la aromatasa, y, además, tendrás una actividad menor de los receptores de estrógenos, porque los xenoestrógenos son disruptores endocrinos que provocan un exceso de actividad estrogénica.

Pero a través del agua no solo podemos acabar con los tóxicos, sino que también podemos ingerir más antioxidantes. ¿Te imaginas poder convertir el agua en agua antioxidante?

El agua hidrogenada

El hidrógeno (H_2) es el elemento químico menos pesado y más abundante de la Tierra. Es inflamable y posee un potencial terapéutico comprobado muy importante para transformar la salud.

Según los estudios de Ohsawa (2007) publicados en la revista *Nature Medicine*, el hidrógeno permite reducir los radicales libres de oxígeno (ROS), muy tóxicos para nuestras células (citotóxicos). El hidrógeno nos protege de los daños producidos por el estrés oxidativo, y tiene la particularidad de atravesar por difusión la membrana celular y entrar en el citoplasma, atravesar la membrana de la mitocondria y entrar en ella, atravesar la membrana del núcleo celular y entrar en él. Por lo tanto, puede actuar como antioxidante en cualquier nivel celular: en el núcleo, la mitocondria y el citoplasma.

La terapia con hidrógeno puede ser muy útil para transformar tu salud. Los próximos años se producirá un *boom* de las terapias con tecnología antioxidante de hidrógeno.

El H_2 y otros gases (NO, CO, H_2S) actúan como moléculas señalizadoras de la célula, modulando su actividad y aportándole beneficios antiinflamatorios, antidiabéticos y antialérgicos, además de ayudar a combatir la obesidad, la hipertriacilgliceridemia, el Parkinson o la artritis reumatoide, y a mejorar el rendimiento deportivo, la circulación sanguínea, la cicatrización de las heridas, la periodontitis, la diálisis y la calidad de vida de las personas que reciben radioterapia para el tratamiento de tumores.

Si el hidrógeno mejora las inflamaciones, ayudará a todas las personas con inflamaciones crónicas, como artritis reumatoides, tiroiditis de Hashimoto, depresión, etcétera, reducirá la actividad de la aromatasa y nos ayudará a perder peso.

¿Recuerdas que la aromatasa se activa excesivamente cuando tenemos sobrepeso, estrés o inflamaciones? El hidrógeno puede ayudar a reducir la cantidad de estrógenos y el riesgo de sufrir migrañas, ansiedad, dolores premenstruales, y también a bajar de peso y a aliviar todas las enfermedades causadas por un predominio estrogénico.

Si el hidrógeno mejora las mitocondrias, ayudará a las personas con fatiga crónica y a los deportistas; además, puede ser una buena estrategia terapéutica para protegernos de la diabetes, las enfermedades cardiovasculares, cerebrovasculares, respiratorias, renales, neurológicas (Alzheimer), etcétera.

Si el hidrógeno mejora el estrés oxidativo del ADN del núcleo de la célula, también puede resultar beneficioso para las personas que sufren enfermedades autoinmunes o cánceres.

Las investigaciones científicas llevadas a cabo con hidrógeno en modelos animales y celulares, así como los estudios cada vez más importantes realizados en humanos respecto a su seguridad y sus posibles aplicaciones en medicina, ahora mismo son prometedores: aumenta la actividad antioxidante, reduce la peroxidación lipídica de la membrana celular, disminuye las citocinas proinflamatorias (Il-1beta, Il-6, Il-8, TNF-alfa), el NF-kappa-beta y otros mediadores de las inflamaciones, y es antiapoptótico, porque previene la muerte celular. ¡Eso lo deseamos todos!

El hidrógeno está rodeado de numerosas promesas que habrá que concretar en futuras investigaciones sobre la dosis óptima de administración según la patología de que se trate: Alzheimer, diabetes, miomas... ¿Necesitamos la misma dosis de hidrógeno en todos los casos? Estaremos atentos.

Las investigaciones del equipo de Gharib (2001), del doctor Ohta (2007), de Itoh (2011), de Matsushita (2011) y de muchos otros muestran que los mecanismos protectores del hidrógeno son multifactoriales. A medida que las investigaciones concreten sus beneficios para tratar o prevenir ciertas enfermedades, o incluso para prevenir y mejorar el rendimiento, determinaremos la cantidad de hidrógeno necesaria para cada persona y cada enfermedad.

¿Sabes qué? Realmente el hidrógeno ¡lo producimos nosotros mismos!

En condiciones normales, las bacterias de nuestro intestino, sobre todo las del colon, fabrican hidrógeno, fruto de la fermentación de los hidratos de carbono indigeribles, los que se resisten a la digestión y la absorción en el intestino delgado y llegan al colon, donde fermentan fabricando gases como el hidrógeno (H_2), el metano (CH_4) y el dióxido de carbono (CO_2), y ácidos grasos de cadena corta (SCFA) como el acetato, el propionato y el butirato.

Estamos hablando de alimentos ricos en fibra (fruta, verdura, legumbres, cereales integrales, frutos secos y semillas), almidón resistente (cereales, plátano y legumbres) y azúcares no absorbibles (fructosa, lactosa, fructanos, galactooligosacáridos y polioles como el sorbitol, el xilitol o el manitol).

Habrás notado que la cebolla, la fruta o las legumbres te producen gases. Es normal. ¡Tenemos 200 ml de gas en nuestro colon! Y el hidrógeno representa el 99 % del total de estos 200 ml.

Seguro que recuerdas algún compañero de escuela que, con un mechero en la mano y los pantalones bajados a la altura de las rodillas, conseguía desatar una gran llama al tirarse un pedo, al tiempo que sus amigos se echaban a reír. Los pedos son inflamables debido al hidrógeno (H_2), el metano (CH_4) y el sulfuro de hidrógeno (H_2S).

¿Y por dónde salen los gases del colon? Por cuatro vías diferentes: a través de los eructos, los pedos (80 %), a través de los pulmones (20 %) después de que los absorba la mucosa intestinal, o gracias a las bacterias del intestino, formando metano (CH_4) o sulfuro de hidrógeno (H_2S).

Seguro que alguna vez has visto que para diagnosticar la intolerancia a la lactosa o a la fructosa analizamos los gases del aliento.

Después de comer pan, pasta, arroz, legumbres o fruta siempre eliminarás más hidrógeno por el aliento. Los gases fabricados en el colon se eliminan, básicamente, por el ano o por el aliento en cada espiración. ¿Te has percatado del aliento de los recién nacidos? ¿O del mal aliento de algunas personas? ¿Qué intestino crees que está mejor? Bueno, no nos desviemos del tema. Solo quería dejar claro que una dieta vegetariana o una dieta rica en fibra y almidón resistente garantiza más hidrógeno en el colon y en tu cuerpo, con todos los beneficios que ello comporta.

Cuando comemos hidratos de carbono que no se digieren, estos actúan como prebióticos para las bacterias del colon que fabricarán hidrógeno. Nosotros también podemos pensar otras maneras para aumentar el hidrógeno en el cuerpo.

Actualmente podemos obtener el hidrógeno de diferentes formas y convertir estas promesas de la ciencia en una realidad.

Existen tres maneras de administrar hidrógeno a las personas:

- Inhalado en forma de gas.
- Inyectado a nivel intraperitoneal (con una solución salina rica en hidrógeno).
- Bebiendo agua rica en hidrógeno (agua hidrogenada).

Por sentido común, la mejor forma y la más práctica para tener en casa es el agua hidrogenada.

Las nuevas tecnologías no se han hecho esperar, y ya disponemos de máquinas hidrogenadoras para convertir el agua de casa en agua antioxidante, antiinflamatoria, antiapoptótica y preventiva de muchas enfermedades; solo hay que instalar un aparato que añade hidrógeno al agua, en casa o en el trabajo.

A menudo me acuerdo de un paciente que hacía años que sufría migrañas y tenía sobrepeso. Era una tortura, una auténtica pesadilla. Me contó que el agua hidrogenada le ayudó a perder cuatro kilos sin cambiar absolutamente nada de la dieta. Un tratamiento para mejorar el intestino, una alimentación baja en histamina y reducir la actividad de la aromatasa hicieron el resto: transformarlo en «la persona más feliz del mundo», según sus propias palabras. Admiro a estas personas respetuosas con su propia salud. Ahora, este amigo sigue bebiendo agua hidrogenada y cuida la aromatasa practicando deporte en horas de sol, tomando polifenoles, durmiendo lo suficiente...

Los deportistas que se hidratan con agua enriquecida con hidrógeno tienen niveles inferiores de ácido láctico después de hacer ejercicio físico y una mejor función muscular. En un estudio piloto efectuado con deportistas de élite en 2012, Aoki y su equipo demostraron que los atletas que tomaban «agua placebo» tenían niveles más altos de lactato después del ejercicio físico intenso, mientras que los deportistas que bebían «agua hidrogenada» presentaban menor cantidad de lactato en sangre y menor fatiga muscular.

En un estudio realizado por Nakata en 2015, se demostró el beneficio del hidrógeno en hombres con esperma dañado y poco móvil. Los hombres que beben agua hidrogenada incrementan la movilidad de los espermatozoides, por eso se cree que habría que tenerlo en cuenta para conseguir mejoras en los tratamientos de fertilidad.

Estudios llevados a cabo en la Universidad de Harvard en 1936, y que posteriormente corroboraron otros, efectuados en distintas partes del mundo con agua potable y de piscinas, ya demostraron una fuerte correlación entre los potenciales de reducción de oxidación (ORP, según sus siglas en inglés) y la actividad antibacteriana, antifúngica y antiviral.

Entre 5 y 15 minutos después de beber agua enriquecida con hidrógeno, ya observamos un aumento de este gas en plasma y en el aire espirado. Esto nos indica que la difusión del hidrógeno a través de la mucosa intestinal hacia la circulación sanguínea y los pulmones es muy rápida.

Después de entre 45 y 90 minutos, o más (según la cantidad de agua hidrogenada ingerida), estos niveles elevados de hidrógeno desaparecen y las concentraciones vuelven a la normalidad.

Dado que el hidrógeno es volátil y tiene una vida aproximada de apenas una hora y media, te recomiendo que bebas a menudo agua hidrogenada del grifo en el que hayas instalado el sistema.

LOS TRANSPORTADORES DE LOS ESTRÓGENOS

Los estrógenos circulan por nuestras arterias libremente o acoplados a un transportador. Es preferible que lo hagan con un transportador. Cuando la mayoría de los estrógenos circulan con un transportador son una maravilla; en cambio, cuando circulan libres por la sangre, pueden unirse a sus receptores activándolos excesivamente, causando así muchos problemas para la salud.

Las hormonas masculinas (andrógenos) y femeninas (estrógenos) pueden circular por la sangre de forma libre (< 10 %) o acopladas a uno de estos dos transportadores:

- La albúmina (entre el 20 y el 40 %).
- La globulina fijadora de hormonas sexuales (SHBG, según sus siglas en ingés; entre el 60 y el 80 %): es una glicoproteína producida mayoritariamente por el hígado, el cerebro, el útero, las células de Sertoli de los testículos y la placenta. Tiene mucha afinidad por la DHT, la testosterona y los estrógenos.

A estos dos transportadores yo los llamo «cruceros». La SHBG y la albúmina regulan la cantidad de hormonas libres circulantes y, por consiguiente, estos cruceros, que transportan y fijan las hormonas masculinas y femeninas, podrán inhibir o activar la actividad hormonal de las células diana donde se encuentran los receptores hormonales. Cuantos más cruceros tengamos circulando por la sangre, menos estrógenos libres y menor actividad hormonal habrá.

Por regla general, solo un pequeño porcentaje de estrógenos y de testosterona circula de forma libre por la sangre. Será biológicamente activo cuando se acople a su receptor, situado en la mayoría de las células de nuestro cuerpo.

El resto lo captan los transportadores (los cruceros), y no estará biodisponible para activar los receptores hormonales de las células diana.

Si contamos con pocos transportadores hormonales, seguro que tendremos una mala salud hormonal. Necesitamos que el hígado fabrique transportadores (SHBG y albúmina) para evitar sufrir enfermedades por exceso de estrógenos y de andrógenos.

Tipo de paciente	Rango
Mujer adulta, premenopáusica	40 - 120 nmol/l
Mujer adulta, posmenopáusica	28 - 112 nmol/l
Hombre adulto	20 - 60 nmol/l
Edad de 1 a 23 meses	60 - 252 nmol/l
Prepuberal (de 2 a 8 años)	72 - 220 nmol/l
Mujer puberal	36 - 125 nmol/l
Hombre puberal	16 - 100 nmol/l

Cuando puedas, valora cómo está tu equilibrio hormonal y hazte analíticas de sangre que determinen la testosterona libre, la testosterona total, la DHEA-sulfato, la DHEA, el 17-beta estradiol, la albúmina y la SHBG.

Por ejemplo, una mujer adulta en edad fértil con problemas por exceso de estrógenos, como dolores premenstruales, mamas fibrosas o jaquecas, conviene que tenga niveles más bien altos de SHBG, entre 80 y 120 (niveles normales entre 40 y 120).

Más adelante veremos los problemas asociados a niveles bajos o demasiado altos de SHBG. Ambos extremos acarrean problemas.

Factores que influyen en la cantidad de transportadores presentes en el organismo

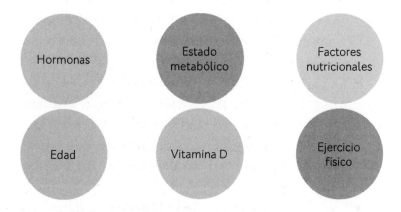

- Hormonas: las hormonas tiroideas T3 y T4 aumentan el transportador. Los estrógenos, los fitoestrógenos o medicamentos antiestrogénicos como el tamoxifeno o el mitotane aumentan la SHBG y también la actividad del gen de la SHBG. Los andrógenos reducen la SHBG.

- Estado metabólico: la resistencia a la insulina, el IGF-1, la inflamación de bajo grado, el BMI/sobrepeso y la grasa hepática reducen la SHBG. La leche de vaca es muy rica en IGF-1 y en estrógenos, por lo tanto, reduce el transportador SHBG, lo cual hace que se acumulen estrógenos libres en sangre y, además, lleva estrógenos gratuitos en la misma. Un cóctel que perjudica la salud de la mayoría de las personas.

- Factores nutricionales: el ácido palmítico, los monosacáridos (glucosa o fructosa) y una dieta rica en proteínas reducen la SHBG.

- Edad: cuanto más viejos, más SHBG y menos hormonas libres. La menor cantidad de testosterona y de estrógenos biodisponibles que se produce con el envejecimiento, a causa del incremento fisiológico de la SHBG, comporta una libido menor, menos fuerza y resistencia muscular y pérdida de densidad ósea (osteoporosis).

- Vitamina D: la vitamina D aumenta la SHBG. Necesitamos exponernos al sol para que nuestra piel la fabrique. Toma alimentos ricos en vitamina D, como yema de huevo, pescado azul, quesos setas shiitake. El alcohol limita la absorción intestinal de vitamina D y altera su metabolismo.

- Ejercicio físico: el ejercicio físico hace aumentar la SHBG.

Las concentraciones de SHBG varían a lo largo de la vida, y sabemos que las personas con sobrepeso suelen tener niveles bajos. Un alto índice de masa corporal, superior a 25, se relaciona con bajos niveles de SHBG y altos niveles de estrógenos que circulan de forma libre.

¿Qué puede ocurrirme si tengo niveles bajos de SHBG?

Gracias a los estudios recientes de Rafael Simó y su equipo de la Unidad de Diabetes y Metabolismo de la Universidad de Barcelona, publicados en julio de 2015, sabemos que las personas con bajos niveles de SHBG tienen riesgo de sufrir:

- Obesidad o resistencia a la insulina.
- Diabetes tipo 2.
- Hígado graso no alcohólico (NAFLD) o esteatosis hepática.
- Ovarios poliquísticos (SOP).
- Enfermedades cardiovasculares.
- Hipotiroidismo.
- Hiperprolactinemia: durante la lactancia, el nivel de estrógenos cae y eso provoca una reabsorción del calcio de los huesos que pasa a la leche materna para satisfacer las necesidades de calcio del bebé.
- Exceso de actividad androgénica.
- Síndrome de Cushing.

Cuando los niveles de SHBG son bajos, deberemos buscar la causa para que el hígado vuelva a fabricarla en mayor cantidad y se curen estas enfermedades consideradas crónicas. Hay que resolver la situación cuanto antes.

¿Qué puede ocurrirme si tengo niveles demasiado altos de SHBG?

Los niveles excesivos de SHBG pueden predecir:

- Anorexia o pérdida repentina de peso (cuando se gana peso, los niveles de SHBG bajan).
- Consumo de fitoestrógenos.
- Mamas fibroquísticas.
- Anticonceptivos, Terapia Hormonal Sustitutoria (THS), DIU.
- Administración de corticosteroides.
- Hipogonadismo (falta de fabricación de hormonas sexuales).
- Niveles excesivos de estrógenos.
- Hipertiroidismo.
- Embarazo (porque los niveles de estrógenos son altos).
- Cirrosis hepática.
- Alcohol, tabaco, medicamentos o metales pesados.
- Cortisol (hormona que aumenta con el estrés). La SHBG te ayudará a saber si tienes un estrés excesivo, si tu insulina es efectiva, y también te ayudará en la regulación hormonal. En situaciones de estrés, el cortisol provoca una disminución de la capacidad para reducir peso y un aumento de la grasa corporal.

Si tu SHBG es excesivamente alta, entonces la testosterona libre, la dihidrotestosterona y los estrógenos no estarán disponibles, tendrás niveles bajos en las células corporales y no te proporcionarán beneficios para la salud ni la calidad de vida.

¿Cómo podemos aumentar la SHBG?

No existe un consenso claro respecto a la influencia de la dieta como único factor para aumentar la SHBG. Mientras que C. Longcope y su equipo publicaron que la dieta no afectaba de forma significativa la SHBG, otros investigadores han descrito claros beneficios del ejercicio físico y de adoptar las siguientes pautas alimentarias:

1. En comparación con una dieta omnívora, una vegetariana aumenta la SHBG, porque reduce las hormonas libres circulantes y su actividad hormonal.
2. En estudios realizados en humanos, se ha observado que las mujeres que siguen una dieta rica en fibra, como la lactovegetariana y la macrobiótica, tienen niveles más elevados de SHBG y un riesgo menor de sufrir cáncer de mama u otros tipos de cáncer hormonodependientes.
3. Grasas monoinsaturadas. Los frutos secos, el aguacate, las semillas (de chía, sésamo, lino o cáñamo), las aceitunas y el aceite de oliva virgen extra estimulan la fabricación de SHBG. Un estudio llevado a cabo en España en 2012, en el que se hizo un seguimiento de 928 personas durante seis años y se comparó el uso del aceite de girasol con el de oliva, concluyó que los niveles de SHBG eran más elevados en las personas que utilizaban aceite de oliva para cocinar. Este aceite frena la actividad de la PPAR gamma, una proteína que inhibe la producción hepática de SHBG.
4. En 2010, Kalgaonkar y sus colaboradores realizaron un

estudio sobre el mecanismo patológico que provoca ovarios poliquísticos, y evidenciaron también que las almendras (ricas en ácidos grasos monoinsaturados) aumentaban la SHBG y reducían la testosterona libre y las nueces (ricas en ácidos grasos omega 3, como el pescado azul, el marisco y las algas), aumentaban la SHBG y hacían descender la testosterona y los estrógenos libres. Entre horas... cambia el bocadillo, las galletas o las tostadas por frutos secos. ¡Hay que incluirlos en la dieta!

5. Café o té verde.
6. Los lignanos (lino, sésamo, crucíferas, ortigas) y los fitoestrógenos (soja, lúpulo, kudzu, legumbres...) incrementan la SHBG si se sigue una dieta rica en fibra.

Hay que reducir:

1. Los alimentos procesados. Creo que algunos alimentos procesados sería mejor llamarlos «productos» procesados. No los considero un alimento saludable, ya que la mayoría contienen azúcar refinado, edulcorantes como el acesulfamo, la sacarina, la sucralosa y el aspartamo, o colorantes, conservantes y otros aditivos para garantizar su conservación y proporcionarles la textura, el color y el sabor que el consumidor quizá desea. Lee la etiqueta y ten cuidado con el pan de molde, la margarina, las pizzas, los pasteles, las patatas fritas, los embutidos, la bollería, las salsas, etcétera.
2. Las grasas trans de aceites vegetales como el de soja, el de colza (canola) y el de palma. Se forman mediante la hidrogenación total o parcial del aceite o la grasa vege-

tal, para que sea más sólido, estable y tenga larga cadu-
cidad, a la espera de que alguien distraído lo coja del
estante y lo ponga en la cesta de la compra. A nosotros,
sin embargo, no nos alarga la vida. Estas grasas se encuentran en los fritos (patatas, croquetas, patatas bra-
vas), las patatas chips, las palomitas, la repostería, los
alimentos precocinados, la bollería, etcétera.

3. El ácido palmítico. Es una grasa saturada presente en
especial en el aceite de palma, en la grasa y la piel de la
carne, la margarina, las grasas de los productos lácteos
como leche, mantequilla, queso, nata o el aceite de coco.
Es un aditivo alimentario legal, ampliamente extendido,
que reduce la actividad del gen HNF-4 alfa, disminuye
los niveles de SHBG y provoca una mayor actividad
hormonal y, como sabes, un mayor riesgo de desarrollar
una enfermedad cardiovascular u hormonal, según la
OMS.

La Autoridad Europea para la Seguridad Alimentaria (EFSA, según sus siglas en inglés) alerta de que la situación puede empeorar cuando se refina el aceite de
palma, calentándolo a altas temperaturas, superiores a
200 °C, ya que se liberan compuestos genotóxicos y
procancerígenos, como los ésteres glicidílicos y los ésteres de los ácidos grasos MCPD (3-monocloropropano-
diol o 3-MCPD y 2-monocloropropanodiol o 2-MCPD).
El aceite de palma, o palmiste, es muy barato y se encuentra refinado sobre todo en margarinas, productos
de pastelería, patatas fritas, bollería, carne y pescado
ahumados, y en alimentos preparados para los lactan-
tes y la población infantil. Infórmate y escoge bien.

4. Los hidratos de carbono refinados. Las dietas muy ricas en hidratos de carbono refinados reducen la SHBG y son perjudiciales para la salud hormonal, porque inducen la lipogénesis (fabricamos más células grasas), la acumulación intrahepática de grasa, o esteatosis hepática, la formación de triglicéridos, la inhibición de la beta-oxidación de los ácidos grasos de cadena larga en las mitocondrias, el descenso de la actividad de la HNF-4 alfa y, por consiguiente, la reducción de la fabricación de SHBG. Aquí se incluyen las bebidas vegetales como la leche de arroz, la avena o la espelta. En cambio, los cereales integrales y los alimentos con un índice glucémico bajo aumentan la SHBG.

5. El alcohol.

6. Los azúcares. Los monosacáridos como la glucosa, la fructosa y la galactosa reducen la expresión genética de la SHBG. Una dieta rica en sucrosa (azúcar de mesa) o glucosa baja los niveles de la SHBG en sangre en los humanos. Cuando compres cereales integrales o pan sin gluten asegúrate de que no lleven azúcares añadidos.

7. Evita sobre todo la fructosa presente en el azúcar de mesa (sucrosa o sacarosa), la miel, las mermeladas de fruta «sin azúcar» o «dietéticas», la sucralosa (Splenda) de los refrescos, el jarabe de agave, el de maíz rico en fructosa, los zumos de fruta ricos en fructosa como los de manzana, pera, caqui, mango, sandía, melocotón o el azúcar de coco.

La fructosa, a diferencia de la glucosa, no provoca la secreción de insulina en las células beta del páncreas y hace descender la SHBG. Por lo tanto, la fructosa reduce la fabricación hepática de SHBG sin provocar picos de insulina.

Tomar miel cada mañana es una muy mala idea para la salud hormonal.

Preparad las vacaciones. Preparad los transportadores. Estos cruceros esperan a vuestros estrógenos. Deseo que circuléis por la vida con muchos amigos que os ayuden a fabricar cruceros que os lleven a buen puerto: frutos secos, aguacate, aceite de oliva, peso adecuado, ejercicio físico... Y hay que reducir drásticamente el consumo de cereales con gluten.

LOS RECEPTORES DE LOS ESTRÓGENOS

Tal como hemos visto, los estrógenos están implicados en el desarrollo de las glándulas mamarias y el útero, el mantenimiento del embarazo, la densidad ósea y la salud cardiovascular, emocional e inmunológica. Estas funciones biológicas se llevan a cabo cuando los estrógenos circulan en sangre de forma libre y se unen a los receptores de estrógenos de nuestras células.

Los estrógenos endógenos que fabricamos gracias a la enzima aromatasa junto con los tóxicos ambientales con actividad estrogénica (xenoestrógenos) y los alimentos con funciones estrogénicas (fitoestrógenos), circulan por nuestro cuerpo, pueden unirse a los receptores y tener entonces actividad biológica.

Principales receptores de estrógenos

- ER-alfa: distribuido entre mamas, testículos, útero, placenta, ovarios, hipófisis, huesos, hígado, corazón, riñón, glándulas adrenales y tejido adiposo. Es un receptor que ha demostrado tener una actividad neuroprotectora, pero también una actividad mitogénica, induciendo una peligrosa proliferación celular.

  Sus señales ejercen muchos efectos metabólicos tanto en hombres como en mujeres. Se ha evidenciado que las personas que lo tienen más activo acumulan grasa con mayor facilidad, sobre todo en la zona visceral. Las ratas de laboratorio a las cuales se ha anulado este receptor son delgadas y muy resistentes a la obesidad, aunque lleven una dieta rica en grasas.

- ER-beta: distribuido entre la próstata, los testículos, los ovarios, el útero, los pulmones, la vejiga de la orina, el cerebro, las células epiteliales del intestino, el timo, la médula ósea, los ganglios linfáticos y el tejido adiposo. Tiene efectos contrarios respecto al ER-alfa y se ha sugerido que se trata de un receptor antiproliferativo, con efectos protectores frente al desarrollo del cáncer.

  También se ha demostrado que su activación beneficia las células epiteliales del intestino, porque ayuda a reducir la inflamación intestinal, a evitar que el intestino sea tan permeable y a mejorar el efecto de barrera intestinal. A menudo nos interesa estimular este receptor de forma específica.

  Los alimentos que estimulan selectivamente el receptor ER-beta y que nos interesan son:

– Regaliz.

– Kudzu (*Pueraria lobata* y *Pueraria mirifica*): mezcla el kudzu con agua templada, caliéntalo hasta obtener una consistencia gelatinosa de color grisáceo y ya tienes listo el medicamento.

– Ruibarbo (*Rheum species*).

– *Vitex agnus-castus* (*Vitex species*).

– Trébol rojo (*Trifolium pratense*).

– Soja (*Glycine max*): hay que tener cuidado porque también podría estimular el ER-alfa con efectos proliferativos que no deseamos.

• ER-gamma: es un receptor que regula los genes relacionados con el metabolismo hepático de la glucosa. En estudios hechos con ratas se ha relacionado con la obesidad y se ha concluido que podía aumentar un marcador inflamatorio, la proteína C reactiva (PCR).

• Receptor de estrógenos acoplado a proteínas G o GPER: distribuido entre el hipotálamo, la hipófisis, las glándulas adrenales, los riñones y los ovarios. Es el receptor de membrana localizado en el retículo endoplasmático de la célula que activa cascadas rápidas de acción tras su unión con los estrógenos. También controla el equilibrio energético, el desarrollo de la obesidad y la fabricación de insulina en las células beta del páncreas.

En diferentes investigaciones llevadas a cabo durante los últimos años se han descubierto más receptores nucleares (ER-alfa, ER-beta y ER-gamma) y de membrana (GPER, ER-X,

ER-X36), que interactúan entre ellos. Esto complica mucho nuestras intenciones terapéuticas cuando queremos estimular o bloquear un receptor de forma selectiva.

El aumento de los estrógenos endógenos intracelulares por hiperactivación de la aromatasa incrementa la fabricación de leptina en el tejido adiposo y de insulina en el páncreas, y además provoca la activación del ER-alfa y del GPER, lo que ocasiona sobrepeso, diabetes tipo 2 y otras patologías debidas al exceso de estrógenos.

Por lo tanto, no nos interesa tener demasiados estrógenos circulando de forma libre, ni estrógenos fabricados por la aromatasa, ni los receptores de estrógenos demasiado activos.

El predominio estrogénico, sea cual sea el motivo, o la deficiente eliminación de los estrógenos en el hígado o el intestino, puede ser la causa de tener colon irritable, fatiga, alergias, dolor en la articulación de la mandíbula y fibromialgia, típico en el sexo femenino o en hombres con exceso de estrógenos.

Por consiguiente, debemos ayudar al hígado a eliminarlos bien y al intestino, para que evite la reabsorción.

El exceso de estrógenos puede provocar cáncer por dos vías:

1. Por una mala desintoxicación del hígado, los metabolitos de los estrógenos (quinonas) dañan nuestro ADN y se inicia un proceso tumoral.
2. Por la activación constante del receptor de estrógenos, que provoca un exceso de proliferación celular, ya sea por culpa de una aromatasa hiperacelerada que te lle-

na de estrógenos o porque tienes una predisposición genética en el receptor estrogénico.

Muchas personas presentan predisposiciones genéticas (polimorfismos) en el gen que codifica la fabricación del receptor de estrógenos, lo que les produce una hiperactividad constante del receptor. Estas personas deberán insistir en mantener unos buenos hábitos de vida que frenen el receptor. Si su actividad habitualmente ya es más alta de lo normal, tendrán un exceso de hormonas.

Es muy frecuente ser portador del polimorfismo del ER-alfa (Xbal), que provoca una hiperactivación de este receptor, asociado a un mayor riesgo de que enfermen los tejidos donde se expresa por un exceso de actividad estrogénica, como por ejemplo el cáncer de próstata o de mama. Contar con unos niveles normales de estrógenos en sangre no es garantía de poca actividad estrogénica ni de una buena salud hormonal. Podría suceder que mujeres u hombres que no presentan gran cantidad de estrógenos circulando por la sangre, sí que tengan un receptor intracelular sobreestimulado por los estrógenos fabricados de manera endógena por la aromatasa intracelular.

Hay medicamentos muy eficaces para bloquear la actividad del receptor de estrógenos, y se utilizan en el tratamiento de cánceres estrogenodependientes, como el Modulador Selectivo de los Receptores de Estrógenos (MSRE): tamoxifeno, raloxifeno. Son propuestas efectivas en mujeres premenopáusicas y posmenopáusicas.

Pero ¡tampoco hace falta llegar a estos extremos!

¿Quieres saber si tienes el polimorfismo en el ER-alfa (Xbal)?

Debemos realizar un estudio genético para confirmarlo. Hay empresas especializadas en estudios genéticos que valoran qué polimorfismos has heredado para tomar medidas de prevención o llevar a cabo tratamientos personalizados. Una pequeña muestra de saliva del interior de las mejillas será suficiente para el laboratorio. Los resultados te indicarán cómo regular el entorno del gen para evitar que se desencadenen determinadas predisposiciones genéticas. Es el papel de la epigenética.

Te recomiendo los laboratorios Eugenomic (Barcelona) y Genova Diagnostics (Carolina del Norte, Estados Unidos).

Sin embargo, podemos identificar fácilmente a las personas que presentan un polimorfismo del ER-alfa antes de confirmarlo con un estudio genético. Si siempre has tenido el receptor de estrógenos alfa (ER-alfa) hiperactivado, mostrarás unas características físicas determinadas y también unos síntomas típicos debido a los lugares donde este receptor se expresa en exceso, lugares relacionados con el dolor crónico, los problemas hormonales, la acumulación de grasa visceral, los problemas relacionados con la boca (periodontitis, dolor en la articulación de la mandíbula) y efectos proliferativos muy peligrosos a largo plazo. Aquí los tienes:

- Disfunción de la articulación temporomandibular (ATM): clics en la articulación de la mandíbula
- Más sensibilidad al dolor (contracturas, dolores articulares, fibromialgia)
- Osteoartritis de la ATM

- Periodontitis
- Osteoporosis
- Infertilidad
- Cáncer de mama
- Endometriosis
- Miomas
- Migrañas
- Obesidad
- Enfermedad coronaria
- Alzheimer
- Una determinada morfología craneofacial

La anatomía de la cara y la mandíbula de las personas con el polimorfismo del ER-alfa (Xbal) es muy concreta, debido a la actividad del ER-alfa en el tejido óseo: el ángulo del eje facial (medida maxilofacial) es más pequeño de lo normal, y la mandíbula, más corta que el maxilar superior. Tienen una forma especial de cerrar la boca que los odontólogos llaman «clase 2». Los dientes inferiores se hallan más hacia atrás de lo normal respecto a los superiores y, cuando las miramos, presentan un perfil retroinclinado.

Efectivamente, si sufres periodontitis, migrañas, sobrepeso, dolores musculares y articulares crónicos, oclusión de clase 2 y dolores premenstruales, es probable que tengas un problema: una hiperactivación del ER-alfa.

Frénalo, porque es capaz de amargarte la vida.

La periodontitis es una enfermedad inflamatoria crónica que empieza con una sencilla gingivitis, es decir, una inflamación de las encías, que te sangran cuando te cepillas los dientes. Si esta inflamación no se cura, se convertirá en una periodontitis: la encía se retrae, el diente va perdiendo su soporte (ligamento periodontal) y, al final, se cae. Sí, ¡se cae el diente! La periodontitis puede desencadenarse debido a un desequilibrio de las bacterias de la boca (disbiosis), la falta de vitamina D, los tóxicos del tabaco en personas fumadoras, el estrés crónico y también el receptor de estrógenos alfa (ER-alfa). Muchos odontólogos especialistas en periodoncia quizá no imaginan que los tratamientos convencionales de la periodontitis, basados en la higiene y el tratamiento local con antibióticos, fracasan muy a menudo porque el origen del problema no es un desequilibrio en las bacterias de la boca, sino un problema hormonal.

Un metaanálisis hecho con población china por el equipo de Hong Weng en 2015, constató que el polimorfismo homocigoto (XX) del ER-alfa (X-bal) está relacionado con la densidad mineral de los huesos y aumenta el riesgo de sufrir periodontitis y osteoporosis.

Las personas con periodontitis y estas características craneofaciales tienen muchas posibilidades de sufrir miomas, mamas fibrosas y cáncer de mama o de endometrio. Pero si frenas el ER-alfa, todo quedará como una experiencia aprendida. Es curioso comprobar cómo el sistema sanitario gestiona el tratamiento de estas personas que sufren síntomas variados, que llevan al paciente a la consulta de diferentes especialistas. Algunos recetan antiinflamatorios y fisioterapia, otros, una férula para la boca para dormir, anticonceptivos, distintas dietas para adelgazar (sin éxito), ansiolíticos y tratamientos semestrales para tratar una periodontitis que continúa evolucionando y que seguirá haciéndolo hasta que se frene el ER-alfa.

Por eso te recomendamos que modules la actividad del receptor de estrógenos alfa.

¿Qué frena o modula la actividad del receptor de estrógenos alfa?

- Fitoestrógenos como los lignanos, presentes en el lino y el sésamo; genisteína, presente en las legumbres (alubias y soja especialmente), kudzu, sésamo y altramuces
- Naringenina del pomelo
- Reishi (una seta oriental)
- I3C (indol-3-carbinol) y DIM (Di-Indolil Metano)

Son los metabolitos derivados de las verduras crucíferas que se unen con el ER-alfa, disminuyendo su actividad tres días después de empezar a ingerirlos. Interactúan con el ER-alfa suprimiendo su señal estrogénica y ayudando a iniciar su degradación.

Algunas personas me preguntan: «Xevi, ¿cuánto tardaré en mejorar?». Y yo respondo: «¿Te gustan las verduras crucíferas? Si comes col o su zumo, chucrut o su zumo, germinado de brécol de tres días, brécol cocido menos de cuatro minutos al vapor o su zumo, ¡las mejoras están garantizadas al cabo de tres días!».

¡Ah! Si te sientes identificado con los síntomas típicos del ER-alfa (X-bal), deberás ser más regular con los buenos hábitos de vida. Si no te gustan las verduras crucíferas, te recomiendo que las comas de todas formas y luego comas algo que te guste más. Son muy potentes para frenar la actividad estrogénica de diferentes maneras, no solo con el problemático receptor de estrógenos alfa (ER-alfa).

AZÚCAR BLANCO Y ADITIVOS

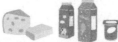

TRIGO Y DERIVADOS: Pan, pasta, cereales, harinas, pastelería, pizza.

LÁCTEOS DE VACA O SOJA Y DERIVADOS

ALIMENTOS ESPECÍFICOS:
Té kombucha, kudzu, canela, comino negro, cúrcuma, jengibre, pimienta negra, polen, té verde, diente de león, menta, hierba luisa, melisa, pasiflora y albahaca.

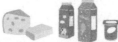

CARNE PROCESADA Y EMBUTIDOS

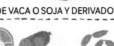

LEGUMBRES, HUEVOS Y PESCADO AZUL: Azukis, lentejas rojas, guisantes y habas. Huevos ecológicos. Caballa, sardina, arenque, boquerón, anchoa, salmón salvaje, bacalao, sepia, calamar y pulpo.

FRUTAS, FRUTOS SECOS, SEMILLAS Y ACEITES: Frutos rojos, arándanos, moras, frambuesas, cerezas, uvas negras, ciruelas, granadas, papayas, albaricoques, manzanas, peras y aguacates. Nueces, almendras, avellanas, pistachos, semillas de lino, sésamo, girasol y calabaza. Aceite de oliva virgen extra y lino 1ª prensada.

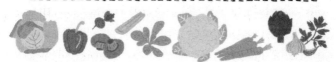

VERDURAS Y HORTALIZAS: Verduras de hoja verde, espinacas, judías verdes, hoja de roble, rúcula, canónigos, endivias, brócoli, col, cardo, apio, zanahorias, remolacha, achicoria, setas shiitake, champiñones, pimientos, alcachofas, espárragos, cebolleta, puerros, ajo, nabos, perejil, germinados.

| ACTIVIDAD FÍSICA REGULAR | HIDRATACIÓN SIN TÓXICOS | GESTIÓN DEL ESTRÉS |

Los estudios realizados en humanos (concretamente en tejido mamario de mujeres) por el equipo de Hanna Szaefer, de Polonia, llegaron a unas conclusiones muy fáciles de llevar a la práctica en nuestro día a día con unos resultados esperanzadores. Estudios comparativos evidenciaron que el zumo de chucrut, el de col y el suplemento natural I3C, por este orden, son los más potentes para suprimir la actividad del ER-alfa y facilitar su degradación rápida.

Recuerda tomar zumo de chucrut. Lo puedes hacer tú mismo en casa fermentando col o comprarlo en el herbolario sin pasteurizar.

Puedes optar por suplementarte con I3C o DIM, pero el consumo regular de estos alimentos es básico para disminuir la expresión del gen del ER-alfa y degradarlo rápidamente.

Adelgazarás, reducirás las inflamaciones, las migrañas y las varices, dormirás mejor, aliviarás los dolores premenstruales, los miomas, la endometriosis, la ansiedad, las contracturas o las inflamaciones crónicas... Todo el mecanismo que provoca el exceso de estrógenos se debilitará.

Te recomiendo que tomes los alimentos siguientes:

- Verduras y hortalizas: verduras de hoja verde, espinacas, judías verdes, hoja de roble, rúcula, canónigos, endivias, brécol, col, apio, zanahorias, achicoria, champiñones, setas shiitake, pimientos, alcachofas, espárragos, cebolleta, puerro, ajo, nabo, perejil y germinados
- Fruta, frutos secos, semillas y aceites
- Frutos rojos, arándanos silvestres, frambuesas, moras, cerezas, uva negra, ciruelas, granadas, papayas, albaricoques, manzanas, peras y aguacates

- Nueces, nueces de Brasil, almendras, avellanas, pistachos, semillas de lino, de sésamo, de girasol y de calabaza
- Aceite de oliva virgen extra de primera prensada en frío y aceite de lino de primera prensada en frío
- Legumbres, huevos y pescado azul
- Alubias azuki, lentejas rojas, guisantes y habas
- Huevos ecológicos
- Caballa, sardina, sardina en salazón, boquerón, anchoa, salmón salvaje, bacalao, sepia, calamar y pulpo
- Alimentos específicos: té kombucha, kudzu, canela, cúrcuma, pimienta negra, comino negro, jengibre, diente de león, polen, té verde, menta, hierba luisa, melisa, pasiflora y albahaca

Te recomiendo que evites estos alimentos:

- Alcohol
- Carne procesada y embutidos
- Trigo y derivados: pan, pastas y cereales, pizza, pastelería, harinas, rebozados, etcétera
- Lácteos de vaca y derivados, lácteos de soja y derivados
- Azúcar blanco y aditivos: bollería, golosinas, glutamato, aspartamo, etcétera

Menú para mejorar los estrógenos (omnívoro)

	Lunes	Martes	Miércoles
Desayuno	Kuzu (ver receta) calentito con jengibre Pan de trigo sarraceno + tahín + jamón ibérico + germinados de alfalfa + aceite de girasol de 1.ª prensada en frío	Té de canela con regaliz y porridge de copos de avena sin gluten + 1 cs manteca de coco + un puñado de frutos del bosque	Kéfir de cabra o oveja con arándanos Boniato tostado (ver receta) + aguacate + olivada
Durante la mañana	**A escoger entre:** • Plátano verde con chocolate > 85 % y puñado de pistachos y nueces • Crepe de trigo sarraceno + chocolate del 90 % + fruta seca (higos y dátiles) • Pudin de chía + leche de coco + cacao (100 % puro) + miel cruda + canela • Una pieza de fruta: granada o un puñado de frutos del bosque o uvas o manzanas con un puñado de semillas de girasol y/o calabaza • Kéfir de agua con cubito de infusión de jengibre		
Almuerzo	1.º Gazpacho de remolacha con perejil fresco 2.º Rape y almejas al vapor	1.º Champiñones rellenos de trocitos de tomate, aguacate y remolacha 2.º Sepia plancha con ajo y perejil	1.º Wok de verduras: brócoli, col lombarda, champiñones, zanahoras y cebolla 2.º Caballa o bacalao a la plancha
Merienda	**A escoger entre:** • Plátano verde con chocolate > 85 % y puñado de pistachos y nueces • Crepe de trigo sarraceno + chocolate del 90 % + fruta seca (higos y dátiles) • Puding de chía + cacao (100 % puro) + miel cruda + canela • Una pieza de fruta: granada o un puñado de frutos del bosque o uvas o manzanas con un puñado de semillas de girasol y/o calabaza • Té kombucha		
Cena	Crema de espárragos y cebolla Gambas a la plancha con perejil y guindilla	Vichisoise Hummus con tahín y ajo con palitos de zanahoria cruda + germinados de fenogreco	Coliflor roja (con remolacha) y cebolla roja + boquerones marinados con limón y menta

En la página 383 encontrarás indicaciones específicas y recetas para poder seguir este menú.

Jueves	Viernes	Sábado	Domingo
1 cs de aceite de lino con zumo de limón Calabaza al horno con boquerones macerados en limón	Flan de compota de manzana con agar-agar y canela	Kuzu + *umeboshi* Huevos poché con aguacate, cúrcuma y pimienta	Licuado de manzana, brócoli, limón, apio y aceite de lino (1 cs) Kéfir con macedonia de frutos rojos, copos de avena y chocolate negro
1.º Patata, berenjena y alcachofa al horno 2.º Revuelto de setas de temporada + germinados de fenogreco	1.º Ensalada de germinado de brócoli, rábanos, pepino, chucrut, aceitunas negras y arándanos silvestres 2.º Salmón salvaje con salsa de almendras	Plato único: Espaguetis de calabacín con tiras de pollo ecológico, remolacha y arroz integral (enfriado)	Plato único: Potaje de azukis (calabaza, hinojo, jengibre, cebolla)
1.º Chips de kale (ver receta) 2.º 2 huevos a la plancha	1.º Calabaza y patatas al horno (y enfriadas) 2.º Pulpitos en su tinta	Plato único: Cama de cebolla con aguacate y mejillones + germinados de fenogreco	Plato único: Sopa de cebolla y champiñones con huevo y trigo sarraceno

Menú para mejorar los estrógenos (vegano)

	Lunes	Martes	Miércoles
Desayuno	Té chai Tortitas de manzana con tahín, plátano verde y semillas de calabaza (ver receta)	Porriche de copos de quinua con manzana asada (ver receta)	Crepes de trigo sarraceno con hummus (ver receta)
Durante la mañana	Gelatina de frutas casera (ver receta) y 2 o 3 nueces de Brasil	Zumo verde de remolacha, espinacas, apio y uvas con 2 o 3 nueces del Brasil	Kéfir de cabra o oveja mezclado con frutos rojos y uvas
Almuerzo	1.º Carpaccio de remolacha, ensalada de manzana y queso de cabra fresco 2.º Puré de lentejas, rallar jengibre y espolvorear con cúrcuma	1.º Sopa miso con germinados de brócoli 2.º Ensalada de quinua, col kale, setas y calabaza mezclado con hummus de garbanzos	1.º Crema de zanahoria, cebolla y col con cúrcuma, cucharadita de kuzu y semillas de calabaza 2.º Paella de azukis y arroz salvaje
Merienda	Pudin de chía con leche vegetal y frutos rojos (ver receta)	Mousse de cacao y aguacate (ver receta)	Gelatina de frutas casera y un puñado de pipas de calabaza y girasol
Cena	1.º Taza de crema con caldo vegetal. De boniato, zanahoria, cebolla y alga cochayuyo 2.º Huevo poché o a la plancha con guarnición de setas shiitake con ajitos	Plato único: Espaguetis de calabacín salteados con cebolla, tomates, zanahoria y queso de cabra, todo mezclado con salsa tahín	1.º Ensalada de chucrut con salsa de mostaza (ver receta) 2.º Tortilla de espinacas con setas y ajos tiernos

En la página 387 encontrarás indicaciones específicas y recetas para poder seguir este menú.

Jueves	Viernes	Sábado	Domingo
Pudin de chía y avena con frutas deshidratadas (ver receta)	Tortitas de avena y trigo sarraceno con compota de pera	Sándwich caliente de trigo sarraceno con espinacas crudas y salteado de calabaza, aguacate y setas con semillas de calabaza	Crackers de quinua untados con paté de lentejas con espinacas crudas y rodajas de tomate y espolvoreado con nueces picadas
Crackers sin gluten de trigo sarraceno untados con paté vegetal de tahín y setas	Zumo verde	Yogur de cabra o oveja mezclado con canela, semillas y granada	Compota de pera y manzana mezclado con nueces y semillas de chía
1.º Ensalada tibia de setas, alcachofas, calabaza, puerros y nueces 2.º Pupurrí de hummus (de garbanzos solos, de pesto y de remolacha) con crudites	1.º Sopa de verduras con germinados, verdura juliana y alga cochayuyo 2.º Crepe de harina de garbanzos relleno de verduras pochadas con cúrcuma	1.º Crema de brócoli y judías verdes con nueces 2.º Quinua salteada con remolacha, cebolla, alcachofas y puerros	1.º Ensalada de espinacas, apio, zanahoria, champiñones, granada, manzana y pipas de calabaza 2.º Hamburguesas de azukis (ver receta)
Kéfir de cabra o oveja con uvas y frutos rojos	Pudin de chía con leche vegetal y cacao con nueces de Brasil	Tortitas de trigo sarraceno con tahín y rúcula	Kéfir de cabra o oveja con frutos rojos
Plato único: Lasaña de berenjenas con relleno de verduras, setas y un puñadito de quinua	1.º Taza de sopa miso sin pasta 2.º Revuelto de shiitakes, espárragos trigueros y col, marinado son salsa tahín	1.º Ensalada de tomate con orégano 2.º Pizza con base de zanahoria y harina de garbanzo con toppings de champiñones y queso de cabra (ver receta)	1.º Caldo con verduras juliana (brócoli, zanahoria, cebolla y col) con germinados de legumbres 2.º Tortilla de brócoli y patata

5

El hígado:
la madre del cordero

Eliminamos los estrógenos a través del hígado, pero este no será capaz de hacerlo si no se encuentra en buen estado. Para evitar un exceso de estrógenos sobrantes, debemos encontrar la manera de eliminarlos.

Como hemos visto en el capítulo anterior, la aromatasa es la responsable de que fabriquemos estrógenos constantemente. Por si fuera poco, también contamos con estrógenos procedentes de la dieta y de los disruptores endocrinos del medio ambiente, que desempeñan una función estrogénica: tóxicos como el bisfenol A de los plásticos, los parabenos o ftalatos de los cosméticos, el PFOA de las sartenes antiadherentes, etcétera. Es decir, que deberemos trabajar para eliminar todo este excedente de estrógenos. Es muy importante que degrademos nuestros queridos estrógenos de manera correcta y regular. Además, valorar cómo se eliminan estos estrógenos nos proporciona información sobre el riesgo que presenta una persona de sufrir cáncer de mama o de próstata.

Una de las funciones del hígado es la de desintoxicar; en definitiva, eliminar los tóxicos internos (sustancias producidas por hongos y bacterias del intestino) y externos (alcohol, tabaco, pesticidas, contaminación ambiental o aditivos y tóxicos provenientes de una mala alimentación). El hígado tiene mucho trabajo a lo largo de la vida. A menudo estamos expuestos a un exceso de tóxicos y, a veces, con el problema añadido de que genéticamente el organismo no posee suficiente capacidad para eliminarlos de manera correcta. Resulta fundamental que seas consciente de la importancia de desintoxicar el hígado de forma eficaz, no solo para eliminar el exceso de estrógenos endógenos, sino también de los exógenos que pueden provocar actividad estrogénica si no se eliminan de forma adecuada, como los disruptores endocrinos.

En el hígado contamos con una serie de enzimas encargadas de eliminar los estrógenos. El proceso de desintoxicación se lleva a cabo en dos fases. En este capítulo te explicaré cómo facilitar la actividad de las dos fases hepáticas a través de unos hábitos de vida y unos alimentos concretos para cada una. Así estarás seguro de que tu organismo recibe los nutrientes necesarios para activar la eliminación de los estrógenos y gozarás de una salud óptima.

Según cómo vivas y lo que comas, podrás decidir hacia dónde tripulas el barco: tu metabolismo.

Veámoslo paso a paso:

FASE I

En esta primera fase de desintoxicación, el hígado empieza a desechar los estrógenos. Para facilitar su eliminación, un grupo de enzimas del hígado añaden un grupo hidroxilo (OH) a los estrógenos para hacerlos más solubles. Este proceso se denomina «hidroxilación» y produce básicamente tres tipos de metabolitos de estrógenos:

- el 2-hidroxiestrona (2-OH)
- el 4-hidroxiestrona (4-OH)
- el 16-alfa-hidroxiestrona (16α-OH)

La hidroxilación inicial de los estrógenos se produce gracias a la acción de la superfamilia de enzimas llamadas globalmente «citocromos» (CYP) P450. De su actividad dependerá que tu metabolismo fabrique más o menos metabolitos de cada uno de los tres tipos de estrógenos. Dichos metabolitos, presentes en la mayoría de los tejidos de nuestro cuerpo, tienen un papel importantísimo en tareas tan diversas como eliminar hormonas, tóxicos o fármacos, y fabricar colesterol o vitamina D.

Tras este primer paso para eliminar los estrógenos, esos tres metabolitos diferentes están preparados para proseguir su viaje hacia la segunda fase de desintoxicación del hígado. Cada uno tiene un impacto biológico distinto que, como verás, puedes controlar. Algunas personas fabrican más metabolitos de estrógenos del tipo 2-OH, y otras, del 4-OH o del 16α-OH.

El 4-OH y el 16α-OH tienen efectos estrogénicos y se los considera «los malos». El 2-OH, en cambio, tiene un efecto antiestrogénico y se considera «el bueno».

La actividad de las enzimas que fabrican estos metabolitos determinará, en esta primera fase, que fabriques más metabolitos malos (4-OH y 16α-OH) o buenos (2-OH). Las personas que tienen más activas las enzimas que fabrican el 4-OH o el 16α-OH presentan un mayor riesgo de sufrir enfermedades autoinmunes, endometriosis y cáncer de mama o de próstata. Y las personas que tienen más activas las enzimas que fabrican el 2-OH gozan de un efecto protector.

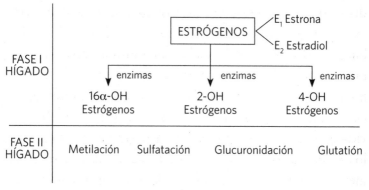

Como ves en el gráfico, en la fase 1 de desintoxicación del hígado necesitamos fabricar especialmente el metabolito 2-OH.

La revisión de estudios epidemiológicos llevada a cabo por el equipo de Regina G. Ziegler, en 2015, establece que el metabolismo de los estrógenos y la ratio entre los diferentes metabolitos es un factor que debemos tener en cuenta para mejorar nuestra salud hormonal.

Las mujeres con miomas en el útero o con cáncer de endometrio o de mama tienen mayor actividad de la enzima 4-hidroxilasa (CYP1B1 del útero) en comparación con las mujeres con un tejido endometrial sano o un tejido mamario normal. Y aquellas con cáncer de mama también suelen presentar más actividad del 16α-OH. ¡Deberás frenar estas enzimas para reducir los 4-OH-E1/E2 y el 16α-OH-E1/E2!

Los metabolitos que siguen la ruta del 16α-OH son muy tóxicos para nuestro ADN, ya que se enlazan y provocan mutaciones. Además, estos metabolitos malos pueden acoplarse con fuerza al receptor de estrógenos, activarlo en exceso y aumentar la reproducción de las células, al margen del riesgo de sufrir enfermedades estrogénicas graves. Este factor predispone a las mujeres premenopáusicas que presentan niveles excesivos del metabolito 16α-OH en orina, durante la fase lútea del ciclo hormonal, a sufrir cánceres hormonales o enfermedades autoinmunes. Ahora veremos cómo determinar nuestra salud hormonal ya en la primera fase de desintoxicación del hígado. Existen polimorfismos genéticos y hábitos de vida que condicionan el grado de actividad de estas enzimas, lo que predispone a tener una cantidad variable de estos tres metabolitos de la primera fase de desintoxicación del hígado.

Acude a tu médico especialista en medicina integrativa para que te pida una analítica de orina en un laboratorio especializado, con el fin de valorar los metabolitos de los estrógenos y, en apenas diez días, sabrás cuál de las tres rutas tienes más activa en esta primera fase de desintoxicación del hígado. ¡Yo quiero que tengas más 2-OH! Nos interesa favorecer la ruta del metabolito bueno, el 2-OH, y frenar la del 4-OH y el 16α-OH.

¿Cómo podemos aumentar el metabolito bueno (2-OH)?

Esta ruta beneficiosa para la salud hormonal, la del 2-OH, nos interesa porque tiene efectos antiproliferativos y anticancerígenos, y además mejora los síntomas de la menopausia, aunque no protege de la osteoporosis. Debemos incrementar la actividad de las enzimas que favorecen esta ruta, la CYP1A1 y CYP1A2 (esta última se encuentra en el hígado). Podemos estimular la actividad de estas enzimas consumiendo habitualmente:

- Verduras crucíferas: la suplementación con brócoli y col potencia entre un 18 y un 37 % la actividad de la CYP1A1 y la CYP1A2 de la primera fase del hígado. El metabolito de las verduras de la familia de las coles y los brócolis, indol-3-carbinol (I_3C), aumenta la actividad de la CYP1A1 y, por consiguiente, favorece la fabricación del 2-OH-E_1/E_2. La ingesta mínima recomendada es de 100 g de brócoli dos veces a la semana. Qué fácil, ¿verdad?
- Lignanos: son polifenoles que se encuentran en el lino, el sésamo, las ortigas, la col kale, el brócoli, la quinua o el centeno. La fuente más importante de lignanos es el lino triturado o, todavía mejor, el aceite de lino, que contiene más omega-3 (ácido alfa-linolénico o ALA, según sus siglas en inglés). Debemos tener en cuenta que el aceite de lino se oxida con gran facilidad, de modo que debes conservarlo en la nevera y utilizarlo solo en crudo, nunca para cocinar. El consumo de 10 g/día mejora los 2-OH-E_1/E_2, frena la aromatasa y aumenta el transportador SHBG, reduciendo así los estrógenos libres. Una cucharada sopera de aceite de lino contiene 7,2 g de omega-3 (ALA). Si incorporas el lino a tu alimentación, todo resultará más fácil.
- Omega-3: pescado azul, marisco, algas, nueces, sésamo, chía, lino o cáñamo. Te recomiendo que te suplementes a partir de 2 g/día de omega-3 (más rico en EPA que DHA).

- Cafeína: la cafeína acelera la actividad de la enzima CYP1A2 y aumenta los metabolitos 2-OH-E$_1$ y 2-OH-E$_2$ en plasma.

Recuerda que está presente principalmente en el café, seguido por el té negro, el rojo, el verde y el blanco. Pero también se encuentra en el cacao, el mate, el guaraná o algunos medicamentos. La cafeína y el café afectan el metabolismo de los estrógenos y su nivel total medido en sangre de distintas maneras, por lo que es difícil dar un consejo universal. Incrementan globulina fijadora de hormonas sexuales (SHBG, según sus siglas en inglés), ayudando a reducir los estrógenos que circulan libremente por la sangre, y previenen el sobrepeso y la diabetes tipo 2. Según parece, el componente protector del café proviene de la cafeína, aunque hay controversia al respecto entre los diversos investigadores. No obstante, diferentes estudios han demostrado que el café descafeinado no tiene este efecto protector, ya que no incrementa la ruta de los metabolitos protectores 2-OH.

Los componentes del café (magnesio, potasio, cafeína, ácido clorogénico y ácido cafeico) mejoran la sensibilidad a la insulina y las células beta del páncreas, por lo que están muy indicados para las personas diabéticas, las que desean adelgazar o sufren ovarios poliquísticos, hirsutismo o acné.

El consumo de café en mujeres premenopáusicas que no toman anticonceptivos está asociado a este metabolismo protector:

- Mayores niveles de metabolitos protectores 2-OH (los buenos) en plasma: 2-OH-E$_1$ y 2-OH-E$_2$ (2-hidroxiestrona y 2-hidroxiestradiol).

- No afecta de forma significativa al metabolito 16α-OH (malo).
- Mejor ratio 2/16 (bueno/malo).
- Menores niveles de 17-beta-estradiol en plasma.

El café descafeinado o el té (con menos teína que el café) no nos previenen del sobrepeso o la diabetes tipo 2 como el café con cafeína, y tampoco aumentan el transportador. No es lo mismo. Es preferible que tomes un café normal.

El café descafeinado tiene menos polifenoles y una acción antioxidante menor que el café con cafeína.

Por otra parte, el café descafeinado:

- No incrementa los metabolitos buenos de la ruta del 2-OH-E.
- Aumenta la ruta del 16α-OH y los niveles de los metabolitos estriol y 17-epiestriol (malos), si tomamos más de dos al día.

El té con teína también potencia la actividad de la ruta del 16α-OH y el metabolito 17-epiestriol.

Con moderación, el consumo habitual de café con cafeína (sin azúcar añadido), cacao y té es positivo para nuestra salud hormonal. Normalmente se recomienda tomar uno o dos al día. Ahora bien, no conviene abusar del café. Se ha observado que la ingesta de 500 mg/día de cafeína, es decir, cuatro o cinco cafés, provoca un aumento de los estrógenos de casi el 70 % en la fase folicular.

En cuanto al tabaco, los fumadores fabrican más estrógenos buenos porque el humo de los cigarrillos induce la

CYP1A1 y la CYP1A2. Si dejas de fumar de golpe, también reducirás esta cantidad de estrógenos buenos; seguro que conoces a alguien que ha dejado de fumar y de repente ha enfermado. Sin embargo, no te recomiendo que fumes, porque los efectos del tabaco son muy perjudiciales para nuestra salud. Su relación con el cáncer de pulmón y de colon está más que demostrada. Olvida, entonces, el tabaco y busca otra opción para mejorar los metabolitos buenos.

Cuando hayas empezado a introducir estas recomendaciones para mejorar el metabolismo de los estrógenos en esta ruta protectora, las hormonas deberán continuar su recorrido pasando por la metilación de la segunda fase del hígado, y no puede ser que todo se interrumpa. Debemos metilar de forma correcta para que estos estrógenos buenos sigan su camino y puedan salir de nuestro cuerpo. Llegados a este punto, quiero advertirte de que si metilas lentamente (ahora lo veremos), el café no te conviene, ya que contiene dos polifenoles, el ácido clorogénico y el ácido cafeico, que inhiben la metilación de los dos catecolestrógenos (2-OH y 4-OH).

¿Cómo podemos reducir los metabolitos malos (4-OH)?

No nos interesa tener estrógenos del tipo 4-OH, porque son muy potentes y están asociados a un riesgo carcinogénico. Debemos frenar la actividad de las enzimas que favorecen esta ruta, en especial la CYP1B1, que se encuentra en las mamas y el útero.

Su actividad aumenta peligrosamente con:

- Los hidrocarburos aromáticos policíclicos presentes en la carne y el pescado cocinados a la brasa o a la plancha, el pescado ahumado, el humo del tabaco o de los tubos de escape.

- Los bifenilos policlorados (PCB, según sus siglas en inglés), un contaminante orgánico que se encuentra en los alimentos grasientos y, sobre todo, en la industria del metal y la eléctrica, en el material de construcción y en residuos como subproductos de estos procesos industriales. También están presentes en aerosoles, el humo de las velas, derivados del petróleo, etcétera. Son disruptores endocrinos que provocan pubertad precoz, problemas de fertilidad, miomas, endometriosis y cáncer de tiroides, testículos y mama.

- Todas las situaciones inflamatorias que ocasionan un incremento de la proteína NF-kappa-beta, que se encuentra inactiva en las células y que, al activarse, desencadena una cascada inflamatoria en nuestro cuerpo. Necesitamos reducir la actividad de esta proteína, disminuir el estrés oxidativo y reducir el consumo de alimentos precursores de inflamaciones: fritos, patatas chips, snacks, margarinas, productos elaborados con aceites vegetales, como la bollería, y proteínas de origen animal (yema de huevo, carnes, lácteos y sus derivados), maíz, soja y aceite de girasol o de colza.

- Infección fúngica en el intestino. La cándida es un hongo con un antígeno muy tóxico en la pared celular, llamado proteína 1 de la pared de la hifa (HWP1, según sus siglas en inglés), que estimula los mastocitos, liberando histamina y prostaglandinas inflamatorias (Pg E_2). Por consiguiente, si sufres una infección fúngica, debes eliminar los hongos para reducir las inflamaciones y los estrógenos malos que se derivan de ellas (4-OH). Un especialista puede diagnosticar si tienes hongos con una analítica de heces o con el test de arabinosa en orina y, en caso positivo, prescribirte un tratamiento eficaz.

Su actividad se reduce con:

- El resveratrol: un polifenol presente en las semillas y la piel de la uva, el vino tinto, rosado y blanco, los cacahuetes, las grosellas, los arándanos, las frambuesas... Actúa como antiinflamatorio, ya que reduce la activación del NF-kappa-beta, disminuye la actividad de la CYP1B1 y, además, frena la oxidación del metabolismo de los catecolestrógenos (2 y 4-OH), los estrógenos de la fase 1 del hígado, y protege nuestro ADN.
- El indole-3-carbinol (I_3C), el di-indole-metano (DIM) y el sulforafano: las verduras crucíferas son ricas en glucosinolatos y, por la acción de la enzima mirosinasa, se convierten de forma endógena en diferentes componentes fitoquímicos:

  – Indoles como el I_3C y el DIM
  – Isotiocianatos (ITC) como el isotiocianato de fenetil (PEITC) y el sulforafano (SFN)
  – Sinigrina, geninas o seneveoles

El glucosinolato es un fitoquímico rico en azufre, responsable del sabor amargo y picante de los rábanos o la mostaza. Resulta curioso observar el efecto protector que tiene en la naturaleza, ya que constituye un mecanismo de defensa de la propia planta —repele los insectos y las orugas—, en los rumiantes e incluso en nosotros cuando ingerimos este tipo de hortalizas. El primer paso, indispensable, es tenerlo en casa y llevarlo a la mesa; una vez ingerido, se producirá la magia.

La enzima mirosinasa se activa cuando se mastica y cuando cortamos o chafamos la verdura, ya sea para cocinarla o para preparar un zumo verde con un extractor de prensado en frío, que no oxide el alimento, como sucede con las licuadoras.

Lo ideal es cocer las verduras al vapor, durante dos o tres minutos, e interrumpir la cocción con agua fría. Una cocción de más de cuatro minutos altera la mirosinasa e impide que nos beneficiemos de los metabolitos de los glucosinolatos.

Ahora bien, las verduras crucíferas no son buenas para todo el mundo debido a sus propiedades antitiroideas o bociógenas, por lo que las personas que sufren hipotiroidismo o tiroiditis de Hashimoto deben moderar su consumo, al igual que también lo recomiendo a los afectados de gastritis o úlceras digestivas, ya que los glucosinolatos pueden irritar las mucosas intestinales.

El abuso de plaguicidas, herbicidas y adobos químicos, así como el cultivo intensivo del suelo han provocado que, durante los últimos años, el contenido de glucosinolato en las plantas se haya reducido drásticamente.

En 1984, 100 g de coliflor contenían 62 mg de glucosinolatos. En 2009, 100 g contenían 34,92 mg.

Hoy en día estas verduras no nos protegen tanto como lo hacían antes, y una alimentación adecuada no nos garantiza la misma cantidad de metabolitos de los glucosinolatos de años atrás. Las evidencias sugieren que, probablemente, el glucosinolato es el componente de la dieta que más promete como agente preventivo.

Se han estudiado los beneficios hormonales y para la salud humana de estos metabolitos (DIM, I_3C, PEITC, SFN), tanto de forma individual como combinada, y es muy importante que garantices su presencia en tu dieta. El SFN es un isotiocianato presente en las verduras crucíferas, sobre todo en el brócoli y el germinado de brócoli, así como en las coles de Bruselas, la col, la coliflor, la col lombarda, la rúcula, los berros, el rábano, los nabos, la chirivía, el wasabi, la mostaza y las alcaparras.

Todos estos metabolitos, pero sobre todo el SFN, mejoran tu capacidad endógena para fabricar antioxidantes activando el Nrf2, del cual hemos hablado en el capítulo anterior. El DIM y, en especial, el SFN son los inductores más potentes del Nrf2, porque tienen un peso molecular bajo y, debido a su naturaleza lipolítica, son más biodisponibles.

Los estudios epidemiológicos nos indican que el SFN de las crucíferas es el componente más citoprotector y, en consecuencia, reduce el riesgo de sufrir cáncer de próstata, de pulmón, de mama y de colon.

Por lo tanto, si comemos crucíferas o nos suplementamos con sulforafano, reduciremos la actividad de la enzima que fabrica este metabolito (4-OH), mitigaremos las inflamaciones y activaremos nuestra capacidad antioxidante.

- La raíz de regaliz posee unos componentes bioactivos muy prometedores para frenar inflamaciones y reducir el 4-OH. De hecho, está ampliamente reconocida y se utiliza como antibiótico, antiviral o para tratar úlceras de estómago, asma, inflamaciones y edemas. En medicina, existen distintas especies de regaliz que difieren en la efectividad antiinflamatoria, la manera de frenar la CYP1B1 y de reducir la formación de quinonas de estrógenos. Los componentes bioactivos del regaliz son unos flavonoides que le proporcionan ese color amarillo característico. Los efectos individuales de las distintas especies de regaliz, *Glycyrrhiza glabra* (GG), *G. uralensis* (GU) y *G. inflata* (GI), y de sus componentes bioactivos (LigC, LIGF y LicA) confieren a esta raíz enormes propiedades, ya que influyen en el metabolismo estrogénico con distintos mecanismos: cada regaliz tiene un perfil químico y unos componentes bioactivos diferentes. En España y Estados Unidos, la especie de regaliz más abundante y más utilizada es la *Glycyrrhiza glabra* (GG), con propiedades antiinflamatorias, desintoxicantes y estimuladoras del receptor de estrógenos beta con efectos protectores. La especie de regaliz que nos ayuda a gozar de una mejor salud hormonal femenina es la de origen chino, la *Glycyrrhiza inflata* (GI), porque además inhibe el metabolismo de los estrógenos por la vía 4-OH. Los estrógenos que siguen esta ruta en la primera fase de desintoxicación del hígado continuarán su camino por la metilación del hígado. El exceso de estos metabolitos tóxicos en la primera fase del hígado o su deficiente metilación en la segunda provocará que se formen quinonas y semiquinonas, unos metabolitos de los estrógenos que generan radicales libres o especies reactivas de oxígeno (ROS), que tienen un gran potencial carcinogénico y dañan nuestro ADN.

¿Cómo podemos reducir el 16α-OH estrona (el malo)?

Debemos frenar la actividad de las enzimas que favorecen esta ruta, especialmente la CYP3A4 (hígado e intestino), la CYP3A7 y la CYP3A5 (que se encuentran en las mamas y el intestino). No nos interesa presentar demasiada actividad en esta ruta, que aumenta el nivel de 16α-OH, porque está relacionado con el cáncer de mama, la hipertensión y la leucemia. La CYP3A4 es una enzima que se expresa en la próstata, el pecho, el colon, el intestino delgado y, sobre todo, el hígado. Ten cuidado con la suplementación de salvia o hierba de San Juan (hipérico), ya que ambos aceleran la ruta de la CYP3A4 de manera peligrosa y pueden provocar un exceso de los 16α-OHE_1.

Su actividad se reduce con:

- El sulforafano, presente en las crucíferas; limita la actividad de la CYP3A4 en los hepatocitos humanos. No afecta a la CYP1A2.

- La berberina es un alcaloide presente en algunas plantas que disminuye la actividad de la CYP3A4 del hígado y de la pared intestinal. La mejor forma de tomar berberina es con suplementos. Te recomiendo Berberina Balance, de la casa Douglas, o Active Berberina, de la casa Salengei (entre 500 y 1.500 mg/día).

- El resveratrol: el equipo de Sompon Wanwimolruk publicó, en 2014, una revisión de las interacciones entre las plantas y los medicamentos y las enzimas del hígado. Los resultados demuestran que el extracto de semillas de uva reduce, en estudios *in vitro* e *in vivo*, la actividad de esta enzima CYP3A4 en humanos. Cuando compres uvas, que sea con semillas, y cómetelas enteras, que son oro.

- El ejercicio físico tiene efectos protectores, porque disminuye el metabolito 16α-OH (malo). Ahora bien, tampoco contribuye a aumentar la actividad de la ruta de los 2-OH, para ello hay que seguir las pautas alimentarias comentadas anteriormente. La práctica habitual de deporte también mejora la metilación en la fase 2 del hígado y permite la eliminación del 2-OH y del 4-OH. De ahí que sea necesario practicar deporte regularmente, casi diría que es obligatorio, y aún mejor si lo hacemos en intervalos de alta intensidad. El ejercicio físico regular en mujeres premenopáusicas se asocia a menores niveles de estrógenos circulantes en sangre durante toda la fase lútea, y a la prevención del cáncer de mama.

Si eres una persona polimedicada debes saber que el 50 % de los medicamentos se eliminan a través de la enzima CYP3A4. Cuando limitamos su actividad con propuestas sanas para la salud hormonal, es posible que impidamos que se eliminen tan fácilmente ciertos medicamentos que comparten la misma ruta de los estrógenos. En este caso, consulta a un especialista.

Fase 2

Una vez que los estrógenos se han biotransformado en la primera fase de desintoxicación que tiene lugar en el hígado, comienza la segunda, durante la cual se eliminan los estrógenos gracias a la acción de diferentes enzimas.

Podríamos imaginar las enzimas encargadas de la metilación, la sulfatación y la glucuronidación como tres embudos que, para que todo funcione, deben hacer su trabajo. Si una de estas enzimas o más no funciona bien, acumularás estrógenos y sufrirás los síntomas que ya conoces. El funcionamiento correcto de estos tres embudos depende de nuestros hábitos de vida y nuestras condiciones genéticas. En ambos casos, podemos actuar y mejorar nuestra capacidad para eliminar estrógenos y otras sustancias que el hígado también elimina a través de estos embudos. Como siempre, la decisión de hacerlo está en tus manos.

Mediante un test genético, tu especialista en medicina integrativa puede estudiar las condiciones genéticas (polimorfismo) de estas enzimas y prescribirte un tratamiento personalizado, porque los genes de estas enzimas a menudo presentan menor actividad. A continuación veremos en detalle los síntomas y las soluciones, enzima a enzima, para saber exactamente cuál es el proceso que no acaba de funcionar.

¿Cómo podemos detectar cuál o cuáles de los tres embudos limpiadores del hígado no funciona?

Cada enzima desencadena unos síntomas distintos y puede que tengas síntomas de más de uno. Si fuera así, hay que arreglar diversos aspectos del hígado.

Los tres metabolitos de estrógenos que hemos fabricado en la primera fase de desintoxicación del hígado (2-OH, 4-OH y el $16\alpha\text{-OH-E}_2/\text{E}_1$) seguirán su curso para que los eliminen las enzimas de la segunda fase. Estas enzimas se encargan de:

1. La metilación
2. La sulfatación
3. La glucuronidación

Los estrógenos se eliminan por la acción de estas tres enzimas. En cambio, los andrógenos solo utilizan dos enzimas del hígado: la de la sulfatación y la de la glucuronidación. Si eres una mujer con el anular de la mano derecha más largo que el índice y, por consiguiente, fabricas más hormona masculina, debes saber que necesitas que la sulfatación y la glucuronidación funcionen perfectamente, eliminando estas hormonas masculinas; si no funcionan bien, acumularás testosterona o androstenediona y sufrirás ovarios poliquísticos, acné, hirsutismo, cabello y piel grasientos, cabello fino y débil en la zona central de la cabeza, miopía, problemas de fertilidad, etcétera.

Los estrógenos y los andrógenos conjugados por estas enzimas de la segunda fase del hígado se convertirán en metabolitos muy solubles en agua, inactivos (o poco activos), que serán eliminados fácilmente de nuestro cuerpo a través de la orina o de las heces.

Gracias a la conjugación de los estrógenos con estas tres enzimas, tendremos una menor concentración intracelular de estrona y estradiol y una menor actividad hormonal. Veámoslo paso a paso.

1. Metilación

A través de este embudo eliminamos estrógenos, histamina y las hormonas del estrés (dopamina, noradrenalina y adrenalina). La metilación se produce gracias a la enzima catecol-O-metiltransferasa (COMT), que inactiva dichas hormonas. Las personas que metilan lentamente acumularán en su cuerpo más estrógenos, histamina, hormonas del estrés y más tóxicos, y presentarán un riesgo mayor de sufrir enfermedades cardiovasculares, infartos, demencia, Alzheimer, alergias, dolor crónico, dolor en la articulación de la mandíbula, dolor de cabeza, migrañas, ansiedad, fobias, depresión y osteoporosis. Es posible que tu vida cambie cuando mejores la metilación, porque tratarás el origen de esas patologías que creías que eran crónicas.

Sabrás que eres lento metilando si...

Los estrógenos provocan una mayor liberación de histamina en nuestro cuerpo, por lo que aumenta la cantidad de esta sustancia inflamatoria y de mastocitos. Siempre debemos metilar de manera correcta y, en el caso de las mujeres, será especialmente importante durante los días del ciclo con un nivel más elevado de estrógenos, los últimos días de la fase

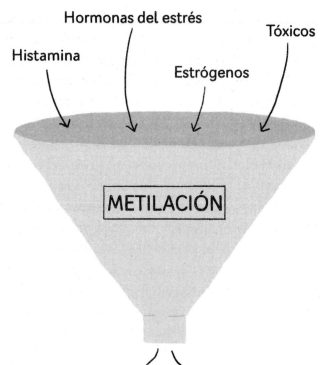

Hormonas del estrés

Tóxicos

Histamina

Estrógenos

METILACIÓN

Exceso de estrógenos: dolor de cabeza o migrañas, insomnio, cansancio, alteraciones de la temperatura corporal y ansiedad por comer, contracturas y rampas, lesiones, ligamentos cruzados, mamas fibroquísticas, caspa y descamación de la piel, obesidad, miomas, varices en testículos y piernas, endometriosis, fatiga crónica, fibromialgia, anemia, dolor premenstrual, ansiedad, depresión o fobias, colon irritable, alergias, dolor articular crónico y enfermedades autoinmunes, cáncer de mama, de útero (incluidos los de endometrio), de tiroides, de colon, de cérvix o de próstata, hemorroides, infarto de miocardio o ictus cerebral, tiroiditis de Hashimoto, artritis reumática, diabetes tipo 1, enfermedad de Crohn o colitis ulcerosa y osteoporosis.

Exceso de histamina: piel seca, dermatitis, picores, congestión nasal, alergias estacionales o alimentarias, dolor de cabeza o migrañas, dolores articulares, presión arterial baja, colon irritable, contracturas musculares y dolores crónicos.

Exceso de hormonas del estrés: nerviosismo, ansiedad, fobias, miedos, impaciencia, depresión, cefaleas o migrañas, dolores crónicos y problemas hormonales.

folicular (entre el día 10 y el 14 desde el inicio de la regla), cuando presentan mayores niveles de histamina. Si siempre sufres dolor de cabeza, migrañas o contracturas a mitad del ciclo, es probable que acabes de descubrir que tienes una mala metilación. No se trata de un problema crónico, puedes resolverlo metilando bien y no con ibuprofeno.

Si metilas lentamente, tendrás tendencia a sufrir dolores en la articulación temporomandibular (ATM) con «clics» en la mandíbula cada vez que abras la boca, y también presentarás síntomas típicos del exceso de estrógenos, histamina y hormonas del estrés que aparecen en la ilustración.

Las personas que no metilan bien no eliminan las hormonas del estrés como deberían y las acumulan. Eso les confiere un carácter especial, son perfeccionistas, autoexigentes, planificadoras, organizadas, meticulosas, obsesivas, muy aplicadas, no son despreocupadas ni desordenadas, ni tampoco improvisan nada, de hecho quieren controlarlo todo, son espabiladas y muy constantes. En épocas de estrés, el metilador lento sufre de caspa, dolor de cabeza y de tripa, diarrea, eccemas, contracturas, dolor en la articulación de la mandíbula y bruxismo. Seguramente te rechinan los dientes por la noche, ¿verdad?

Si mantienes activa esta enzima y el embudo funciona de forma correcta, podrás pasar las épocas de estrés sin sufrir sus consecuencias. No debería ser habitual que hubiera que usar champú anticaspa, o tratarse las contracturas cada mes, ni medicarse para la ansiedad, la depresión o el dolor de cabeza, ni llevar una férula en la boca para dormir... la solución es metilar bien.

La gente que metila lentamente lo sabrá porque en la analítica de sangre presentará unos biomarcadores alterados: niveles de homocisteína superiores a 12 mmol/l (considero ideal entre 6 y 8 mmol/l), anemia con niveles bajos de glóbulos rojos (eritrocitos) y volumen corpuscular medio (VCM) cercano a los límites máximos.

Hay que ponerse en manos de un médico especialista en medicina integrativa o en PsicoNeuroInmunoEndocrinología (PNIE) para que realice un diagnóstico y un tratamiento personalizados, ya que la nutrición y los estados intestinal, renal, hepático y genético pueden impedir que tengas unos buenos niveles de vitaminas del grupo B, tan importantes para la metilación.

Sabrás que empeoras si...

Si eres lento metilando y quieres solucionarlo, deberás introducir unos pequeños cambios en tus hábitos de vida y alimentación. El primer paso consiste en reducir los sustratos que deben pasar por este embudo: disminuir la ingesta de alimentos que activen las hormonas del estrés, como el café, el té, el chocolate, el guaraná o los refrescos estimulantes. El café y el té, aparte de aumentar las hormonas del estrés, limitan la actividad de la metilación y pueden suponer un problema, porque empeoran tu capacidad de eliminar todo lo que pasa por este embudo.

Además, hasta que mejores la metilación, te recomiendo que no abuses de los alimentos ricos en histamina: fermentados como chucrut, kéfir, quesos, yogur, kombucha, miso, tempeh, vinagre, alcohol, espinacas, clara de huevo, marisco, pescado azul, naranja, piña, nueces y cacahuetes, entre otros, porque si no eliminas la histamina correctamente, resulta preferible no incrementarla a través de la alimentación, ya que se pueden producir los síntomas del gráfico (véase página 292).

¿Qué fármacos afectan a la metilación?

Algunos fármacos afectan la metilación reduciendo los niveles de folato y vitamina B_{12} e impiden la correcta eliminación de la histamina, los estrógenos y las hormonas del estrés. Aquí tienes unos ejemplos:

- Metformina (diabetes y ovarios poliquísticos)
- Colchicina (ácido úrico)
- Fenitoína (epilepsia)
- Metotrexato o sulfasalazina (enfermedades autoinmunes y cáncer)
- Antiácidos (inhibidores del número de protones y antagonista del receptor H_2 de la histamina)

Las personas que sufren un trastorno de metilación asociado a una o diversas mutaciones genéticas pueden empeorar si abusan del café, el té o algunos fármacos, como los antiácidos. Todos ellos disminuyen la absorción de la vitamina B_{12}, tan necesaria para metilar bien. Si tomamos café o té y estos medicamentos, metilaremos peor. Los medicamentos antiácidos reducen el ácido clorhídrico del estómago y alivian el ardor rápidamente. Pero este ácido resulta indispensable para fabricar una proteína llamada «factor intrínseco», que se enlaza con la vitamina B_{12} y facilita su absorción en el íleon, en el intestino.

La vitamina B_{12} no puede absorberse sin el factor intrínseco, y no tenemos factor intrínseco sin el ácido del estómago.

Así pues, si tomas estos medicamentos durante largas temporadas, presentarás déficit de vitamina B_{12}, y también mala absorción del hierro, zinc, calcio, proteínas, vitaminas D, A, E, K y ácido omega-3, y sufrirás las graves consecuencias que ocasionan estas múltiples carencias.

¿Cómo puedo saber si me falta vitamina B_{12}?

La analítica de sangre por sí sola no puede ofrecernos resultados fiables aunque la vitamina B_{12} esté dentro de los niveles normales. Sabrás que el nivel de vitamina B_{12} es insuficiente para una correcta metilación cuando tengas niveles elevados de homocisteína (valores deseados = entre 6 y 8 mmol/l) y de ácido metilmalónico. Revisa los tres si te identificas con un metilador lento. Los síntomas de falta de vitamina B_{12}, tan frecuentes en los consumidores de la pastilla para combatir el ardor de estómago, son:

- Diarrea o estreñimiento
- Cansancio crónico y falta de energía
- Inestabilidad o mareo al levantarse o después de un esfuerzo
- Temblores, especialmente en las manos
- Cara pálida, anemia
- Hormigueo en los dedos de las manos
- Eccemas, rojeces en la piel o dermatitis
- Encías que sangran y punta de la lengua roja
- Ansiedad, depresión

- Insomnio
- Dolores musculares crónicos

¡Ahí es nada! Si tienes dolores crónicos como fibromialgia o fatiga crónica, tu digestólogo especialista en PNIE te ayudará a no depender de los medicamentos para el ardor de estómago.

¿Cómo puedo resolver el ardor de estómago que tanto me molesta?

El ardor de estómago puede deberse tanto a un exceso de ácido como a un déficit del mismo. Sí, sí, has leído bien, la falta de ácido también produce sensación de reflujo y ardor. Si es por un exceso de ácido clorhídrico, te sentirás mejor después de comer y, de hecho, necesitarás comer a menudo para sentirte aliviado. Es poco frecuente que el ardor se deba a un exceso de ácido; en estos casos, es importante que el médico te haga pruebas para valorar si sufres gastritis (por estrés, alcohol o intolerancias) o provocada por la bacteria *Helicobacter pylori*, y que te dé un tratamiento según el resultado de las pruebas.

No obstante, el origen del ardor y el reflujo está, en la mayoría de los casos, en la falta de ácido en el estómago. Si es tu caso, cuando acabes de comer te sentirás muy lleno y tendrás digestiones lentas. Por la mañana te levantarás bien, pero a medida que pase el día te irás hinchando y empeorarán el ardor y los gases. Si tienes falta de ácido, no mejorarás comiendo, al revés. El pH del estómago en condiciones normales tendría que ser de 1 a 3: necesitamos que sea ácido para digerir bien las proteínas y fabricar una proteína indispensable que absorbe la vitamina B_{12} llamada «factor intrínseco». Resulta paradójico que se receten medicamentos antiacidez para aliviar el ardor, que empeoran todavía más el origen del problema, la falta de ácido en el estómago. Si quieres mejorar o aumentar la acidez en el estómago:

- Evita las grandes cantidades de agua y las infusiones con las comidas o la fruta de postre. Tómalas solo entre comidas o un poco antes de empezar a comer. A veces me dicen: «Xevi, he comido una ensalada, un trocito de merluza y una infusión de manzanilla, ¡y estoy bien hinchado!». ¡Nada de infusiones de postre!
- Evita el gluten de forma estricta. Esto es muy importante. Las proteínas del trigo, la cebada, la espelta, la malta, la avena y el centeno contienen gluten y reducen la capacidad del estómago para fabricar su propio ácido, incluso si son integrales. La cerveza es un problema doble, a causa de la cebada y el alcohol, aunque contenga mucha vitamina B_{12}.
- Haz tres comidas principales al día, no cinco. Si tenemos que picar algo, mejor frutos secos que fruta.

Estas tres recomendaciones pueden ser suficientes para retirar el medicamento y resolver el problema. Aun así, todavía podríamos ayudar a mejorar la acidez del estómago y conseguir su pH normal de 1 a 3. Te recomiendo que antes y durante cada una de las tres comidas tomes:

- Un vasito de agua con el zumo de medio limón y una cucharadita de jengibre en polvo (si tienes la presión arterial muy baja, no abuses del limón y utiliza solo el jengibre). En invierno toma infusiones de jengibre, ¡y en verano puedes hacer cubitos con ellas! Puedes diluir el cubito con un poco de agua para que el sabor no sea tan fuerte.

- Una infusión de regaliz, hinojo, genciana y salvia entre las comidas, nunca de postre.
- Una o dos cápsulas del suplemento betaína + pepsina con cada comida (sigue las indicaciones de un profesional especializado). Lo encontrarás en el herbolario o la farmacia.

Las personas con falta de ácido clorhídrico en el estómago suelen ser sulfatadores lentos, ya que la hormona gastrina, que induce la fabricación de ácido clorhídrico, se activa gracias a la sulfatación. Después de comer, el estómago fabrica gastrina y esta da la orden a las células parietales del estómago para que liberen ácido clorhídrico. Si no sulfatas bien, la gastrina no se activará, y siempre tendrás digestiones pesadas, gases y carencia de vitamina B_{12} por falta de ácido en el estómago. Puede solucionarse. A continuación te explicaré cómo saber si eres un sulfatador lento y cómo mejorar las enzimas de la sulfatación.

La falta de ácido en el estómago no nos matará, solo puede amargarnos la vida.

Mejorarás si...

Proporcionas al hígado lo que necesita para metilar de forma correcta: vitaminas B_2, B_6, B_9, B_{12}, magnesio, metionina, colina, inositol y trimetilglicina.

Te recomiendo que te asegures de incorporar estos nutrientes a través de los siguientes alimentos, con la posibilidad de añadir complementos alimentarios que encontrarás en el herbolario o la farmacia:

- Vitamina B_2: cereales integrales, pescado azul, quesos, sésamo, frutos secos, hígado de bacalao, etcétera
- Vitamina B_6: pistachos, plátano, dátiles, patata, ajo y col
- Vitamina B_9 (ácido fólico): remolacha, brócoli, col, espárragos, algas, legumbres, hojas verdes, aguacate, hígado de bacalao, etcétera
- Vitamina B_{12}: marisco, pescado, carne, yema de huevo y alga espirulina
- Magnesio: espinacas, cacao, frutos secos, legumbres, sésamo, etcétera
- Metionina: carne, pescado, huevos, sésamo, frutos secos, etcétera
- Colina: yema de huevo, nueces de Brasil, cacahuetes, etcétera
- Inositol: cereales integrales y legumbres
- Trimetilglicina: brócoli, remolacha y espinacas

Tras el déficit de estas vitaminas del grupo B, en especial del folato, o ácido fólico, y del consiguiente nivel elevado de homocisteína, puede esconderse un problema nutricional, de abuso de alcohol o una alteración de la microbiota, que condiciona una mala absorción intestinal (inflamación intestinal, sobrecrecimiento bacteriano o insuficiencia pancreática), o una disbiosis con falta de bacterias sanas que fabrican ácido fólico. Existe la posibilidad de que metiles lentamente debido a alteraciones genéticas: por un polimorfismo del gen COMT (Val158M) que codifica su síntesis, y por otros polimorfismos implicados en la activación de la vitamina B_{12} o del ácido fólico. Entre un 30 y un 50 % de la población tenemos un polimorfismo genético en la enzima MTHFR, que activa el folato que ingerimos a través de la dieta. Estas personas necesitaremos un suplemento de folato en su forma activada: metilfolato. La vitamina B_{12} y el ácido fólico nos permiten reducir la homocisteína eficazmente. Puedes sospechar que posees esta predisposición genética cuando, a pesar de tener buenos niveles de ácido fólico en sangre, presentas niveles elevados de homocisteína, lo que indica que no activas de forma eficaz el ácido fólico.

Estudios recientes han demostrado que una actividad adecuada del COMT tiene un claro efecto protector, puesto que evita el efecto proliferador de los estrógenos en personas con miomas, endometriosis o cáncer de mama, y ofrece mayor protección en el caso de tumores hormonodependientes y preeclampsia durante el embarazo. Si tienes la homocisteína elevada, te recomiendo que revises tu alimentación y ayudes a la microbiota del intestino aportándole las bacterias *Lactobacillus plantarum* y *Bifidobacterium* spp., que fabrican ácido fólico, y *Lactobacillus reuteri*, para mejorar la vitamina B_{12}. Los suplementos probióticos que contienen estas bacterias son Teoliance HPI60 (Therascience) y Ther-Biotic Senior Fórmula (Klaire), entre otros.

Reducirás la homocisteína y mejorarás la metilación suplementándote con vitaminas del grupo B en forma metilada, es decir, en su forma activa como: Homocistrol + TMG, de Laboratorios Douglas (tres veces al día); CN Base, del Laboratorio LCN (tres veces al día); Nutrient 950, de Pure Encapsulations (cuatro veces al día), o Methyl B Complex de Lamberts (dos veces al día). Te recomiendo que tomes estos alimentos, probióticos y vitaminas B activadas hasta que tengas la homocisteína entre 6 y 8 ng/ml.

Si al cabo de cuatro meses siguiendo estos hábitos de vida, ves que la suplementación no ha bastado para reducir la homocisteína a los niveles óptimos, es posible que tengas diversos polimorfismos en el ciclo de la metionina y en el del ácido fólico. Un estudio genético prescrito por un especialista te lo confirmará. Si se produce esta situación, para reducir la homocisteína te recomiendo que continúes cuatro meses más con la suplementación de N-acetilcisteína (NAC), trimetilglicina (TMG) y un omega 3 especial (DHA): Glutation Plus, de Laboratorios Douglas (una vez al día); TMG, del laboratorio Life Extension (dos veces al día), y DHA rTG, del Instituto Xevi Verdaguer (dos veces al día).

Así podrás metilar de manera correcta y desactivar, finalmente, la histamina, los estrógenos y las hormonas del estrés.

Durante el tratamiento para mejorar la metilación de los estrógenos, es conveniente que protejas tus células y tu ADN de la oxidación a la que están sometidos.

Neutraliza la oxidación de los estrógenos

Cuando los estrógenos formados en la primera fase de desintoxicación del hígado ($2\text{-OH-E}_1/\text{E}_2$ y $4\text{-OH-E}_1/\text{E}_2$) no se metilan (COMT) completamente en las formas metiladas correspondientes, $2\text{-MEO-E}_1/\text{E}_2$ y $4\text{-MEO-E}_1/\text{E}_2$, en la segunda fase del hígado tenemos un problema grave. Cogen una ruta alternativa en el metabolismo y pueden convertirse en dos formas muy tóxicas, las semiquinonas y las quinonas, que generan procesos oxidativos y pueden provocar enfermedades inflamatorias, autoinmunes o cánceres.

Resveratrol	Se encuentra especialmente en la piel y las semillas de la uva, el vino tinto, rosado y blanco, los cacahuetes y los frutos del bosque como los arándanos, las frambuesas y las moras. Suplementación: Pteromax (Biotivia), uno al día en ayunas. Te recomiendo un suplemento que tenga la forma de resveratrol activada, metilada, el pteroestilbeno.
N-acetilcisteína (NAC)	Se encuentra en el ajo, la cebolla, el puerro, los espárragos y el alga cochayuyo (*Durvillaea antarctica*). Te recomiendo la suplementación de entre 600 y 1.200 mg/día. Me generan especial confianza: Glutation Plus (Douglas), uno o dos al día; o NAC 600 (Solaray), uno o dos al día.
Sulforafano (SFN)	El brócoli y el germinado de tres días de brócoli son los reyes. Suplemento: Nutri SGS (100 % Natural), uno al día.

Si cuentas con una buena metilación no tendrás problemas con estas formas tóxicas, ya que los estrógenos metilados tienen efectos protectores para nuestra salud: mejoran el colesterol, reducen las inflamaciones y protegen contra el cáncer. Ahora bien, una metilación deficiente provoca un aumento del estrés oxidativo, por lo que necesitarás una buena capacidad antioxidante. Podemos neutralizar estas formas tóxicas consumiendo alimentos que contengan resveratrol, NAC y sulforafano.

Para evitar que las células y el ADN sufran daños es muy importante metilar bien y mantener una buena capacidad antioxidante con el fin de inactivar las quinonas. Si deseas saber cuál es tu capacidad antioxidante, pide un análisis de los tioles totales en sangre; de aparecer bajos, deberás suplementarte con NAC, sulforafano y ácido lipoico, que ayudarán a mejorar tus niveles de glutatión, el antioxidante universal.

2. Sulfatación

Por este embudo eliminamos estrógenos, andrógenos, histamina, hormonas del estrés, colesterol, bilis, serotonina, polifenoles, hormonas tiroideas y muchos medicamentos y tóxicos.

En la sulfatación interviene una serie de enzimas (SULT1A1, SULT1E1, SULT2B1), vitales para la salud del intestino, ya que la activación de las hormonas gastrina y colecistoquinina depende de la correcta sulfatación. Cuando son sulfatadas, podemos fabricar enzimas digestivas y generar la capa de mucosa que protege el aparato digestivo (mucina).

La sulfatación de los estrógenos (de la estrona y el 17β-estradiol) se lleva a cabo concretamente en diferentes tejidos, como las mamas, las glándulas adrenales, el útero, la placenta, los riñones, el intestino delgado... y sobre todo en el hígado. El metabolito mayoritario es el sulfato de estrona-3.

Sabrás que eres lento sulfatando si...

Seguro que has comprobado que la dieta rica en fruta, ensaladas y legumbres empeora claramente tu digestión. Curioso, ¿verdad? Sí, te faltan enzimas. Una mala sulfatación condiciona una desintoxicación deficiente de los estrógenos, la testosterona, las hormonas tiroideas, la serotonina, la histamina, la dopamina, etcétera. La acumulación de neurotransmisores, hormonas, tóxicos y medicamentos en nuestro organismo provoca unos síntomas característicos.

La mala sulfatación te provocará estos síntomas:

Estrógenos: ansiedad, retención de líquidos, dificultad para adelgazar, dolor premenstrual, flujo vaginal abundante, mamas fibrosas o miomas.

Testosterona: ovarios poliquísticos, acné, caspa y cutis grasiento.

Hormonas tiroideas: hipotiroidismo, fatiga crónica, dolores crónicos, ser friolero y estreñimiento.

Serotonina: no descansas bien por la noche, depresión y angustia.

Histamina y alimentos ricos en aminas: migrañas, presión arterial baja, gases o colon irritable, piel seca o eccemas, alergias y contracturas.

Dopamina, noradrenalina, adrenalina: toleras mal el estrés, tienes caspa, eccemas, insomnio, contracturas, dolor de cabeza o angustia.

Paracetamol, aspirinas, ibuprofenos u otros antiinflamatorios no esteroideos.

Herbicidas, ftalatos (cosmética, jabones...), tóxicos ambientales, plásticos y tóxicos de las bacterias intestinales.

Ácidos biliares que fabricamos nosotros mismos.

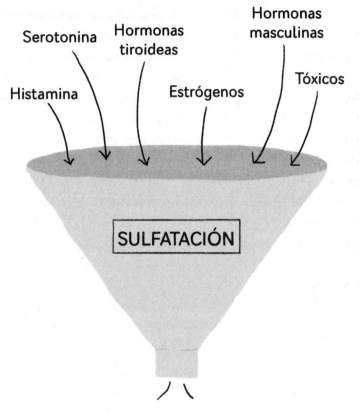

Serotonina

Histamina

Hormonas tiroideas

Estrógenos

Hormonas masculinas

Tóxicos

SULFATACIÓN

Digestiones muy lentas, reflujo, gases, estreñimiento, gastritis, colon irritable, colitis ulcerosa, enfermedad de Crohn, migrañas, asma, enfermedades autoinmunes, depresión, fatiga crónica, problemas de memoria, Alzheimer, Parkinson y los típicos síntomas por acumulación de hormona masculina, como acné, caspa o cabello grasiento, caída del cabello en la zona central de la cabeza, hirsutismo y ovarios poliquísticos.

Puede que no sulfates bien debido a un polimorfismo genético, pero si no quieres sufrir las enfermedades «genéticas» de tus familiares, debes mejorar la sulfatación. Sabrás que sulfatas lentamente si los ajos, las cebollas y los *calçots* te repiten, y si el pimiento, la lechuga, el brócoli o el pepino no te sientan bien, o tienes dolor de cabeza cuando bebes un poco de vino o cava debido a los sulfitos que contienen. También es probable que sulfates de manera lenta si cuando comes espárragos tu orina desprende un fuerte olor. Debes seguir una alimentación que facilite la sulfatación, reduciendo drásticamente algunos alimentos que pueden ser muy sanos para algunas personas pero que a ti pueden amargarte la vida.

Empeorarás si...

Si comes alimentos ricos en histamina y otras aminas biógenas:

- Naranja, limón, pomelo, kiwi, plátano, fresa, melocotón, cerezas, albaricoques, ciruelas, papaya, peras, frambuesas, chocolate y derivados, leche de vaca y derivados como queso, yogur, natillas, nata, puré de patatas de sobre, helados, flan, crema catalana.
- Soja: leche de soja y derivados como tofu, lecitina de soja, brotes de soja, yogur o salsa.
- Café, té, alcohol, cerveza, vino, vinagre y encurtidos.
- Pescado azul y conservas.
- Frutos secos, especialmente las nueces y los cacahuetes.
- Cerdo y embutidos ahumados como el salami, carne que esté en la nevera más de 48 horas.

- Trigo y derivados: pan, pasta, cereales, pizza, pasteles, bollería, harinas, rebozados.
- Tomates, pimientos, berenjena, patatas, espinacas y acelgas.
- Azúcar blanco refinado y aditivos: helados, pasteles, golosinas, productos *light*, bollería, glutamato monosódico y aspartamo.
- En menor cantidad también están presentes en la clara de huevo, algunas legumbres como los garbanzos, las aceitunas y las setas.

Si tomas alimentos que contienen los flavonoides que inhiben la capacidad genética para sulfatar:

- Tangeritina: cítricos, especialmente la naranja
- Quercetina: ajo y cebolla

¡Venga! No pongas mala cara. Si eres lento sulfatando, seguro que ya habías notado que el zumo de naranja no te sentaba bien y que la lechuga te hinchaba la tripa. A las personas que sulfatan bien no les pasa.

¿Qué fármacos y tóxicos ambientales afectan a la sulfatación?

- Ácido acetilsalicílico (aspirina), paracetamol, probenecid (medicamento para la gota).
- Ftalatos (BBP, DBP o DEHP), que encontramos en perfumes, esmaltes de uñas, lacas, tintes para el pelo y en otros cosméticos y productos de limpieza o en el PVC de los plásticos.

- Plaguicidas (clorofenol, cloronitrofenol), que encontramos en las frutas y verduras que no son ecológicas.

Los tóxicos ambientales, el estrés crónico, la falta de hierro, la vitamina B_6, la vitamina D_3 y las infecciones virales (mononucleosis, varicela, herpes...) pueden disminuir la actividad de la sulfatación. Debemos tener en cuenta la interacción de los alimentos y los tóxicos ambientales con las enzimas de la sulfatación. Algunas personas tienen una predisposición genética a una menor sulfatación, es decir, las enzimas de la sulfatación que degradan los estrógenos no funcionan de forma adecuada porque el gen que codifica la fabricación de estas enzimas tiene una actividad reducida. Esto las predispone a una conjugación menor de los estrógenos con sulfatos y a presentar un exceso de estrógenos libres circulantes que serán biológicamente activos cuando se acoplen con su receptor. Y supone un riesgo.

Recomiendo a las personas que sulfatan de manera lenta que se sometan a un estudio genético para valorar estos polimorfismos concretos que impiden la fabricación normal de enzimas para sulfatar: SULT1A1, SULT1E1, SULT2A1, SULT2B1.

Mejorarás si...

Si eres lento sulfatando, un profesional especialista en PNIE o medicina integrativa te ayudará con la suplementación individualizada, pero tu obligación es seguir estos consejos alimentarios que harán que puedas eliminar los estrógenos por este embudo.

Si sulfatas lentamente, come, sobre todo, los alimentos que encontrarás a continuación. Son ricos en molibdeno, vitamina B_2, vitamina D, cisteína, taurina, metionina y magnesio, indispensables para la actividad de la enzima de la sulfatación:

- Legumbres (especialmente alubias y alubias azuki)
- Trigo sarraceno
- Semillas de calabaza
- Semillas de girasol
- Alga cochayuyo
- Pulpo, calamares y sepia
- Semillas de sésamo (o aceite o tahín) cada día
- Miso
- Tempeh
- Kudzu
- Altramuces

Puedes incorporar a tu desayuno una tostada de pan de trigo sarraceno untada con tahín o aceite de sésamo. Para ayudar a desintoxicar el cuerpo a través de la piel, te recomiendo que, tres veces a la semana, tomes un baño de unos veinte minutos con agua bien caliente con dos tazas de sulfato de magnesio (sal de Epsom) y una de bicarbonato sódico. ¿Y el sol? Durante el día, la piel y la glándula pineal fabrican sulfatos gracias al estímulo de la luz solar a través de la dermis y de las pupilas, respectivamente. Nos interesa contar con estos sulfatos tan imprescindibles, por eso intenta no llevar siempre gafas de sol que obstaculicen el estímulo de la luz solar hacia la glándula pineal a través de las pupilas, regulando nuestro ritmo circadiano. Si trabajas de noche y duermes de día, te costará todavía más poder fabricarlos y sulfatarás peor. Intenta pasar un rato al sol cada día.

Durante la noche, en la fase del sueño profundo, la glándula pineal fabrica una hormona llamada «melatonina» que transporta los sulfatos fabricados durante el día hacia diferentes partes del cerebro. Es importante dormir suficientes horas para que este proceso se realice correctamente.

A los sulfatadores lentos que presentan carencia de magnesio o sufren estreñimiento, puede resultarles útil suplementarse con magnesio sulfatado (sal de Epsom) una o dos veces al día antes de acostarse (hay que controlar la diarrea por exceso de suplementación).

Mientras sigues una alimentación baja en histamina y otras aminas biógenas, ponte en manos de un especialista en PNIE, o medicina integrativa, que te ayude con los suplementos naturales que mejoran la sulfatación y pueden cambiarte la vida. Te recomiendo, durante cuatro meses, la combinación de un suplemento rico en azufre y otro rico en molibdeno: Ergyflex, de Laboratorios Nutergia (un sobre al día), o Flexi-Vita Pro, del Laboratorio Vitae (dos veces al día); junto con Oligoviol B, de Laboratorios Nutergia (5 ml/día), o el molibdeno de Laboratorios Douglas (una vez al día).

3. Glucuronidación

La glucuronidación es el proceso que ayuda a eliminar los estrógenos (especialmente la enzima UGT2B7), las hormonas masculinas, los ácidos biliares, el alcohol, la bilirrubina, el cortisol, la progesterona, las hormonas tiroideas, los tóxicos ambientales y los medicamentos como el naproxeno, el paracetamol, el lorezapam, la sertalina, etcétera. Todos ellos se inactivan y se hacen más solubles en agua para que la orina los elimine o los transporte a través de la bilis hacia el intestino y sean eliminados. La glucuronidación es una vía importantísima para la desintoxicación de nuestro organismo. Se produce en el hígado, el epitelio biliar (vesícula biliar), los riñones, el intestino, la próstata, los ovarios y las mamas.

Por este embudo se eliminan:

- Ácidos biliares
- Ácidos grasos
- Gliconas, como la genisteína y la daidzeína, dos isoflavonas presentes en la soja (miso y tempeh especialmente, y también en el sésamo)
- Alcohol
- Aminas
- Bilirrubina
- Carcinógenos
- Contaminantes ambientales
- Hormonas esteroides endógenas (glucocorticoides, mineralocorticoides, andrógenos,* estrógenos y progestágenos)
- Hormonas tiroideas (T3 y T4)

* Los andrógenos (las hormonas masculinas) tienen su vía principal de eliminación en la glucuronidación junto con la sulfatación.

Si no glucuronidas de forma correcta los sustratos de esta ruta, no podrás eliminar del cuerpo los estrógenos, la bilirrubina, los paracetamoles, los andrógenos o los tóxicos ambientales. De ser el caso, en la analítica de sangre tendrás los niveles de bilirrubina elevados. Recuerda que eliminamos las hormonas masculinas a través de la sulfatación y la glucuronidación; si estos dos embudos no funcionan correctamente, la acumu-

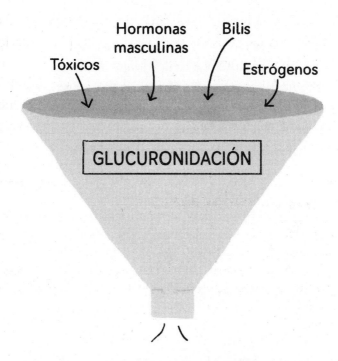

Picores generales, piel seca, fatiga, cabeza espesa, embotada, poca concentración y poca memoria, mala digestión de las grasas, heces pastosas o diarreas, heces claras que flotan, colon irritable, reflujo, insomnio, dolor de cabeza, mareos, depresión, cambios de humor, ansiedad, irritabilidad, fobias sociales y ataques de pánico, sensibilidad química múltiple, dolores musculares, espasmos y dolores articulares, intolerancia al alcohol.

lación de hormonas masculinas te provocará acné, hirsutismo, cabello fino o escaso en la zona central de la cabeza, ovarios poliquísticos, piel grasienta o pelos que se enquistan cuando te depilas. Estos problemas se pueden prevenir, tratar y curar favoreciendo la actividad de estos dos embudos, la sulfatación y la glucuronidación, sobre todo si tienes el cuarto dedo de la mano derecha más largo que el segundo (patrón masculino).

Sabrás que eres lento glucuronidando si...

Tienes la piel y la parte blanca de los ojos amarillenta, te sientes cansado, tienes dificultades para concentrarte y pensar con claridad y sufres picores por todo el cuerpo.

A través de la alimentación, podemos contribuir a acelerar la actividad de la enzima UGT y eliminar todo su sustrato mediante la orina o las heces.

Debes prestar atención si eres un glucuronidador lento y acumulas estrógenos y bilirrubina en tu organismo, porque esta característica está relacionada con diferentes tipos de cáncer y alteraciones hormonales.

¿Te sube la bilirrubina?

¿Tienes la parte blanca de los ojos amarillenta? ¿Padeces el síndrome de Gilbert? ¿Te has fijado en si tu piel también es amarillenta?

Muchas personas no glucuronidan correctamente y no saben que la fatiga crónica, el dolor de cabeza, la depresión y los picores pueden solucionarse. Son personas que, además, suelen tener heces pastosas, de color marrón verdoso, claras y/o flotantes, junto con un acúmulo de bilirrubina en sangre. El síndrome de Gilbert es una enfermedad hereditaria que afecta al hígado que se caracteriza por presentar una actividad reducida de la enzima glucuroniltransferasa UGT, una acumulación de bilirrubina y otras moléculas de nuestro organismo.

Esta enzima UGT también se encuentra en órganos como el corazón, el cerebro, los riñones, las glándulas suprarrenales, la melsa y el timo. Puedes comprobarlo con un análisis de orina, en el que los valores de bilirrubina saldrán excesivamente elevados, o con un análisis de sangre en el cual se valore la bilirrubina total, la bilirrubina indirecta (no conjugada) y la bilirrubina directa (conjugada con el ácido glucurónico). Las dos primeras te saldrán altas, pero la bilirrubina directa (conjugada) saldrá normal.

Bilirrubina total (valor normal): 1 mg/dl.

En el caso del síndrome de Gilbert, estará elevada, aproximadamente entre 2 y 5 mg/dl. Si tienes valores de más de 6 y hasta 45 mg/dl, te recomendamos que visites al médico para que valore la grave falta de actividad de la enzima glucuroniltransferasa.

El síndrome de Gilbert es una enfermedad benigna, no te preocupes, pero puede ocasionar algunos problemas si tu alimentación no es correcta, es rica en grasas saturadas y azúcares, edulcorantes o hidratos de carbono refinados, o después de una infección vírica o de la ingesta de medicamentos como el paracetamol, o tras un sobreesfuerzo físico o emocional, un ayuno, o si tienes insomnio, tomas alcohol o has ingerido menta o vainilla. La enzima de la glucuronidación (UGT) de las células hepáticas responsable de convertir la bilirrubina libre o indirecta (sin conjugar y soluble en grasa) en bilirrubina directa (conjugada y soluble en agua) es la uridinadifosfato glucuroniltransferasa (UGT1A1). Algunas personas tienen un polimorfismo en el gen UGT1A que codifica su síntesis y provoca un descenso de la producción de la enzima, de aproximadamente el 30 % (tienen una reducción de entre el 70 y el 75 % de la actividad de la enzima). Por lo tanto, sabemos que si glucuronidas de manera lenta acumularás bilirrubina. ¿Y qué pasa con el resto de los sustratos que metaboliza la UGT? También se acumularán y tendrás los síntomas de exceso de estrógenos que ya conoces.

Si tienes una glucuronidación lenta o sufres el síndrome de Gilbert, empeorarás si tomas algunos alimentos que contienen flavonoides y algunos medicamentos que pueden inhibir la glucuronidación.

- Quercetina: piel de la manzana, la uva, el ajo y la cebolla. Es antihipertensiva y antiinflamatoria entre otras propiedades, pero inhibe la UGT.
- Tangeritina: piel de la mandarina y otros cítricos.
- Crisina: pasiflora, miel y própolis.
- Naringenina: pomelo.
- Genisteína: soja y sésamo.
- Silimarina o silibinina: cardo mariano.
- Acetaminofeno: paracetamol.
- Antiinflamatorios No Esteroideos (AINE): ibuprofeno, diclofenaco y naproxeno, entre otros.
- Ácido retinoico: cremas para el acné. Proviene de la vitamina A y el betacaroteno.

Si no glucuronidas bien y tomas paracetamol o ibuprofeno para los dolores menstruales, usas cremas con ácido retinoico o tomas suplementos de vitamina A o betacarotenos para el acné, estás empeorando el origen del problema, ralentizándolo y cronificándolo todavía más.

Mejorarás si...

- Consumes frutas y verduras que aumenten la actividad de la UGT1A1, la cual te permitirá eliminar correctamente la bilirrubina, los tóxicos y los estrógenos.
- Comes alimentos ricos en sulfuros: ajo, cebolla, puerro, nueces, carne, pescado, legumbres, huevos y verduras crucíferas (brócoli, kale, col, coliflor, coles de Bruselas, col verde, nabos, colinabo...), ya que contienen una sustancia rica en sulfuros, los glucosinolatos, que se metabolizará en I3C, DIM e isocianatos.
- Comes legumbres como las alubias y la soja (sobre todo miso y tempeh), que son ricas en daidzeína, la cual estimula la glucuronidación. Consúmelos con moderación porque son fitoestrógenos y su abuso puede incrementar la actividad estrogénica.
- Comes cítricos (menos el pomelo): naranjas, mandarinas, limones o limas, porque aumentan la actividad y la expresión genética de la UGT1A1.
- Comes alcachofas, ya que contienen ácido glucurónico. Se pueden tomar cocidas o en forma de zumo.
- Tomas té kombucha fermentado; es un ángel que contiene ácido glucurónico.
- Tomas cúrcuma (lee el siguiente apartado, verás por qué la cúrcuma podría ser un superalimento).
- Evitas los ayunos prolongados, porque no podrás eliminar los tóxicos de las células adiposas.
- Te expones a la luz solar, que metaboliza la bilirrubina. Te recomiendo exponer todo el cuerpo al sol o rayos

UV. Seguro que recuerdas que a los bebés prematuros que nacen con la piel amarillenta los ponen debajo de una luz para que se degrade la bilirrubina.

- Haces ejercicio adaptado a tu fuerza de manera regular.
- Disfrutas de un buen descanso nocturno.
- Evitas exponerte a tóxicos, tomar alcohol o medicamentos hepatotóxicos (consulta siempre los prospectos).
- Resuelves el problema del hipotiroidismo, en caso de sufrirlo.

Aparte de todos estos consejos, tu especialista puede recomendarte de forma personalizada que tomes suplementos que activen la glucuronidación, como por ejemplo:

- Calcio D-Glucarate (de 500 mg a 2g/día) presente, entre otros, en manzanas, brócoli y uva.
- Magnesio y vitamina B_6.
- Alcachofa: contiene ácido glucurónico.
- Té kombucha fermentado ecológico.
- Malvavisco (*Althaea officinalis*): contiene ácido glucurónico.
- Sulfato de condroitina: suele recetarse para aliviar dolores articulares como componente estructural de los cartílagos, pero el sulfato de condroitina es una cadena que alterna azúcares de ácido glucurónico y de N-acetilgalactosamina, que puede ser una fantástica fuente de ácido glucurónico.
- Limoneno (cáscara de los cítricos, eneldo y aceite de semillas de comino).
- Aceite de hígado de pescado.

- Anticonceptivos orales o parches transdérmicos. Esta opción para acelerar la glucuronidación implica un riesgo de trombosis venosa profunda o cáncer de endometrio, ya que los anticonceptivos y los parches contienen un xenoestrógeno (EE_2 o 17-alfa etinilestradiol) derivado del 17-beta estradiol E_2, que se fabrica para aumentar los niveles de estrógenos cuando se ha adherido a los receptores de estrógenos. Por consiguiente, es una opción que no considero como propuesta de tratamiento para mejorar la UGT debido a los riesgos que supone para las personas con predisposiciones genéticas.

Independientemente del genotipo UGT1A1, las mujeres, en comparación con los hombres, suelen tener mejor glucuronidación y niveles menores de bilirrubina en suero; quizá porque el receptor de estrógenos activa y afecta la UGT1A1, como los cítricos y las crucíferas. Si tienes una mutación genética, puede que no llegues a los niveles normales, pero seguro que si sigues los consejos anteriores, mejorarás de forma increíble.

A medida que sigas estas indicaciones y mejores los niveles de bilirrubina en sangre, verás cómo desaparecen los síntomas que pensabas que eran crónicos, simplemente porque te habían acompañado toda la vida y no sabías cómo mejorar este embudo.

La poderosa cúrcuma

La cúrcuma, conocida desde tiempos inmemoriales (algunos documentos hablan de su uso desde 350 a. C.), es una de las especias más saludables que existen. Tiene propiedades antioxidantes, es decir, neutraliza el efecto de los radicales libres, que provocan el envejecimiento celular, en el organismo. Además, es un reconocido antiinflamatorio (especialmente de las articulaciones y las vías respiratoria y urinaria) y favorece el buen funcionamiento del hígado. Existen diversos estudios que la relacionan con efectos positivos sobre la depresión, el cáncer y el Alzheimer.

Su poder medicinal ha propiciado que, durante los últimos diez años, se hayan escrito innumerables artículos y llevado a cabo diversos estudios sobre la cúrcuma. Si, por ejemplo, introducimos el término *turmeric* («cúrcuma» en inglés) en el buscador de referencias de artículos científicos PUBMED, daremos con más de tres mil artículos. Podemos encontrar la cúrcuma en forma de polvo o de raíz y, a veces, mezclada con otras especias en lo que conocemos popularmente como curri.

La cúrcuma presenta dos problemas. Vamos a verlos y a buscar soluciones para cada uno de ellos.

1. No tiene una buena biodisponibilidad, es decir, no se absorbe con facilidad ni llega a la sangre. Es poco hidrosoluble y se absorbe con dificultad en el intestino delgado.
2. Se metaboliza rápidamente en las fases 1 y 2 del hígado, en concreto por la sulfatación (SULT) y la glucuronidación (UGT). Los metabolitos sulfatos y glucuronidados de la curcumina se encontrarán en la orina al cabo de pocas horas de ingerirla.

No obstante, podemos mejorar su absorción y reducir su rápida metabolización intestinal y hepática frenando la glucuronidación.

Entonces ¿cómo debemos comerla para mejorar su absorción y lograr que se elimine lentamente? Lo conseguiremos si la mezclamos con pimienta negra (piperina) y con aceite de oliva o de lino. Otra sustancia que potencia la absorción de la cúrcuma es una infusión de té verde. Sería una buena idea comer a diario algún plato de arroz, quinua, sopa, ensaladas o legumbres con esta especia anticancerígena, acompañada de pimienta y aceite de oliva, y al cabo de un rato tomar una taza de té verde.

Una vez que se ha absorbido la cúrcuma ingerida, podemos mejorar la exposición de sus principios activos en las células del organismo frenando su eliminación, para que así sea más biodisponible circulando por la sangre durante más tiempo.

En estudios *in vivo* realizados en ratas, se ha observado que la silibinina del cardo mariano (anticancerígena por sí misma) y la quercetina de las cebollas, la piel de las uvas y las manzanas son componentes naturales que frenan eficazmente la glucuronidación de la curcumina y mejoran sus efectos, ya que la mantienen en el organismo durante más tiempo.

Sería recomendable tomar cúrcuma con pimienta negra y aceite cada día, en un menú que también contenga ajo, cebolla, manzana, pomelo, sésamo, altramuces, miel o pasiflora (que frenan la glucuronidación o UGT), ya que así se absorberá mejor y se eliminará más lentamente. De este modo, al estar circulando por la sangre durante más tiempo antes de eliminarla, mejorará su biodisponibilidad. Es decir, que los alimentos que hemos dicho anteriormente que deben evitarse para poder glucuronidar más rápido, ahora nos sirven para que la cúrcuma permanezca más tiempo en nuestro cuerpo y aprovechemos todo su potencial. La cúrcuma se elimina por el mismo lugar que los estrógenos y los tóxicos, ¡claro!

6

El estado de la microbiota intestinal: la clave para eliminar los estrógenos

Ahora ya sabemos cómo mantener los embudos del hígado bien limpios. Pero todavía hay un último aspecto, muy importante también, para garantizar el buen funcionamiento de nuestro organismo: la microbiota, el estado de las bacterias de nuestro intestino o flora intestinal.

Los estrógenos conjugados que han pasado por los tres embudos del hígado (metilación, sulfatación y glucuronidación) y que tenemos inactivos se eliminan a través de la orina y las heces.

Los que eliminamos por la orina pueden analizarse en laboratorios especializados para saber a través de qué ruta los has desechado en la primera fase de desintoxicación del hígado (2-OH, 4-OH y 16α-OH) y si has metilado bien o no. Es una buena forma de ponerte nota con la ayuda de un especialista en medicina integrativa.

Los estrógenos conjugados que no eliminamos a través de la orina llegan al intestino delgado a través de los ácidos biliares. Estos estrógenos tienen dos posibles destinos según la salud de tu microbiota: puedes eliminarlos adecuadamente a

través de las heces o reabsorberlos en el intestino y acumular-
los de nuevo en la circulación sanguínea. Los estrógenos reabsorbidos volverán a circular hasta el hígado (circulación
enterohepática), un círculo vicioso que sobrecarga este órgano y provoca un acúmulo de estrógenos.

La salud de nuestra microbiota es fundamental para gozar de un buen equilibrio de la salud hormonal y permitir que
el trabajo del hígado no se vea perjudicado en el último momento, cuando estabas listo para eliminar los estrógenos.

La composición bacteriana de la piel, los pulmones y los
órganos reproductores es muy distinta de la de nuestro sistema gastrointestinal, porque tiene otras funciones. Nuestro
sistema gastrointestinal está formado por un ecosistema enorme compuesto por gran cantidad de microorganismos, entre
los cuales se cuentan hongos, virus, protozoos y, sobre todo,
bacterias. Su composición es variable y se halla en un equilibrio dinámico constante, ya que interactúa con los hábitos de
vida de cada persona, la edad, el equilibrio hormonal y el
ejercicio físico, entre otros. Existen entre mil y mil quinientas
especies de bacterias, la mayoría de las cuales viven en el intestino, sobre todo en el intestino grueso o colon. La microbiota tiene un papel muy importante en la salud psiconeuroin-
munoendocrina humana.

Denominamos «microbioma» a los genes de estas bacterias intestinales en su conjunto. El ADN de nuestras bacterias
(microbioma) es de ciento cincuenta a doscientas veces más
numeroso que el ADN de las células de nuestro cuerpo (genoma) y es muy específico para cada persona. ¿Sabes cuánto
pesa tu microbioma? Tenemos aproximadamente dos kilos
de material genético. Los especialistas han clasificado nuestro

microbioma en distintas variedades genéticas o filo: firmicutes, bacteroidetes, actinobacterias y proteobacterias.

Las bacterias son las directoras de orquesta; de ese modo, necesitamos mantener nuestro microbioma equilibrado para gozar tanto de una buena salud intestinal (digestión y absorción de nutrientes de la dieta) como de las funciones inmunes, cognitivas, emocionales y hormonales. Las bacterias intestinales del colon fabrican vitaminas del grupo B (B_9, o ácido fólico, B_{12}, B_1, B_2), vitamina K y neurotransmisores como la serotonina, y también nos protegen de microorganismos patógenos. De todos modos, las bacterias del colon utilizan los metabolitos hormonales que les llegan y los residuos de los alimentos ingeridos que no ha absorbido el intestino delgado para fabricar unas sustancias con una actividad esencial para las funciones neuroinmunoendocrinas, que regulan nuestra salud emocional, inmune y metabólica. En el colon tienes un tesoro.

¿Sabías que tienes una relación de amor con tu intestino? Se ha comprobado que los hábitos dietéticos y el ejercicio físico influyen en la composición de nuestro microbioma gastrointestinal y que este, a su vez, influye directamente en la digestión, la absorción y el metabolismo de los alimentos ingeridos.

Se produce una influencia bidireccional y una interacción constante entre tú y tus bacterias.

El desequilibrio de la microbiota y del microbioma conlleva enfermedades inflamatorias, dolores crónicos, enfermedades autoinmunes o cánceres.

La buena noticia es que puedes modificar y adaptar tu microbiota de manera que, al final, sea un reflejo de ti, de cómo te cuidas. Por lo tanto, no es de extrañar que factores como los medicamentos (antibióticos), la dieta, el nacimiento por cesárea, la salud de la boca de la madre en la etapa prenatal, la lactancia materna o de fórmula, la genética, el alcohol, el estrés, el deporte y la exposición a tóxicos resulten determinantes.

En la actualidad, los proyectos internacionales Human Microbiome Project (Proyecto Microbioma Humano) y el MetaHIT Project lideran las investigaciones, con el objetivo de definir qué diversidad bacteriana beneficia la salud hormonal y reproductiva y la fertilidad.

La actividad enzimática de las diferentes especies bacterianas que hay en nuestro intestino influye en la cantidad de estrógenos que tenemos en el cuerpo y de ellas depende que los elimines bien o los reabsorbas. Si tienes un microbioma que desconjuga los estrógenos (rompe los enlaces glucuronidados y sulfatados que los mantenían inactivos), tu cuerpo los reabsorberá; en cambio, si tu microbioma está equilibrado, no los desconjugará y te desharás de ellos a través de las heces.

Si tu microbioma no desconjuga los estrógenos, los eliminarás correctamente a través de las heces y podrás decir: «¡Yo elimino bien los estrógenos!», porque prevendrás los factores que favorecen el exceso de estrógenos circulantes en tu cuerpo.

Y si tu microbioma es capaz de desconjugar los estrógenos, reabsorberás los estrógenos libres vía circulación enterohepática (del intestino hacia el hígado) e incrementarás la cantidad y la actividad estrogénicas.

Puedes modular el microbioma que deseas a través de la dieta.

Denominamos «estroboloma» al conjunto de genes bacterianos (microbioma) especializados en regular el equilibrio entre la correcta reabsorción intestinal de estrógenos libres, mediante la fabricación de enzimas, y la eliminación adecuada de estrógenos conjugados de nuestro organismo.

Plottel y Blaser definieron el estroboloma como la totalidad de genes de bacterias capaces de fabricar enzimas que metabolizan los estrógenos. Es decir, el estroboloma modula los estrógenos que se reabsorberán o se eliminarán en el intestino.

Las bacterias intestinales pueden fabricar unas enzimas que desconjugan los estrógenos conjugados en la segunda fase de desintoxicación del hígado y provocan que se reabsorban en la circulación sanguínea (vía enterohepática) en su forma libre. Ahora bien, también contamos con otras bacterias que no producen estas enzimas; por consiguiente, no desconjugan los estrógenos, propiciando que estos lleguen al intestino y se eliminen. Final del trayecto.

Para gozar de una buena salud hormonal, necesitamos tener en equilibrio los dos tipos de bacterias intestinales que forman nuestro estroboloma.

En caso de desequilibrio del estroboloma, caben dos escenarios diferentes:

- Un aumento de los estrógenos circulantes en sangre debido a una mayor reabsorción intestinal (vía enterohepática) de los estrógenos libres y de sus metabolitos. Esto ocurre cuando tu microbioma tiene un exceso de bacterias intestinales con actividad enzimática (des-conjugante e hidroxilante). Estas enzimas que atacan los estrógenos conjugados son la sulfatasa, la beta-glu-curonidasa, la beta-glucosidasa y la HSD-deshidroge-nasa. Una mayor actividad de desconjugación en el intestino provoca la reabsorción y el aumento de los tóxicos, los estrógenos y los metabolitos circulantes en sangre, que pueden constituir un factor de riesgo de sufrir alergias, angustia, dolores crónicos, migrañas y todos los síntomas que ya conoces debidos a un exceso de estrógenos, como un mayor riesgo de padecer cáncer de mama o de próstata. Es un factor que habrá que controlar, y a continuación te explicaré cómo hacerlo.

• Una falta de estrógenos circulantes en sangre causada por una menor reabsorción intestinal. Esto sucede cuando tu microbioma presenta menor cantidad de bacterias intestinales con actividad enzimática desconjugante. Una menor desconjugación en el intestino favorece la eliminación final de los estrógenos a través de las heces y tiene un efecto protector durante toda nuestra vida fértil, porque nos ayuda a deshacernos de los estrógenos y los tóxicos que ha eliminado el hígado. Cabe decir también que, durante la menopausia, la falta de estrógenos reabsorbidos en el intestino puede constituir un factor de riesgo de padecer enfermedades en las que los estrógenos tienen efectos protectores, como la osteoporosis, enfermedades cardiovasculares y demencias.

Tenemos un estroboloma único que podemos modificar con los hábitos de vida y/o la suplementación de probióticos (bacterias vivas), prebióticos, polifenoles y vitamina D. Empezamos a construir el microbioma y el estroboloma a una edad muy temprana, puesto que ya en el útero materno adquirimos las primeras bacterias provenientes de la flora oral (de la boca) de la madre (su periodontitis condiciona el nacimiento de bebés con niveles más elevados de bacterias proteolíticas). En el momento del parto, un niño adquiere también un tipo de bacterias diferentes (bacterias vaginales o, en caso de cesárea, de la piel) y, más tarde, en el período de lactancia, tendrá más bacterias sanas o proteolíticas, dependiendo de si la lactancia es materna o de fórmula. El desarrollo y la estabilidad de nuestro microbioma comienzan en la vida intrauterina y se estabilizan a los dos años de vida aproximadamente. El peor escenario para adquirir una microbiota desequilibrada y, por consiguiente, tener una mala programación metabólica para la vida adulta, es la de los niños cuya madre sufrió gingivitis o periodontitis durante el embarazo, que nacieron por cesárea, tuvieron lactancia de fórmula, crecieron en un ambiente no rural (sin el contacto con animales) y, además, tomaron muchos antibióticos.

Todos estos factores condicionan una falta de diversidad bacteriana, y el desequilibrio de su microbioma hará que estos niños sufran, ya de pequeños, alergias y dermatitis atópica y, en la edad adulta, tengan mayor propensión a sufrir depresión, obesidad, diabetes tipo 2, enfermedades autoinmunes y cardiovasculares o alergias.

Después de los dos primeros años de vida, ya tienes un microbioma único y tú decides tu destino, porque con pequeños cambios alimentarios podrás alterar la composición de la microbiota en poco tiempo, a partir del cuarto día.

Eres un adulto y tu microbioma es único.

El estroboloma debe hallarse equilibrado para tener una actividad adecuada de las enzimas que provocan la reabsorción de las hormonas en el intestino: sulfatasa, beta-glucuronidasa, beta-glucosidasa, HSD-deshidrogenasa. Estas enzimas deben tener actividad suficiente, que permita la desconjugación y la reabsorción idónea de moléculas deseables. Por ejemplo, uno de los efectos positivos de la actividad de estas enzimas del colon (las beta-glucuronidasas o sulfatasas) es que permiten desconjugar y reabsorber los polifenoles que hemos ingerido, mejorando su biodisponibilidad y su actividad antiinflamatoria y protectora. Al mismo tiempo, deben mantener una actividad lo bastante baja para evitar la desconjugación exagerada y la consiguiente reabsorción de hormonas, toxinas y moléculas carcinogénicas. No nos interesa que estas enzimas estén muy activas. Como siempre, buscamos el equilibrio.

¿Evacúas bien? Si tienes un ciclo irregular, y un mes te viene la menstruación a los 23 días, otro a los 29 y otro a los 25, piensa que tu problema puede estar en el intestino.

Si tienes ovarios poliquísticos o problemas de fertilidad, piensa en cómo haces de vientre, porque ya sabes que el origen también puede estar en tu intestino. En estudios llevados a cabo con ratas que tenían ovarios poliquísticos, se comprobó que su microbiota estaba alterada (niveles bajos de lactobacilos, *Ruminococcus* y *Clostridium*, y niveles elevados de *Prevotella*). Se observó que el tratamiento de la disbiosis intestinal suplementando con los probióticos *Lactobacillus casei*, *Lactobacillus rhamnosus* y *Lactabocillus acidophilus* en ratas hembra mejoraba su desequilibrio intestinal y hormonal, lo cual, a su vez, mejoraba la regularidad del ciclo menstrual y la morfología de los ovarios, y que se restauraba su función correcta y su fertilidad.

Los desequilibrios de la microbiota, o flora intestinal, afectarán la cantidad de estrógenos circulantes y, por consiguiente, las funciones reproductivas, como el ritmo cíclico de los ovarios (irregularidad menstrual), el endometrio, la fertilidad y el embarazo, así como también la posibilidad de desarrollar infecciones crónicas y cánceres hormonales.

El metabolismo del estroboloma condiciona un nivel determinado de estrógenos que circulan en sangre y un *feedback* en el hipotálamo para fabricar más o menos hormona liberadora de gonadotropina (GNRH), dependiendo de si presentamos más o menos reabsorción y eliminación de estrógenos.

El metabolismo estrogénico de las bacterias intestinales condiciona directamente la función de los órganos reproductores, que fabrican más o menos hormonas sexuales como los estrógenos, la testosterona y la progesterona, en función de la orden recibida por las hormonas de la hipófisis (FSH/LH, según sus siglas en inglés) y del hipotálamo (GNRH).

LAS ENZIMAS QUE BOICOTEAN TU SALUD

La sulfatasa

Como ya estás al corriente, es necesario que tengas una buena sulfatación. Pero ¿sabes qué? En el intestino tenemos millones de bacterias, y algunas fabrican una enzima que desconjuga (rompe el enlace) los estrógenos que se han sulfatado: el esteroide sulfatasa (STS, según sus siglas en inglés). Esta enzima también desconjuga los demás sustratos que se han sulfatado, como los andrógenos, la serotonina y los tóxicos y, por lo tanto, los reabsorbemos todos.

Los estrógenos sulfatados abandonan el hígado y llegan inactivos al intestino. No pueden adherirse al receptor y, gracias a eso, no presentan actividad hormonal. Ahora bien, es ahí, en el intestino, donde la enzima sulfatasa puede boicotear tu salud, haciendo que los estrógenos sulfatados se desconjuguen, queden libres de nuevo y pasen de estar inactivos (E_1S y DHEA-S) a estar activos de nuevo (E_1 y DHEA). El sulfato de estrona (E_1S) se convierte en estrona (E_1), y la DHEA-S se convierte en DHEA. Esta enzima provoca un aumento de la cantidad y la actividad estrogénica en el intestino, pero la sulfatasa también se fabrica en el útero y el tejido mamario. Por lo tanto, puedes tener altos niveles de estrona en esos tejidos, fabricada *in situ*, con una mayor actividad hormonal en estas células y un mayor riesgo de sufrir un cáncer de mama o de útero, aunque los niveles de estrógenos circulantes encontrados en la analítica de sangre sean correctos.

Con la intención de prevenir cánceres hormonales, la industria farmacéutica está buscando medicamentos para frenar la sulfatasa de forma selectiva y permitir que los estrógenos sulfatados se eliminen normalmente sin que esta enzima los desconjugue en el intestino, el útero o el tejido mamario. Estaremos atentos.

La HSD-deshidrogenasa (*hidroxiesteroide deshidrogenasa*)

Como ya hemos comentado, es muy importante que tengas una buena metilación. Pero ¿sabes qué? En el intestino tene mos una enzima fabricada por diferentes bacterias intestinales que es capaz de boicotear la metilación, porque convierte los estrógenos ya metilados de forma correcta por el hígado y biológicamente inactivos (2-MEO-E_1 y 2-MEO-E_2) en sus formas activas (2-OH-E_1 y 2-OH-E_2), que también pueden interconvertirse entre ellas, adherirse a un receptor estrogénico y desencadenar actividad hormonal.

Para moderar la actividad de esta enzima, puede ser una buena idea aumentar el consumo de las isoflavonas derivadas de la soja (miso, tempeh, tofu, tamari o salsa de soja) y del trébol rojo.

La beta-glucuronidasa

También hemos aprendido que es muy importante que tengas una buena glucuronidación. Los estrógenos glucuronidados, que salen del hígado y llegan conjugados al intestino gracias a la bilis, no tienen actividad hormonal, no se adhieren a su receptor y, por lo tanto, son inactivos. No obstante, en el colon tenemos otra enzima que puede boicotear la glucuronidación del hígado.

La beta-glucuronidasa es una enzima que metaboliza los hidratos de carbono complejos (cereales integrales, legumbres y tubérculos), y desconjuga el ácido glucurónico de las moléculas a las que estaba unido gracias a la buena glucuronidación del hígado, como son los estrógenos, los andrógenos, los tóxicos, los carcinógenos, los medicamentos y los polifenoles de la dieta. El hígado normalmente glucuronidará todos estos sustratos para facilitar la eliminación a través de la bilis. La desconjugación de estas moléculas en el intestino provoca su reabsorción y el incremento de estrógenos, andrógenos, tóxicos, carcinógenos o medicamentos en la sangre, con las consecuencias negativas que eso comporta.

Durante la adolescencia, y a medida que envejecemos, producimos más beta-glucuronidasa, posiblemente debido a cambios en la microbiota a lo largo de la vida. Es probable que la mayor actividad de la beta-glucuronidasa como consecuencia del envejecimiento tenga efectos protectores y nos permita reabsorber y, por consiguiente, aumentar la cantidad de hormonas sexuales en la etapa de la vida en que su fabricación baja en picado y podríamos tener más riesgo de sufrir osteoporosis, enfermedades cardiovasculares o depresión. La beta-glucuronidasa también podría tener efectos protectores para la reabsorción de los metabolitos de los polifenoles (isoflavonas, kaempferol y lignanos, sobre todo) que tienen una actividad antioxidante y antiinflamatoria.

A pesar de que la beta-glucuronidasa tiene sus bondades, si se fabrica en exceso, se considera peligrosa, porque interfiere en la glucuronidación del hígado, y tenerlo hiperactivo constituye un grave problema, tanto en la edad fértil como en la menopausia o en la andropausia. Asimismo, los tumores de mama expresan grandes cantidades de beta-glucuronidasa.

Para no sufrir un exceso de esta enzima en el intestino, debemos procurar no tener demasiadas bacterias que la fabriquen, como los filo firmicutes: *Lactobacillus* spp., estreptococos, grupo *Clostridium leptum*, *Roseburium*, *Faecalibacterium*, *Eubacterium rectale* y *dolichum*, *Ruminococcus bromii*, o de la familia de las *Enterobacteriaceae* (proteobacterias), en especial la *E. coli* y el filo actinobacterias (bifidobacterias).

Estrategias para reducir la actividad de la beta-glucuronidasa

Reducir la actividad de la beta-glucuronidasa es también una buena manera de ayudar al hígado en la glucuronidación para eliminar las hormonas femeninas, las masculinas, la bilirrubina y los tóxicos. Para limitarla debes tener en cuenta que:

- Se desaconseja hacer una dieta rica en grasas saturadas, grasas trans y carne roja, porque las sales biliares incrementan la actividad de la enzima y, por consiguiente, la reabsorción de los estrógenos, lo que impide su correcta eliminación.
- En cambio, una dieta rica en vegetales acidifica el entorno del colon, reduce las bacterias proteolíticas y la actividad de la enzima beta-glucuronidasa.
- Una dieta alta en fibra (vegetariana o vegana) disminuye la actividad de la beta-glucuronidasa y mejora la capacidad para eliminar los estrógenos.
- Los antibióticos naturales ayudan a reducir las temidas bacterias gramnegativas del colon (*E. coli*, *Klebsiella pneumoniae*, enterobacterias, etcétera). Te recomiendo combinar aceites esenciales de menta, melisa, cilantro, clavo y árbol del té. Los podrás encontrar del laboratorio Forza Vitale y de Pranarom. También puedes escoger antibióticos químicos como la rifaximina o la neomicina, siguiendo las indicaciones de tu médico.
- El D-glucarato inhibe la beta-glucuronidasa un 57 % en la sangre, un 44 % en el hígado, un 39 % en el intestino y un 37 % en los pulmones. Se encuentra en las

manzanas, los pomelos, el brócoli y todas las crucíferas. También en forma de suplemento: calcio-D-Glucarate (dosis: entre 500 mg y 1g/día).

- Las bacterias productoras de ácido láctico aumentan la excreción fecal de estrógenos y reducen su concentración en plasma. Te recomiendo que introduzcas en la dieta alimentos fermentados o suplementos probióticos, siguiendo las indicaciones del especialista en PNIE.

- También te ayudarán a limitar la actividad de la beta-glucuronidasa el yogur, la col blanca y el pimiento (puesto que aíslan el complejo proteína-pectina), la silimarina del cardo mariano, el ácido ascórbico (vitamina C) y los fructooligosacáridos como el plátano, la cebolla, la raíz de achicoria, el ajo, los espárragos, la cebada, el puerro y el tupinambo.

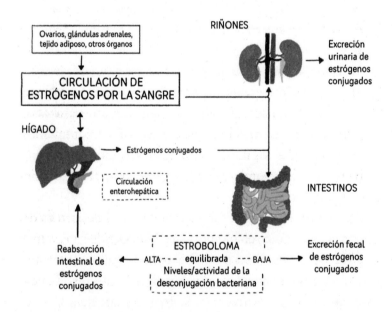

Equilibra el intestino

En nuestro cuerpo tenemos aproximadamente una cantidad diez veces mayor de bacterias que de células. En el intestino residen entre quinientas y mil especies diferentes que suponen ciento cincuenta veces más genes bacterianos (microbioma) que los que tenemos en el genoma, o ADN, de las células. En los próximos años, el estudio del ADN de estos microorganismos nos ofrecerá una cantidad de información tan ingente que, sin duda, los especialistas nos proporcionarán un gran abanico de soluciones a enfermedades que antes se consideraban crónicas.

Proyectos internacionales como el Human Microbiome Project (HMP) y el MetaHIT están descifrando la genética de nuestras bacterias intestinales con nuevas tecnologías y abriendo la puerta a nuevos tratamientos para resolver patologías que se consideraban crónicas porque no entendíamos su mecanismo.

Fruto de los estudios publicados hasta el día que escribo estas líneas, los investigadores describen nuestro microbioma con una secuenciación genética que nos permite clasificar el filo genético de nuestras bacterias intestinales en: firmicutes, bacteroidetes (las dos más abundantes), actinobacterias, proteobacterias, verrucomicrobias (*Akkermansia*), fusobacterias y cianobacterias.

La microbiota resulta fundamental para el desarrollo del sistema inmunitario, el equilibrio de la integridad intestinal, la digestión de los alimentos y la absorción de los nutrientes, pero, al mismo tiempo, también tiene funciones metabólicas importantes, fabrica vitaminas, hormonas y, además, nos proporciona energía a partir de los alimentos que no hemos digerido ni absorbido.

Todos los componentes de la dieta que escapan de la digestión-absorción en el intestino delgado y llegan al final del trayecto del sistema gastrointestinal, el colon, serán sustratos potenciales para las bacterias del colon. Estas fermentarán los hidratos de carbono, las proteínas, los ácidos grasos y otros componentes de la dieta, como los polifenoles, que tendrán efectos positivos (o negativos) para la salud humana en función de si nuestra microbiota goza de equilibrio o no. La composición de las bacterias del colon y tu alimentación tienen una relación de amor.

Todos tenemos una microbiota diferente y un microbioma y un estroboloma únicos.

Hemos visto que en nuestro ecosistema la cantidad y la diversidad de las bacterias intestinales (microbiota) tienen un papel muy importante, pues degradan la fracción indigerible de los hidratos de carbono en ácidos grasos de cadena corta (SCFA: butirato, propionato, acetato), nos protegen de los patógenos de manera local en el intestino y nos mantienen en equilibrio globalmente gracias a la actividad de los genes de estas bacterias.

Nos interesa que en el colon predominen estos SCFA, que provienen de la fermentación de la fibra y del almidón resistente de la dieta, respecto a los BCFA (isobutirato, isovalerato, isocaproico) fenoles, indoles o aminas, que provienen de las proteínas y tienen efectos tóxicos.

La alteración del microbioma (ADN de la microbiota) favorece la aparición de obesidad, diabetes, enfermedades cardiovasculares y autoinmunes, alergias, y también la hiperactividad de la aromatasa, la enzima que fabrica los estrógenos.

Debe realizarse un estudio personalizado de las heces para valorar exactamente qué se necesita para mejorar el equilibrio de la microbiota (las bacterias intestinales) y del microbioma (los genes de dichas bacterias). Te recomiendo el Laboratorio GoodGut, de Girona, y Laboratorio Cobas, de Madrid. Con este estudio verás cómo tienes la microbiota y otros marcadores biológicos que te permitirán recuperar la salud intestinal y hormonal.

Cómo modulamos nuestro estroboloma

La dieta y el ejercicio físico son unos factores muy importantes para el equilibrio del intestino y del estroboloma, pero este equilibrio también está condicionado por tu tejido adiposo, el consumo de alcohol y los genotóxicos a los que quizá estés expuesto. Dicho de otro modo: si siempre estás expuesto a tóxicos, tomas alcohol o tienes sobrepeso y, además, eres una persona sedentaria, es posible que la dieta por sí sola no baste para transformar tu salud.

El tejido adiposo y el microbioma

Aproximadamente el 35 % de los adultos de la población mundial tienen sobrepeso u obesidad, factores que están asociados a mayores niveles de estrógenos circulantes en mujeres posmenopáusicas, con toda probabilidad debido a una mayor actividad de la aromatasa, menor cantidad de SHBG, resistencia a la insulina, IGF-1 y disbiosis intestinal. El sobrepeso (IMC > 25 kg/m^2) condiciona a sufrir una alteración del filo de las bacterias intestinales (firmicutes > bacteroidetes). Por consiguiente, si quieres gozar de estabilidad en el microbioma y el estroboloma, no debes tener sobrepeso.

Además, las mujeres obesas con un IMC > 30 kg/m^2 tienen un 20 % más de riesgo de sufrir cáncer de mama, ya que el exceso de peso condiciona la disbiosis intestinal, la cual, a su vez, repercute en una mayor actividad de la aromatasa, lo que significa más estrógenos intracelulares o circulando en sangre que activarán los receptores. Un metaanálisis demostró la relación entre el aumento de peso en mujeres adultas y el riesgo de sufrir cáncer. Cada cinco kilos de peso que coge la mujer posmenopáusica están asociados con un aumento del riesgo de sufrir cáncer de mama (11 %), de endometrio (39 %) y de ovario (13 %). La buena noticia es que también se ha comprobado que, al adelgazar, se recupera el equilibrio intestinal (firmicutes < bacteroidetes), la aromatasa deja de estar hiperactivada y se reducen los estrógenos y el riesgo de sufrir estas enfermedades.

La dieta y el microbioma

Una dieta rica en grasas y proteína animal promueve una cantidad mayor de ácidos biliares, necesarios para la digestión y la absorción de las grasas. Las bacterias intestinales del colon rompen las moléculas de estos ácidos biliares y los transforman en ácido desoxicólico y ácido litocólico (ácidos biliares secundarios), unos metabolitos que potencian el crecimiento de bacterias proteolíticas (proteobacterias) como la *E. coli*, la *Klebsiella*, el *Enterobacter* y el *Citrobacter*, y condicionan un crecimiento menor de los firmicutes y los bacteroidetes, las bacterias que nos interesa tener en mayor cantidad. Por consiguiente, cuidado con la carne roja, los lácteos, los derivados de animales y las grasas, pues este tipo de alimentación favorece el crecimiento de la *E. coli* (filo proteobacteria), una bacteria capaz de producir una enzima potente, la beta-glucuronidasa, que, a su paso por el intestino, desconjuga los estrógenos, los cuales se reabsorben, aumentando su cantidad al no poder eliminarlos correctamente.

Por este motivo, una dieta rica en proteína animal y grasas malas (como las de la bollería) se relaciona con mayores niveles de estrógenos circulantes y un mayor riesgo de sufrir todo lo que ya sabes que provoca el predominio de estrógenos. En cambio, una dieta vegetariana o rica en fibra reduce la actividad de la enzima beta-glucuronidasa y mejora la capacidad para eliminar los estrógenos conjugados a través de las heces, que es lo que nos interesa.

No abuses de las carnes rojas, los embutidos, los quesos y otros derivados lácteos, y come más verduras, hortalizas y fruta; tu microbioma te lo agradecerá.

El alcohol y el microbioma

El alcohol altera la microbiota, provocando un sobrecrecimiento bacteriano (SIBO) y aumentando los estrógenos: el estradiol (E2) y la estrona (E1). En el capítulo 4, sobre los estrógenos (p. 125), encontrarás recomendaciones sobre el consumo diario de alcohol.

Los xenobióticos y el microbioma

Los xenobióticos (antibióticos, pesticidas, contaminantes atmosféricos, policlorobifenilos y los metales pesados como el mercurio, el cadmio, el plomo y el arsénico) alteran la microbiota y el microbioma, y provocan cambios funcionales en ellos. En 2013, Maurice y su equipo de investigadores identificaron con nuevas tecnologías que los firmicutes de nuestro microbioma son las bacterias que atacan los xenobióticos y los convierten en metabolitos, que pueden ser más o menos

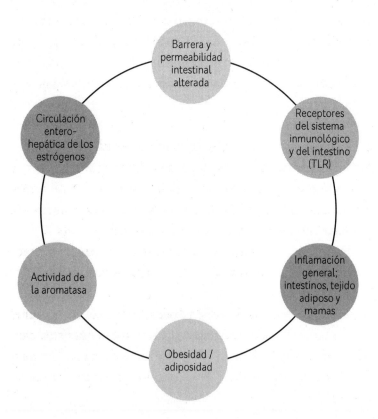

tóxicos, para que puedan ser eliminados. Tu microbioma puede hacer que un xenobiótico sea más o menos tóxico en su biodegradación en el intestino.

Por ejemplo, después de tomar antibióticos se reducen las bacterias malas, pero también parte de las sanas, de manera que la estructura de la microbiota queda dañada en un 10 %, y esto afecta las funciones y altera los metabolitos que obtenemos de los alimentos y de los tóxicos a los que estamos expuestos.

Te recomiendo que consumas alimentos sin aditivos ni contaminantes, preferiblemente de origen ecológico, y que bebas agua filtrada por ósmosis que te garantice que está libre de tóxicos, en especial de arsénico inorgánico.

El metabolismo de los estrógenos necesita un estroboloma funcional

Cuando el hígado ha concluido su tarea, es nuestro estroboloma el que tiene la última palabra a la hora de deshacerse de los tóxicos y las hormonas que llegan al intestino, y de conseguir que el trabajo que ha hecho el hígado en la primera y la segunda fase de desintoxicación no haya sido en vano.

Para tener un estroboloma funcional siempre miraremos al horizonte, para buscar nuestros objetivos principales:

- Incrementar la diversidad bacteriana para recuperar el equilibrio de la microbiota y el microbioma. Esta diversidad está asociada con un índice de masa corporal menor, menos obesidad y menos estrógenos reabsorbidos.

- Acidificar el pH del colon: la actividad de las enzimas beta-glucuronidasas y beta-glucosidasas se produce en un pH alcalino del colon de > 6,4 (el pH normal del colon es de entre 5,8 y 6,4). Un pH alcalino en el colon implica también un riesgo mayor de sufrir cáncer de colon. Para mejorar el pH del colon, necesitamos acidificarlo con bacterias productoras de ácido láctico y ácidos grasos de cadena corta. Nos interesa incrementar el consumo de alimentos fermentados y prebióticos para aumentar los ácidos grasos de cadena corta y acidificar el medio.
- Reducir los liposacáridos (LPS) de las bacterias gram-negativas como la *E. coli*, que provoca endotoxemia e inflamación de bajo grado.
- Limitar el estrés oxidativo y el daño a nuestro ADN.
- Disminuir la resistencia a la insulina y a la leptina, y reducir los triglicéridos.
- Aumentar la capacidad de quemar grasas (lipólisis).
- Reducir la capacidad de fabricar grasas (lipogénesis).
- Frenar las enzimas sulfatasa, beta-glucuronidasa, beta-glucosidasa y HSD-deshidrogenasa para prevenir la reabsorción de estrógenos.

Disponemos de diferentes posibilidades para mejorar un estroboloma que no favorezca nuestra salud hormonal. La dieta, los antibióticos, la vitamina D y los alimentos o suplementos prebióticos y probióticos serán nuestras herramientas indispensables junto con el ejercicio físico. Recientemente se ha demostrado que el trasplante fecal de personas con un microbioma sano a personas con disbiosis intestinal puede mejorar diferentes enfermedades inflamatorias neurodegenerativas y del colon. Actualmente esta opción tan escatológica solo se aplica en humanos en caso de infección rebelde causada por la bacteria *Clostridium difficile*. De momento no lo recomendamos para solucionar problemas hormonales.

Según distintos estudios, las dos intervenciones que suelen ser más necesarias y versátiles para equilibrar el intestino y reducir la actividad de la aromatasa son la suplementación de vitamina D y la de inulina (prebiótico).

Persiguiendo estos objetivos, y para poder gozar de un estroboloma funcional, te recomiendo las siguientes estrategias.

Dieta

Como acabo de explicar, una dieta rica en grasas y en proteína animal aumenta las bacterias del filo proteobacteria, lo cual favorece que haya mayor actividad de las enzimas beta-glucuronidasa y beta-glucosidasa, y la reabsorción de los estrógenos, hormonas masculinas y tóxicos, impidiendo su correcta eliminación. En cambio, una dieta vegetariana o rica en fibra reduce su actividad y mejora la capacidad para eliminar los estrógenos conjugados a través de las heces.

Según las observaciones de Ling y Hänninen sobre la influencia de la dieta en la actividad de las enzimas beta-glucuronidasa y beta-glucosidasa, cuando una persona omnívora cambia a una dieta crudivegana durante una semana, estas enzimas reducen su actividad.

A veces, los pacientes me preguntan cuánto van a tardar en notar una mejoría de sus problemas de ovarios poliquísticos, acné e hirsutismo (por acumulación de hormona masculina) o migrañas, alergias, dolores crónicos, ansiedad y dolores menstruales (acumulación de hormona femenina). Como verás, si cambias la dieta, en tan solo una semana puedes hacer grandes progresos.

Antibióticos

En uno de sus estudios, Koning y su equipo de investigadores observaron una disminución inmediata de la actividad de la beta-glucuronidasa durante una semana de tratamiento con antibiótico (amoxicilina), pero esta actividad se normalizaba al cabo de dos meses.

Los antibióticos reducen las bacterias que producen beta-glucuronidasas y la reabsorción de los estrógenos en el intestino, de manera que aumenta la eliminación de estrógenos conjugados a través de las heces y se produce una menor circulación de estrógenos en sangre y orina.

Los estudios demuestran que los antibióticos pueden ser una buena opción en caso de sobrecrecimiento bacteriano, pero su uso constante y repetido provocará una menor diversidad bacteriana. Cuando tomes antibióticos, debes tener mucho cuidado y seguir las indicaciones del médico para no empeorar la diversidad de la microbiota y de los ácidos grasos de cadena corta que, al fin y al cabo, deseamos obtener.

Vitamina D_3

¡La vitamina D_3 afecta al microbioma!

La falta de vitamina D también fomenta el crecimiento de bacterias proteolíticas que fabrican estas enzimas responsables de la absorción de los estrógenos.

Optimiza el tiempo que reservas para ti y haz deporte en horas de sol. Así, al tiempo que pierdes peso, tu piel, en contacto con los rayos UVB, irá fabricando vitamina D.

Necesitamos niveles normales de vitamina D_3 para mantener controladas las bacterias proteolíticas productoras de la enzima beta-glucuronidasa y evitar la reabsorción de los estrógenos y los tóxicos que llegan glucuronidados al intestino. Los valores deseables de vitamina D-25-OH para la salud son entre 40 y 100 ng/ml.

Si bien hay alimentos ricos en vitamina D (pescado azul, quesos, setas shiitake, yema de huevo...), solo lograremos mejorarla claramente siendo amigos del sol y de su biorritmo. La fabricamos sobre todo a través del contacto de nuestra piel con los rayos UVB del sol. Debes tener presente que los rayos UVA de los centros de bronceado o soláriums te pondrán muy moreno, pero no mejorarán tus niveles de vitamina D.

Los niveles de vitamina D_3 suelen ser bajos en pacientes con sobrepeso, enfermedades inflamatorias o autoinmunes, y esta carencia de vitamina D les provoca una alteración de la microbiota intestinal. Tener sobrepeso es garantía de sufrir problemas digestivos, porque la vitamina D estará bajo mínimos y además tendrás una disbiosis intestinal que te acarreará un montón de problemas más, como la aceleración de la aromatasa y las enzimas beta-glucuronidasa y sulfatasa, con el consiguiente exceso de estrógenos activos circulantes por tu cuerpo. Debes salir de ese círculo vicioso. Transfórmate.

¿Piensas que tomar el sol treinta minutitos al día sería suficiente para mejorar la vitamina D? Pues no. Si tienes sobrepeso (IMC > 25 kg/m^2), no lo resolverás únicamente con el sol. Según Worstman y su equipo de investigadores, la exposición al sol aumentaba la vitamina D un 57 % menos en las personas obesas que en las no obesas (IMC < 25 kg/m²).

Quizá tengas que tomar suplementos de vitamina D natural mientras sigues las recomendaciones del apartado en el que explicamos cómo mejorar la obesidad y la resistencia a la insulina. Mientras no consigas adelgazar, o mejorar la enfermedad inflamatoria o autoinmune, probablemente necesitarás tomar suplementos de vitamina D.

Al final, cuando alcances tu peso recomendado, entonces la exposición al sol bastará para que mantengas unos niveles saludables de vitamina D_3.

Lo conseguirás, porque todo el mundo puede conseguirlo.

En un estudio con personas sanas de entre 18 y 40 años, no fumadoras y con un IMC entre 20 y 30, después de ocho semanas de suplementación de vitamina D_3, se comprobó que el microbioma del tracto gastrointestinal cambiaba. Los efectos de la vitamina D en el microbioma intestinal son:

- Disminución de las proteobacterias (que fabrican beta-glucuronidasas y sulfatasas).
- Aumento de los bacteroidetes.
- No se producen cambios en los firmicutes, las fusobacterias ni las actinobacterias.
- Incremento de la diversidad bacteriana.
- Disminución de pseudomonas spp., de *Escherichia/Shigella* spp. y de *Helicobacter* spp. (el *Helicobacter pylori* del estómago tiene muchos receptores de vitamina D).
- Aumento de la bacteria *Roseburia* spp. (firmicutes) en el último tramo del intestino delgado (íleon terminal).

- Crecimiento de los linfocitos T8.
- Induce péptidos antimicrobianos y citocinas para las células dendríticas del intestino, lo que permite un mejor control de los patógenos.

Simbióticos (probióticos + prebióticos)

Otra forma de mejorar nuestro microbioma es suplementándonos con simbióticos, unos preparados que contienen bacterias sanas (probiótico) junto con polisacáridos fermentables (prebiótico); de este modo potenciamos el efecto probiótico de las bacterias con el efecto prebiótico de los polisacáridos añadidos.

Los laboratorios ofrecen la posibilidad de comprarlos y consumirlos por separado. Sus efectos juntos, sin embargo, son más potentes para mejorar el microbioma y el estroboloma.

Estudios llevados a cabo por Gollwitzer y Masland en 2014 confirman que si se combina un prebiótico con un probiótico para el tratamiento de enfermedades inflamatorias intestinales (colitis y enfermedad de Crohn) y alergias, se obtienen mejores resultados que si se administran por separado. Tu especialista te ayudará a escoger la mejor alternativa en cada momento.

Prebióticos

La dieta es la mejor opción para influir en la composición de la microbiota intestinal, que, a su vez, mejorará la salud de los sistemas inmunitario, hormonal y emocional, y también la energía.

La palabra «prebiótico» hace referencia a «un ingrediente alimentario no digerible que afecta beneficiosamente a la persona mediante la estimulación selectiva del crecimiento y/o actividad de un número limitado de bacterias en el colon» (Gibson y Roberfroid, 1995).

Los componentes de la dieta que pueden cumplir esta función prebiótica son los polifenoles y los hidratos de carbono más fermentables: la fibra soluble y el almidón resistente.

La eficacia de los prebióticos está relacionada con su capacidad para resistir la digestión en el intestino delgado y alcanzar finalmente el intestino grueso (o colon), donde alimentarán el crecimiento de los lactobacilos y, sobre todo, de las bifidobacterias. Cuando comemos alimentos prebióticos, como los polifenoles, los ricos en fibra soluble y los ricos en almidón resistente, estos fermentan en unos metabolitos (los componentes más pequeños de los alimentos) que tienen efectos positivos en el intestino. De esta manera, además de mejorar tu salud hormonal, condicionarán tu microbiota y tendrán efectos sistémicos, como la reducción de la glucosa y de la actividad de la aromatasa.

Los polifenoles

Tienen una relación de amor con nuestra microbiota.

El intestino no absorbe entre el 90 y el 95 % de los polifenoles ingeridos en la dieta, de manera que llegan al colon, donde mejoran la diversidad de la microbiota. A su vez, las bacterias que habitan en él permiten que los polifenoles se transformen en metabolitos más biodisponibles y con una mayor actividad biológica para ofrecernos beneficios como:

- Reducir las inflamaciones (TNF-alfa, Il-6, Il-1-beta, LPS, NF-kappa-beta, AP-1 y COX-2) disminuyendo las PgE_2 que acelerarían la aromatasa.
- Mejorar la actividad antioxidante.
- Reducir la actividad de la aromatasa.
- Promover la apoptosis y disminuir la proliferación celular.
- Aumentar los ácidos grasos de cadena corta, ayudando a acidificar el medio del colon y a mantener los patógenos alejados, y previniendo una actividad menor de las enzimas que provocan la reabsorción y la acumulación de estrógenos (beta-glucuronidasas y sulfatasas).

Los polifenoles son los fitoquímicos que aportan color a las frutas y las verduras. Alimentos que contienen polifenoles: brócoli, apio, ajo, cebolla, puerro, col, endivia, tomate, frutos del bosque, manzana, granada, uva, vino, té verde, café, aceitunas, frutos secos y semillas de lino y sésamo, entre otros.

Estudios recientes han demostrado el efecto prebiótico de los polifenoles:

- Extracto de semillas de uva (rico en antocianidinas) y bebida de arándanos durante seis semanas: aumentan los bífidus en humanos sanos.
- Arándanos durante seis semanas: favorecen los lactobacilos y las bifidobacterias.
- Frutos del bosque durante seis semanas: incrementan el número de bifidobacterias.
- Vino tinto durante seis semanas: aumenta las bifidobacterias.

- Almendras y, especialmente, pistachos durante 18 días: fomentan el crecimiento de bifidobacterias.
- Manzanas y plátanos durante seis semanas: aumentan las bifidobacterias.
- Extracto de cacao e isoflavonas (aislados de la fibra): mejoran el bífidus en mujeres adultas sanas.
- 100 g/día de isoflavonas durante dos meses: mejoran los lactobacilos, los enterococos, las bifidobacterias y el *Faecalibacterium prausnitzii*.

Los hidratos de carbono fermentables

La fibra que ingerimos forma parte de las paredes de las células vegetales; la mayoría no es digerible por nuestro sistema gastrointestinal, de manera que llega al intestino grueso o colon sin ser absorbida a su paso por el intestino delgado. En el colon será sustrato para las bacterias. La OMS recomienda un consumo de fibra dietética total superior a 25 g/día.

Podemos clasificar la fibra en: soluble en agua (inulina, arabinoxilano, pectina, betaglucanos, psyllium, fructanos y lignanos), insoluble en agua (celulosa, lignina, dextrina, ceras, quitina) y almidón resistente. Son tres tipos de fibra diferentes, con propiedades y beneficios distintos.

¿Cuál crees que prefiere fermentar tu microbiota? A nuestras bacterias intestinales les gustan más la fibra soluble y el almidón resistente como fuente de hidratos de carbono. Debes alimentar bien tus bacterias para que puedan cambiarte la vida.

Las bacterias del colon no pueden fermentar la fibra insoluble de determinados alimentos, por lo que no generará los beneficiosos ácidos grasos de cadena corta (SCFA). Este tipo de fibra solo retiene el agua, da volumen a la materia fecal y acelera la digestión, lo que ayuda a prevenir el estreñimiento. La fibra insoluble también puede enlazarse con minerales tan importantes como el zinc, el hierro, el calcio y el magnesio, reduciendo su absorción y provocando sus correspondientes carencias. Podemos ingerir este tipo de fibra, pero no nos conviene abusar de ella. La encontraremos en el salvado de los cereales o granos enteros (harina, pan y pasta integral), en las hortalizas y en las semillas.

Sí que nos interesan, en cambio, los alimentos ricos en almidón resistente y fibra soluble (inulina, pectina, arabinoxilanos, betaglucanos, fructanos y lignanos), porque son más fermentables por las bacterias anaeróbicas del colon y, por consiguiente, fabricarán más SCFA, que nos ayudarán a:

- Mantener la motilidad intestinal y la integridad de la mucosa del intestino; tener un pH más ácido en el colon y menores concentraciones de amoníaco, y mejorar su función de barrera evitando la entrada de endotoxinas del exterior hacia el interior de nuestro organismo.
- Reducir los patógenos intestinales y los compuestos tóxicos derivados de las proteínas de la dieta (sobre todo de origen animal), gracias a una mayor fabricación de péptidos antimicrobianos por parte de las bacterias intestinales.
- Aumentar específicamente las bacterias beneficiosas del intestino, en concreto: bifidobacterias (filo actinobacterias), *Faecalibacterium prausnitzii* (filo firmicute) y las bacterias del filo bacteroidetes.

- Fomentar la fabricación de hormonas como la PYY y la GLP-1 en las células intestinales, que promueven la saciedad y la sensibilidad a la insulina, respectivamente.
- Mejorar la sensibilidad a la insulina y limitar la glucosa en sangre.
- Estimular la combustión de las grasas y reducir el colesterol.
- Mejorar la fabricación de neurotransmisores como la serotonina.
- Mejorar la salud emocional y cognitiva.

¿Dónde encontramos las fibras solubles?

Las encontramos en las frutas frescas, los frutos secos, las semillas, los vegetales y las legumbres. Como puedes comprobar, todo lo que te recomiendo son derivados de plantas, pero diferenciaremos el tipo de fibra y concretaremos el alimento específico más recomendable para cada tipo.

- Inulina, arabinoxilanos y oligofructosa: en la alcachofa, la cebolla y el plátano.
- Pectina: higos, ciruela, cerezas, uva, frutos del bosque, zanahoria, pepino, apio, guisantes, remolacha, tomate, pulpa de los cítricos (lima y limón sobre todo) y pulpa de la manzana. La pulpa es el residuo formado por la piel, las semillas, el mesocarpio y el rabito (o el subproducto restante cuando se elabora la sidra) en el caso de la manzana.
  La obtenemos, especialmente, si sometemos estos alimentos al calor; por ejemplo, cuando cocinamos la manzana o la pera al horno o en mermeladas (sin azúcares ni edulcorantes).
- Fructanos: cebolla, ajo, espárragos, achicoria, alcachofa, col, coliflor, brócoli, remolacha y centeno.
- Betaglucanos: setas, centeno, avena.
- Lignanos: lino, sésamo, legumbres, té, cereales integrales (especialmente, el centeno), frutas (sobre todo, los frutos del bosque) y vegetales (en especial, las crucíferas).

El almidón resistente de la dieta resiste la digestión y actúa como si fuera una fibra soluble; es decir, no se digiere ni se absorbe en el intestino delgado y, finalmente, llega al colon, donde es fermentado por las bacterias, dando como productos de fermentación gases (metano, hidrógeno, dióxido de carbono) y ácidos grasos de cadena corta o SCFA (acetato, butirato, propionato y valerato). Actúa reduciendo el pH del colon, evitando la proliferación de bacterias proteolíticas, reduciendo la fabricación de las enzimas que provocan la reabsorción de los tóxicos, los estrógenos y sus subproductos tóxicos. Además, el almidón tiene un efecto prebiótico que favorece el crecimiento de bacterias beneficiosas.

¿Dónde encontramos el almidón resistente?

Lo encontramos de forma natural en frutas como el plátano macho y el verde (no en el maduro), el maíz cocido, las legumbres, cocidas y enfriadas en la nevera (guisantes, alubias y garbanzos especialmente), en tubérculos como la patata, la tapioca o la yuca, cocidos y enfriados en la nevera, y en cereales como la avena y el arroz largo, cocidos y enfriados en la nevera antes de consumirlos.

Si cocinamos estos alimentos con agua o a altas temperaturas, el almidón será más digerible y se absorberá en el intestino delgado, lo cual provocará un aumento de la glucosa en sangre. Esta glucosa se almacenará en forma de glucógeno en el hígado y el músculo que servirá de sustrato energético, es decir, de reserva energética para ser utilizada o, en caso de sedentarismo, se acumulará en la barriga, ocasionando un incremento de los triglicéridos. De ahí la importancia de seguir las indicaciones de los estudios científicos, porque si después de cocinar los alimentos los enfriamos en la nevera, el almidón cristalizará en una forma de almidón indigerible con efecto prebiótico, mejorando así nuestra salud intestinal, endocrina y hormonal.

Muchas personas pensarán: «¿Siempre tendré que comerlos fríos para adelgazar y mejorar mi salud?». Si no quieres, no es necesario. Si preferimos consumirlos calientes, una vez refrigerados podemos recalentarlos sin llegar a los 170 °C, la temperatura límite que alteraría de nuevo el almidón resistente, haciéndolo más absorbible en el intestino delgado y aumentando los niveles de glucosa, con lo que ya no tendría el efecto prebiótico y facilitador del ácido butírico. Así de fácil es fabricar un superalimento en casa.

Tienes la opción de suplementarte con almidón resistente; por ejemplo, con el almidón de maíz alto en amilasa (Hi-Maize), o con fécula o almidón de patata, que encontrarás en el herbolario. Basta con añadirlo al pan que elaboras en casa, a los batidos de fruta, al yogur o a la leche de avena.

Con un bajo consumo de fibra soluble y de almidón resistente tendremos menos ácidos grasos de cadena corta y un pH más alcalino en el colon, lo que favorecerá las bacterias proteolíticas que benefician la reabsorción de estrógenos y tóxicos, y las inflamaciones en el colon que alterarán el equilibrio intestinal, metabólico y hormonal.

En cambio, una dieta rica en fibra soluble consigue, en solo dos semanas, incrementar la cantidad de bacterias que regulan la primera línea de defensa del intestino y que nos ayudan a adelgazar y a prevenir el sobrepeso y la diabetes tipo 2 (*Faecalibacterium prausnitzii* y *Roseburia intestinalis* del filo firmicutes). ¡Puedes transformar tu salud en muy pocas semanas!

Un estudio realizado con más de cincuenta y una mil mujeres posmenopáusicas durante un período superior a ocho años demostró que las que consumían 30 g de fibra al día procedente de la fruta y los cereales integrales tenían un 34 % menos de cáncer de mama, comparado con las que ingerían menos fibra.

La fibra soluble favorece unas bacterias del intestino (de los filo firmicutes y bacteroidetes) que ayudan a convertir los polifenoles que consumimos en un superalimento. Por ejemplo, si tienes la microbiota sana e ingieres alimentos ricos en lignano, un polifenol presente especialmente en el lino, garantizarás que tus bacterias conviertan los lignanos en unos metabolitos más pequeños (enterolactona y enterodiol) que se absorben de forma rápida y tienen potentes efectos protectores: reducen los estrógenos libres, aumentan el transportador hormonal SHBG, frenan la actividad de la aromatasa, mejoran el metabolismo de los estrógenos, bloquean el receptor de estrógenos alfa (ER-α) y nos protegen frente a enfermedades cardiovasculares, diabetes, osteoporosis, hipercolesterolemia y cáncer de mama o de próstata. Te propongo que comas alimentos fermentados, un poco de pasta o pan integral de centeno, copos de avena, setas, brócoli y algo de lino cada semana para que se produzca la magia que tienes dentro.

Alimentos prebióticos

Ricos en fibra soluble y pobres en fibra insoluble	Polifenoles	Almidón resistente
Calabaza Zanahoria Boniatos Patatas yuca (mandioca o tapioca) Nabos Colinabo Chirivía Remolacha Plátano Manzana al horno Ajo Cebolla Centeno Avena Frutas como los higos Ciruelas Uva Cerezas Frutas del bosque	Té verde, café Cacao Vino negro Aceite de oliva Bayas Frutas como la granada Vegetales Lino	Plátanos sin madurar Arroz Copos de avena Alubias Patatas (enfriadas en la nevera) Legumbres cocidas (enfriadas en la nevera), especialmente guisantes, alubias y lentejas

Los antibióticos tienen el efecto contrario y nos alteran el microbioma. Impiden que después de comer lino puedas fabricar estos metabolitos sanos (enterolactona y enterodiol).

Los pequeños cambios pueden cambiarte la vida.

Cualquiera puede padecer enfermedades crónicas si no se resuelve el origen de su desequilibrio, pero cuando empezamos a poner remedio, ya estamos en el buen camino.

Tú puedes formar parte de ese grupo de personas que transforman su salud y, cuando descubras que tus células estaban vivas y solo había que ayudarlas, te resultará imposible no compartir lo aprendido.

Probióticos

Son microorganismos vivos que podemos ingerir a través de suplementos naturales o de alimentos fermentados y, en una cantidad adecuada, tienen efectos beneficiosos.

Para que un microorganismo se considere probiótico tiene que cumplir ciertas características:

- Debe ser seguro para nuestra salud (que no sea una bacteria patógena).
- Debe ser resistente al ácido del estómago, a las enzimas pancreáticas y a los ácidos biliares, para que los microorganismos lleguen vivos al intestino.
- Debe adherirse a la mucosa y a las células epiteliales del intestino.
- Debe proliferar temporalmente en el tracto digestivo.
- Debe contener la cantidad necesaria de microorganismos para aportar beneficios.

El resultado de un embarazo satisfactorio está estrechamente relacionado con una buena salud de las bacterias intestinales y vaginales de la madre, y aquí los probióticos juegan un papel muy importante, ya que reducen las respuestas inflamatorias de la madre, en especial en el último trimestre.

Tomar probióticos suplementados de forma oral o vaginal mejora la flora intestinal y vaginal de la madre, al tiempo que beneficia el microbioma del útero. Se ha comprobado que el tipo de bacterias uterinas que mejora la implantación de la transferencia del embrión en los tratamientos de fertilidad es el *Lactobacillus crispatus*. Si estás embarazada, te recomiendo que, durante el último trimestre, pidas a tu ginecólogo que te suplemente este probiótico oral (Donnaplus Flora íntima, de Laboratorios Ordesa, o Femibiotic, de Laboratorio Cinfa) tan beneficioso para tu salud y la de tu hijo. De momento, todavía son necesarios más estudios en este ámbito para conocer qué otras especies bacterianas y qué dosis resultan beneficiosas para los problemas de reproducción.

Beneficios de los probióticos para la salud hormonal:

- Metabolizan los xenobióticos y los fitoquímicos de los alimentos.
- Fabrican ácidos grasos de cadena corta que nutren los colonocitos (células del colon) y evitan un pH alcalino.

- Mejoran la absorción de los nutrientes que ingerimos y producen vitaminas.
- Mejoran el sistema inmunitario.
- Mejoran la función metabólica y cardiovascular.
- Mejoran la barrera inmunológica del intestino y de la placenta.
- Mejoran los trastornos reproductivos.
- Reducen la incidencia del parto prematuro.

¿Qué probiótico debemos escoger para el estroboloma?

Un desequilibrio del estroboloma te provocará sobrepeso, inflamaciones crónicas y acumulación de estrógenos. Las bacterias más recomendadas para combatir el sobrepeso y las alteraciones metabólicas son los lactobacilos, las bifidobacterias y la *Akkermansia*.

Las personas con sobrepeso, resistencia a la insulina y disbiosis intestinal tienen más bacterias proteolíticas que fabrican más enzimas beta-glucuronidasas. Esto conlleva una reabsorción constante de hormonas, tóxicos (endotoxemia) y de LPS de sus propias membranas celulares que, finalmente, les llevará a sufrir más inflamaciones y a tener una actividad de la aromatasa mayor. Es muy habitual encontrar niveles más bajos de bifidobacterias en el intestino cuando existe este desequilibrio.

El doctor Patrice D. Cani, investigador belga y colega, y su equipo de la Universidad Católica de Lovaina (UCL) hace años que advierte de que las personas con sobrepeso, obesidad o diabetes tipo 2 mejoran el problema metabólico e inflamatorio cuando aumentan los niveles de bifidobacterias y

de *Akkermansia muciniphila*. Podemos mejorar estas bifidobacterias con tres prebióticos: almidón resistente, fibra soluble y polifenoles. Estos tres prebióticos y las bifidobacterias
mejoran la tolerancia a la glucosa y reducen las citocinas inflamatorias (TNF-alfa, Il1-beta, Il-6), aunque se siga una dieta rica en grasas, así como los niveles de insulina y el peso
corporal.

Los últimos estudios del microbioma concluyen que la
bacteria *Akkermansia* representa un nuevo marcador biológico para la salud intestinal y metabólica, claves para el equilibrio de la salud hormonal. Si presentas niveles bajos de esta
bacteria, es muy probable que tengas sobrepeso y problemas
hormonales.

La *Akkermansia muciniphila* (filo verrucomicrobia) es
una bacteria anaeróbica sana que fabrica y degrada la mucosa
intestinal de la cual se nutre, y regula las mucosas intestinales
y el metabolismo corporal, reduciendo el tamaño de las células adiposas y combatiendo la obesidad, la diabetes tipo 2 y la
permeabilidad del intestino. Nos ayuda a adelgazar y a reducir las inflamaciones. Todos estos efectos beneficiosos favorecen la eliminación de las toxinas y las hormonas a través de la
materia fecal y evitan la autointoxicación. Actualmente no
existe ningún suplemento probiótico de esta bacteria, por eso
te recomiendo las siguientes estrategias para aumentar los
niveles de *Akkermansia muciniphila* en el intestino:

- Sigue una dieta sin gluten, sin alcohol ni grasas trans.
- Come alimentos ricos en proantocianidina (PAC), unos
  polifenoles que se encuentran en el té verde, el té negro, el vino, las uvas y los arándanos, y que tienen un

gran efecto antioxidante, actúan como antibióticos contra bacterias patógenas y mejoran la fabricación de mucosa en el intestino, favoreciendo el crecimiento de la *Akkermansia*.

- Come ruibarbo en las ensaladas o en forma de zumo verde.
- Come alimentos ricos en quercetina (flavonol), que se encuentra en el ajo, la cebolla, el puerro, la uva, la manzana, el té verde y el trigo sarraceno.
- La metformina (medicamento que suele recetarse para la diabetes tipo 2) y la vancomicina (antibiótico) mejoran la *Akkermansia*, pero solo pueden tomarse bajo supervisión médica.
- Toma fructooligosacáridos (FOS) y almidón resistente.
- Come alimentos fermentados, que mejoran la diversidad bacteriana.
- La suplementación específica del probiótico *B. animalis* (10^9 CFU) durante siete semanas promueve el crecimiento de la *Akkermansia*.

Recomiendo a las personas que presentan niveles bajos de *Akkermansia* en la analítica de heces que eviten o limiten el consumo de las semillas de lino, porque, desgraciadamente, reduce sus niveles.

Te recomiendo suplementarte con un producto rico en proantocianidina (PAC): Semillas de uva Forte (Sura Vitasan).

Ahora que ya sabes cómo mejorar tu querida *Akkermansia*, también te interesará aumentar los lactobacilos y los bífidus que reducen el pH del colon (evitando un medio alcalino que favorece la proliferación de las bacterias proteolíticas) y, a su vez, inhiben la expresión o la cantidad de enzimas que provocan la reabsorción de tóxicos y hormonas desconjugantes (beta-glucuronidasa, beta-glucosidasa y sulfatasa). No todos los lactobacilos ni los bífidus nos servirán del mismo modo. Lo conseguiremos especialmente con:

- *Lactobacillus acidophilus*: reduce la enzima beta-glucuronidasa y la *E. coli*.
- *Lactobacillus brevis*: reduce la enzima beta-glucuronidasa.
- *Lactobacillus rhamnosus GG*: reduce la *E. coli* y la inflamación sistémica producida por los LPS.
- *Lactobacillus plantarum*: reduce las bacterias gramnegativas del colon que producen LPS, con lo que disminuye la inflamación de bajo grado y la endotoxemia.
- *Lactobacillus reuteri*: reduce las bacterias gramnegativas que ocasionan LPS.
- *Bifidobacterium lactis* (*animalis* o BB12): reduce la *E. coli*, productora de LPS y de beta-glucuronidasa.
- *Bifidobacterium longum*: reduce la enzima beta-glucuronidasa.

Los suplementos probióticos en los que más confío son: Ther-Biotic Women's Formula (Klaire), Theoliance HPI 60 (Therascience), Ultra probiótico (Nature's plus) y Colon Calm (Sura Vitasan).

Paralelamente a la suplementación con alguno de estos probióticos, siguiendo las indicaciones del especialista en PNIE, te recomiendo que introduzcas en la dieta alimentos fermentados, como los que encontrarás a continuación, que te ayudarán a aumentar la diversidad bacteriana y a recuperar el equilibrio de tu microbioma, y también a desintoxicarte: té kombucha fermentado, kéfir, yogur y queso de oveja o cabra, chucrut, kimchi coreano, cacao (chocolate negro con más de un 80 % de cacao), miso, tempeh, salsa de soja y encurtidos.

Recuerda que para tener diversidad bacteriana en el intestino necesitamos un consumo variado de estos alimentos fermentados, ya que cada uno contiene unos microorganismos concretos, todos ellos beneficiosos. Algunas personas, después de leer la lista, sonríen porque se dan cuenta de que solo hacen bien una cosa: ¡comer chocolate! Está muy bien, pero hay que diversificar.

Se ha demostrado que el kimchi es un gran metabolizador de los pesticidas (xenobióticos). Tiene cuatro bacterias (*L. plantarum*, *L. brevis*, *L. sakei* y *Leuconostoc mesenteroides*) capaces de metabolizar en solo nueve días el clorpirifós, un insecticida organofosforado.

Los alimentos fermentados y los prebióticos ayudan a mantener el pH del colon en niveles normales (pH normal: entre 5,8 y 6,4), protegiéndonos del predominio de bacterias proteolíticas que provocan la reabsorción de los estrógenos. Si sueles tomar alimentos o suplementos prebióticos y probióticos, te arriesgas a tener el pH del colon excesivamente ácido (por debajo de 5,8); lo sabrás observando tus heces. Si son pastosas o diarreicas, te sientes hinchado y con molestias debido a la gran cantidad de gases acumulados, tendrás que reducir su ingesta.

Algunas personas presentan un sobrecrecimiento bacteriano en el intestino delgado (exceso de bacterias) y no toleran nada bien estos alimentos ni estos suplementos, tan sanos para nuestra salud. En estos casos, antes de consumirlos, deberán seguir un tratamiento personalizado con un especialista en PsicoNeuroInmunoEndocrinología o medicina integrativa para resolver el problema.

No todo el mundo tolera la misma cantidad. Tu microbioma manda.

Epílogo

Acabo de correr dieciséis kilómetros por la montaña disfrutando del precioso paisaje de la Garrotxa. Hace sol y tengo la sensación de que hoy ya he hecho muchas cosas correctas para mi salud. He ayudado a mi primer cerebro a fabricar GABA, serotonina, dopamina y endorfinas y, al mismo tiempo, a mi segundo cerebro, mejorando la microbiota y equilibrando el estroboloma. Poder hacer deporte al aire libre y estar expuesto a los rayos UVB del sol es un regalo que, con tanta frecuencia como puedo, le hago a mi microbiota, a la mejora de la diversidad metabólica y también a los ácidos grasos de cadena corta (SCFA) que se fabrican en el colon y que mejoran la energía, la inmunidad y las funciones hormonal, emocional y metabólica.

Si practico deporte regularmente sé que mi dieta ya no es tan determinante para mi salud. Por eso me gusta acabar el libro poniéndome como ejemplo y explicando cómo, con tanta información sobre salud, consigo el equilibrio.

Tranquilo, no es necesario hacerlo todo perfecto.

Si intentas seguir de forma obsesiva exactamente todo lo

que te recomiendo en cada capítulo, es posible que no consigas transformar tu salud. Te aseguro que una alimentación de proximidad con una trazabilidad de confianza puede darte las mismas garantías saludables que un alimento ecológico.

Es probable que si quieres seguir siempre una dieta perfecta, tu día a día se complique más de lo necesario y, dado el ritmo de vida que llevamos y el mundo enfermo en el que vivimos, acabes estresándote. Si te conviertes en un deportista obsesivo y no te permites descansar lo suficiente para recuperarte, es probable que no consigas transformar tu salud, porque tu felicidad y motivación se verán afectadas y la microbiota intestinal empeorará si haces ejercicio físico en exceso: recuerda que la mayoría de los abandonos en las carreras de larga distancia se deben a problemas digestivos.

Te invito a que cada día sumes algo positivo que hayas aprendido en este libro, preferiblemente algo de lo que sea tu punto débil. Porque todos somos distintos y no hay recetas ni superalimentos que nos sirvan a todos por igual.

Si has leído el libro, seguro que has aprendido a identificar si las enzimas del hígado (que he denominado «embudos») te funcionan de forma correcta, para que puedas centrarte en ayudar a lo que más te falla. Estimula precisamente lo que identifiques que necesita más ayuda. Si eres un metilador lento, vigila con el café, no olvides la remolacha y revisa el capítulo correspondiente. Si eres un sulfatador lento, vigila con las naranjas, no olvides el sésamo y relee la parte en que hablo de ello. Y así con todo lo que has aprendido.

Una vez que tengas claro que las enzimas del hígado hacen su trabajo de manera adecuada y ya no presentes los síntomas que delataban su lentitud o desequilibrio, deberás recordar que el que tiene la última palabra es tu intestino. ¿Defecas bien? ¿Tienes muchos gases? ¿Siempre huelen mal? Si sufres estreñimiento o quizá eres de los que dicen que van de vientre cada día pero te das cuenta de que las heces son pastosas o en forma de bolas, ya sabes que es señal de que tu microbioma y tu estroboloma no están lo suficientemente bien. No abuses de los cereales con gluten ni de los inhibidores de la amilasa tripsina y revisa el capítulo del intestino. Alguna cosa deberás hacer para ayudar a tu segundo cerebro, de lo contrario te esperan un montón de visitas a diferentes especialistas médicos por problemas de salud, alejados precisamente del intestino.

La salud hormonal y la salud intestinal condicionan nuestra vida y tienen una relación de amor entre ellas; cuídalas.

Deseo que tras leer este libro tu vida ya no sea igual, que te abra los ojos para entender la salud de otra forma y que entiendas que tú eres el protagonista; está en tus manos.

Tener información y conocimiento es la mejor herramienta para entender qué hacer con tu salud, tu vida y la de las personas que quieres.

Si eres una mujer y sufres dolores menstruales, síndrome premenstrual con sangrados largos y coágulos, ya sabes que te espera un futuro incierto. Es muy probable que acabes con miomas, mamas fibrosas, angustia, dolores crónicos, inflamaciones autoinmunes, alergias, problemas para bajar de peso y retención de líquidos (¿verdad que los anillos o los calcetines te dejan marca?), o colon irritable... y, a la larga, más riesgo de sufrir cáncer de mama o de útero.

Y si eres un hombre nervioso, impaciente, tienes hemorroides, grasa acumulada en la zona de las mamas y varices en los testículos (varicocele), ya sabes que también tienes un futuro incierto. Yo suelo compararlos con una mujer con síndrome premenstrual, pero como los síntomas no son tan evidentes, parece que no pase nada, pero pasa. Si no reduces los estrógenos, es probable que tu destino sea sufrir migrañas, enfermedades inflamatorias o autoinmunes, ansiedad, depresión, infarto de miocardio o ictus excesivamente precoz. Es muy importante que revises tus hábitos de vida, porque quizá ya sabes que tienes un riesgo mayor de sufrir colitis ulcerosa, cáncer de colon o de próstata. Sí, sobre todo si el segundo dedo, el índice, es más largo que el cuarto, el anular.

Los pilares básicos de la salud son la alimentación, el ejercicio físico, el descanso nocturno, la relación con el sol, no estar expuesto a tóxicos y la buena gestión emocional. La meditación o la hipnosis son prácticas que regulan la expresión de diferentes genes que te mantendrán alejado de las inflamaciones.

Ahora que ya formo parte de tu vida y todos compartimos el mismo mundo, cuídate, quiérete y suma buenos hábitos en los pilares básicos de salud: si todavía no haces ejercicio físico, empieza a mejorar este pilar básico y no te obsesiones con corregir un pequeño detalle de la dieta si ya es un pilar que controlas lo bastante bien. Aprender meditación o hipnosis quizá sea clave para muchas personas. Y ya sabes, es probable que transformes tu vida con más facilidad si, de vez en cuando, te saltas la dieta.

Espero haberte seducido con todo lo que te he explicado y que el sencillo motivo de entender cómo funcionas te condicione a tomar mejores decisiones para el futuro de tu salud.

Puedes vivir tu vida de muchas maneras diferentes y deseo que este libro te la cambie y la puedas disfrutar plenamente.

¡Salud!

Anexos

Indicaciones y recetas para aumentar la progesterona

Para aumentar los niveles de progesterona debemos adquirir unos hábitos de vida saludables, pero también será imprescindible cuidar la tiroides, vigilar el estrés y mejorar el cuerpo lúteo.

Indicaciones para cuidar la tiroides

- Adquirir unos hábitos de vida saludables será imprescindible.
- Tener cuidado de nuestra microbiota intestinal. Evitar los alimentos con gluten, azúcares, procesados. El cloro del agua del grifo también puede alterar la flora intestinal.
- Desintoxicar el hígado de posibles metales pesados que se puedan acumular en el organismo.
- Reducir los niveles de estrógenos.

- Reducir el estrés crónico haciendo deporte (mejor si es en contacto con la luz solar y la naturaleza), técnicas de relajación, disfrutar de lo que hacemos diariamente, yoga, *mindfulness*... trabajar en mejorar la respiración.
- Tener los niveles de vitamina D correctos: se puede conseguir tomando el sol cada día unos 30 minutos. Por ejemplo, paseando a diario. Evita durante este tiempo las cremas protectoras.
- Dormir las horas necesarias para cuidar la tiroides.
- Potenciar los alimentos ecológicos.
- Evitar el alcohol, el tabaco y el flúor de la pasta de dientes.
- Incorporar alimentos que contengan yodo, como las algas, el pescado, el marisco...
- Tener los niveles de selenio óptimos será clave para tener una tiroides sana. Este mineral lo podemos encontrar en las nueces de Brasil, las setas shiitake, las sardinas, las semillas de girasol, el pavo, los huevos.
- Tener unos óptimos niveles de hierro y vitamina A.

Indicaciones para mantener a raya el estrés

- Técnicas de relajación como el yoga, *mindfulness*, hacer lo que te apasiona...
- Toma infusiones, la mejor combinación de plantas relajantes:

  ✓ Para relajarnos: mezclar tila con flor de azahar y una pizca de pasiflora a partes iguales en una taza de agua y llevar a ebullición.
  ✓ Para combatir el insomnio y los nervios antes de dor-

mir: combinar valeriana, melisa, tila y pasiflora a partes iguales.

✓ Para la ansiedad: combinar tila con hipérico y una pizca de flor de azahar.

✓ Para momentos de estrés: combinar hipérico con una pizca de tila a partes iguales.

- Cuando estés en casa puedes quemar incienso o algún aceite esencial que sea relajante.

Indicaciones para mantener sano el cuerpo lúteo

- Mantener unos niveles óptimos de vitamina C. El kakadu o el camu-camu aportan entre veinte y cien veces más vitamina C que las naranjas. La granada, arándanos, açai, grosella negra, pimiento rojo y limón también contienen una cantidad muy importante de vitamina C.
- Aportar suficientes alimentos para potenciar la formación de óxido nítrico.

Indicaciones para aumentar la progesterona

- Consumir brotes de fenogreco, vitamina C, nueces de Brasil, semillas de girasol, los betacarotenos de la zanahoria, espinacas, berros, calabaza.
- Encontramos vitamina E en semillas de girasol, almendras, orégano y albahaca, albaricoques secos, almendras y cacahuetes, aceite de germen de trigo y linaza.
- Mantener unos buenos niveles de selenio, zinc (chocolate, semillas de calabaza, tahín y hongos) y yodo.

Indicaciones del menú y recetas

- Brócoli: cocinarlo al dente, unos 4-5 minutos al vapor.
- Tahín: pasta de sésamo. Lo encontrarás en las dietéticas.
- Comer las sopas y las cremas con sólidos: poner semillas, brotes o verduritas para empezar a hacer el proceso de masticado en la boca y así facilitar la digestión.
- Huevos: para asimilar mejor los nutrientes de la yema, comerla un poco cruda. Lleva selenio. Puedes hacer de manera habitual huevos a la plancha o poché y espolvorearlos con cúrcuma y pimienta negra.
- Aliñar las ensaladas con aceite de oliva, lino, sésamo y añadirle gomasio de algas.
- Cocinar con especias como la cúrcuma con pimienta negra, orégano, albahaca y raíces, como la de jengibre.
- Potenciar las grasas de calidad como las de los frutos secos y semillas, pescado azul, aguacate, coco.
- Los batidos verdes son una manera de poder tomar la verdura cruda y así obtener todas sus propiedades.
- Tomar infusiones relajantes calentitas por la noche ayuda a tranquilizarse y conciliar el sueño.

BATIDOS VERDES

Elaboración:

- Lavar bien todas las verduras y frutas.
- Trocear todos los ingredientes.
- Ponerlos en una batidora con agua hasta cubrir.

- Batir todos los ingredientes.
- Añadir agua de calidad hasta conseguir la consistencia deseada.

PORRICHE

Ingredientes:

- Copos de quinua
- Leche de coco
- Arándanos deshidratados
- Canela en polvo
- Piel de limón
- Lino molido
- Aceite de coco
- Cacao puro
- Nueces de Brasil
- 1 manzana

Elaboración:

- Poner los copos de quinua y la leche a cocer junto con los arándanos deshidratados, la canela y la piel de limón.
- Cocer durante 5-7 minutos, hasta que esté blando.
- Añadir el lino molido, el aceite de coco y el cacao puro.
- Remover y retirar del fuego.
- Añadir la manzana pelada y troceada. Dar un par de vueltas para mezclarlo.
- Servir en un bol y poner los toppings, como nueces de Brasil trituradas.

GUACAMOLE

Chafar un aguacate con el tenedor, añadir el zumo de ½ limón, cúrcuma, pimienta negra y cebolla picada.

BUDHA BOWL CON HUMMUS DE REMOLACHA

Ingredientes:

- 2 puñados de canónigos (hoja verde).
- 1 taza de quinua (remojo 6-8 h). Cubrirla con 2 tazas de agua, cúrcuma, pimienta negra, alga kombu y laurel.
- 150 g de brócoli laminado y macerado con cúrcuma, pimienta negra, sal, aceite de oliva virgen extra, tomillo, romero y pimentón dulce. Salteado al wok/sartén.
- ½ aguacate.
- ¾ taza de hummus de remolacha: ajo negro o normal (sin el corazón), jugo de limón, tahín, levadura nutricional o sal marina, remolacha pelada, garbanzos cocidos y escurridos, comino molido y aceite de oliva virgen extra.
- Semillas de cáñamo.
- Brotes de rábanos o fenogreco.
- Rábanos laminados.
- Zanahoria o calabaza en forma de espaguetis o tallarines.
- Cúrcuma fresca rallada.

Elaboración:

- Poner a hervir la quinua con las especies hasta que absorba toda el agua.
- Saltear el brócoli laminado y especiado. Debe quedar al dente y de tonos verdosos.
- Preparar el hummus de remolacha triturando todos los ingredientes.

Preparación del plato:

- Poner las hojas verdes en el bol.
- Añadir la quinua previamente cocida.
- Trocear el aguacate y laminar la zanahoria y los rábanos. Disponerlo en el bol.
- Poner el resto de ingredientes en el bol: semillas, brotes, brócoli, cúrcuma.
- Mezclar todos los ingredientes con el hummus de remolacha, se puede añadir aceite de sésamo.

VINAGRETA DE MOSTAZA

Mezclar una cucharadita pequeña de mostaza de Dijon, zumo de ½ limón, cúrcuma, pimienta negra y una pizca de sal marina.

CREPES DE TRIGO SARRACENO

Ingredientes:

- Harina de trigo sarraceno
- Aceite de oliva virgen extra
- Sal marina

Elaboración:

- Mezclar ½ taza de harina de trigo sarraceno con agua hasta formar una masa semilíquida, añadir el aceite de oliva virgen extra y la sal marina.
- Poner la sartén en el fuego y añadir un poco de aceite para que no se pegue la masa.
- Cuando empiece a estar caliente añadir un poco de masa y dorar por ambos lados.
- Una vez enfriada la masa añadir los ingredientes.
- Se puede hacer toda la masa y guardar las tortitas que no se hayan consumido en la nevera para los días siguientes.

SALSA DE ALBAHACA

Ingredientes:

- ½ vaso de hojas de albahaca
- 1 vaso de hojas de perejil
- 1 cucharada de pasta *umeboshi*
- Un poco de pimienta negra

- 2 nueces de Brasil
- 4-6 cucharadas de aceite de sésamo
- Agua

Elaboración:

- Mezclar todos los ingredientes hasta conseguir una masa homogénea.

CREMA DE REMOLACHA

Ingredientes:

- 1 cebolla roja
- 2 o 3 remolachas peladas y crudas
- 1 puerro
- Aceite de oliva virgen extra
- Sal marina
- Brotes de fenogreco
- Semillas de girasol o calabaza

Elaboración:

- En una cazuela saltear el puerro y la cebolla con un poco de aceite.
- Cuando esté todo pochado, añadir las remolachas cortadas, la sal y poner agua que cubra un tercio de las verduras.
- Cubrir con tapa 20 minutos.

- Triturar hasta conseguir una consistencia cremosa.
- Se puede añadir más agua si se prefiere la crema más clara.
- Servir con los germinados de fenogreco y las semillas de girasol o calabaza.

PUDIN DE CHÍA

Ingredientes:

- 2 cucharadas de semillas de chía.
- 1 cucharada pequeña de miel de azahar.
- 1 cucharada pequeña de cacao puro (solo pondremos el cacao el día que hagamos el pudin de cacao).
- 150 ml de leche vegetal (coco, almendras, avellanas).

Elaboración:

- Mezclar las semillas de chía con la leche vegetal y la miel.
- Dejar reposar toda la noche.
- A la mañana siguiente poner encima de las semillas de chía los diferentes ingredientes para guarnición según la receta:

  – Frutos rojos (arándanos, granada)
  – Papaya y coco rallado
  – Nueces de Brasil y uva negra

BOL DE AÇAI

Ingredientes:

Para el batido:

- 150 g de açai congelado
- 1 plátano
- 3 fresas
- 100 ml de leche de almendras
- 1 cucharada de miel de azahar

Para la guarnición:

- 1cucharada de fruta y frutos secos al gusto y semillas (anacardos, almendras, avellanas, nueces, sésamo, chía)
- ½ cucharada de bayas de goji

Elaboración:

- Triturar los ingredientes para el batido en una batidora.
- Añadir agua si es necesario a fin de conseguir la textura deseada.
- Poner el batido en un bol y coronar con los frutos secos y frutas.

Indicaciones y recetas para mejorar los estrógenos
(menú omnívoro)

- Para mejorar el síndrome premenstrual se recomienda tomar dos o tres infusiones diarias mezclando pasiflora, regaliz, canela, té verde, hierba luisa, melisa y albahaca.
- Tener en cuenta que los productos fermentados de la soja, estarían contraindicados en personas con miomas, mamas fibrosas y cáncer de mama (consultar con un médico especialista).
- En ayunas se puede tomar una cucharada de lino (primera presión en frío) con una cucharada sopera de jugo de limón recién exprimido y una infusión de boldo con jengibre,
- Dejar en remojo las semillas de chía la noche anterior con la leche de coco o agua y a la mañana siguiente ya se pueden consumir.
- Utilizar aceite de oliva virgen extra, preferiblemente de primera presión en frío, para cocinar y aliñar.

- Usar exclusivamente aceite de girasol de primera presión en frío para aliñar, nunca someter al calor.
- Sazonar las ensaladas con limón o vinagre de manzana sin pasteurizar.
- Utilizar especias como la cúrcuma, pimienta negra, jengibre en polvo, clavo, albahaca...
- Utilizar siempre que se pueda productos ecológicos y/o de proximidad, sobre todo en la carne y los huevos.
- La cocción del brócoli, para poder beneficiarnos de sus propiedades, no debe superar los 4 minutos.

KUZU

Elaboración:

- 1 cucharada de postre por taza, mezclar con agua fría. Poner al fuego y calentar hasta cambiar color y/o textura. Sacar del fuego y servir. ¡Nunca debe hervir!
- Añadir 1 cucharadita de café de pasta *umeboshi* si gusta.

BONIATO TOSTADO

Elaboración:

Pelar el boniato y cortar a láminas, tostar con tostadora. Según la potencia de la tostadora serán de dos a cuatro veces.

CREMA DE CHUCULATE
(versión sin queso parmesano)

Ingredientes:

- 1 aguacate
- 1 plátano verde
- 3 onzas de chocolate > 90 %
- Bebida de avena sin gluten

Elaboración:

- Calentar la bebida de avena, muy poquita, con el chocolate, hasta conseguir una pasta homogénea.
- Mezclar todos los ingredientes en la batidora. Se puede añadir bebida de avena sin gluten hasta conseguir la textura deseada.
- Añadir miel cruda al gusto.

CHIPS DE KALE

Elaboración:

- Lavar las hojas de kale y poner en el horno hasta conseguir una textura crujiente.
- Añadir pimienta al gusto.

CREPES DE TRIGO SARRACENO

Ingredientes:

- 1 taza de harina de trigo sarraceno
- 1 taza y ½ de agua
- 1 cucharada de aceite de oliva virgen extra
- Sal marina

Elaboración:

- Verter poco a poco el agua fría sobre la harina hasta formar una pasta semilíquida, añadir sal y aceite.
- Remover bien y dejar reposar una hora (mejor en la nevera).
- Poner la sartén al fuego. Cuando esté caliente (no demasiado) poner un poco de aceite y extenderlo con un trozo de papel de cocina.
- Con un cazo, coger un poco de masa y esparcirla por la sartén hasta conseguir una fina capa.
- Dejar un rato a fuego mínimo, hasta que el crepe se despegue de la sartén.
- Darle la vuelta con cuidado y dorarlo por el otro lado.
- Repetir el proceso hasta emplear toda la masa.

- Alimentos de origen vegetal que aportan todos los aminoácidos esenciales: la quinua es ideal, así como los garbanzos, la soja, los pistachos, la levadura de cerveza, la remolacha y la espirulina.
- Si eres vegano o vegetariano estricto y quieres obtener los beneficios óptimos de esta dieta, deberás suplementarte con vitamina B_{12} para garantizar los niveles óptimos y evitar carencias.
- Unos 20 minutos antes de la comida y/o cena puedes tomar una taza de caldo remineralizante o caldo de verduras (invierno) o bien un gazpacho o zumo verde (verano).
- Si eres vegano o vegetariano estricto, la proporción del plato debe ser:

  ✓ Mitad del plato de vegetales

✓ Entre el 30 y el 40% del plato, cereales integrales y/o legumbres

✓ El 10% restante, de semillas, algas, frutos secos

- Los vegetales deben ser cocinados a bajas temperaturas y mejor al vapor.
- A los batidos verdes, cremas y sopas podemos añadir:

✓ *Chlorella* o espirulina

✓ Jengibre

✓ Cúrcuma

✓ Canela

✓ Germinados y semillas

✓ Polvo de semillas de uva, açai, maca..., en polvo

✓ Cacao puro

✓ Hierba de trigo y levadura nutricional

Hay muchos alimentos y superalimentos que podemos añadir a nuestras recetas según nuestras necesidades. Nos aportarán un extra de vitaminas, minerales, enzimas y antioxidantes.

- Puedes hacer un té verde o té chai cada mañana o entre horas.
- Para mejorar nuestra salud hormonal el kuzu será un buen aliado, así que lo podemos introducir en nuestro día a día. Gracias a su capacidad para espesar, su textura gelatinosa y su ausencia de sabor y de gluten es muy recomendable para salsas, rellenos de tartas, estofados. Hay que disolver el kuzu en un poco de agua o caldo (en frío) y luego añadirlo a la cocción (al menos un par de minutos antes de apagar el fuego).

TORTITAS DE MANZANA CON TAHÍN Y PLÁTANO

Ingredientes:

- Tahín
- 1 plátano
- Semillas de calabaza
- 2 manzanas
- 200 g de harina de trigo sarraceno
- 2 huevos
- Agave o azúcar de coco
- 1 vaso de leche de coco o almendras sin azúcares
- Esencia de vainilla
- Una pizca de sal no refinada
- Una pizca de canela
- Aceite de coco

Elaboración:

- Cascar los huevos separando las claras de las yemas.
- En un recipiente mezclar la harina, el azúcar de coco o agave, el aroma de vainilla, la canela, las yemas, la leche y la pizca de sal.
- Batirlo todo muy bien.
- Pelar las manzanas y quitarles el corazón, rallarlas y mezclarlas con la masa.
- Calentar un poco de aceite de coco en una sartén pequeña.
- Cuando el aceite esté calentito, echar medio cacito de la masa en la sartén para que quede con forma redondeada y esponjosa.

- Darle la vuelta cuando veamos que la tortita esté hecha por un lado y dejar que se haga un minuto más por el otro.
- Repetir el proceso con cada tortita.
- Untar las tortitas con el tahín, cortar a rodajas el plátano y ponerlo por encima.
- Espolvorear con semillas de calabaza.
- Se pueden hacer tortitas de más y guardarlas en la nevera.

MOUSSE DE CACAO Y AGUACATE

Ingredientes:

- 2 aguacates
- 2 cucharadas de cacao en polvo puro
- 2 cucharadas de sirope de agave
- Bol de uvas

Elaboración:

- Partir los aguacates por la mitad, quitarles el hueso y con la ayuda de una cuchara sacar la pulpa.
- Añadir la pulpa en el vaso de la batidora junto con el sirope y las cucharadas de cacao en polvo puro.
- Batir hasta obtener una masa homogénea y sin grumos.
- Poner la masa en un bol y las uvas troceadas por encima del mousse.

PORRICHE DE MANZANA ASADA

Ingredientes:

- Copos de quinua.
- Leche de coco o almendras.
- Canela en polvo.
- Piel de limón.
- Lino molido.
- Aceite de coco.
- Manzana asada. Se pueden hacer varias manzanas y guardarlas en la nevera en un recipiente cerrado de cristal.
- Nueces de Brasil.

Elaboración:

- Poner los copos de quinua y la leche a cocer junto con la piel de limón.
- Cocer durante 5-7 minutos, hasta que los copos estén blandos.
- Añadir el lino molido y el aceite de coco.
- Remover y retirar del fuego.
- A media cocción del porriche, añadir la manzana asada con mucha canela.
- Servir en un bol y adornarlo con nueces de Brasil trituradas.

CREPES DE TRIGO SARRACENO CON HUMMUS

Ingredientes para la masa:

- Harina de trigo sarraceno
- Aceite de oliva virgen extra
- Sal marina

Elaboración de la masa:

- Mezclar ½ taza de harina de trigo sarraceno con agua hasta formar una masa semilíquida, añadir el aceite de oliva virgen extra y la sal marina.
- Poner la sartén en el fuego y añadir un poco de aceite para que no se pegue la masa.
- Cuando empiece a estar caliente añadir un poco de masa y dorar por ambos lados.
- Una vez enfriada la masa añadir los ingredientes.
- Se puede hacer toda la masa y guardar las tortitas que no se hayan consumido en la nevera para los días siguientes.

Ingredientes para el hummus:

- 350 g de garbanzos
- 2 dientes de ajo, preferiblemente negro
- Zumo de un limón
- Una pizca de sal marina no refinada o levadura nutricional
- Comino molido
- Aceite de oliva virgen extra
- Tahín

Elaboración del hummus:

- Añadir los garbanzos en el vaso de la batidora con el zumo de limón y triturar.
- Agregar los dientes de ajo y seguir triturando.
- Añadir el tahín, la sal y el aceite de oliva virgen extra.
- El comino, la sal y el tahín se añadirán al gusto.

Para el hummus de remolacha:

- Añadir 1 remolacha pequeña cruda a la masa.

Para el hummus de pesto:

- Añadir la salsa pesto al hummus base (aceite de oliva virgen extra, albahaca fresca, piñones, queso de cabra o oveja, diente de ajo y una pizca de sal marina).

GELATINA DE FRESAS Y FRUTAS DEL BOSQUE

Ingredientes:

- Bol de fresas
- Bol de arándanos y moras
- 350 ml de agua de coco
- 5 g de agar-agar
- Zumo de limón

Elaboración:

- Cortar las fresas y reservarlas con una poco de zumo de limón por encima para evitar que se pongan negras.
- Poner en un cazo el agua de coco y llevarlo a ebullición.
- En un bol echar un poco de esta agua de coco y añadir el agar-agar. Mezclarlo con la ayuda de unas baritas para evitar que queden grumos.
- Añadir el agar-agar en el cazo con el agua de coco en ebullición y dejarlo 1 minuto aproximadamente a fuego fuerte.
- Poner la mezcla en unos moldes en forma de flanera y añadir la fruta.
- Dejar reposar en la nevera mínimo una hora.

COMPOTA DE PERA O MANZANA

Ingredientes:

- 1 ¼ kg de manzana o pera
- Cáscara de limón
- 1 rama de canela

Elaboración:

- Pelar y quitar los corazones a las manzanas o peras.
- Cortar en trozos finos la fruta y ponerla en la cazuela.
- Añadir la cáscara de limón, un decilitro de agua y la canela en rama.

- Tapar y cocer suavemente hasta que la fruta esté blanda.
- Retirar la piel del limón.
- Si el puré está acuoso, dejarlo cocer al descubierto hasta que adquiera la consistencia deseada.

SOPA MISO

Ingredientes:

- 2 l de agua
- 1 cebolla cortada muy fina en láminas
- 2 zanahorias ralladas
- 1 rama de apio cortada muy fina
- 1 puerro cortado muy fino
- 1 calabacín cortado en juliana
- ½ col cortada muy fina
- Setas shiitake
- 2 tiras de alga wakame remojadas y cortadas muy finas
- 3 cucharadas pequeñas de miso
- Aceite de oliva virgen extra
- 250 g de fideos de trigo sarraceno o sin gluten

Elaboración:

- Añadir la cazuela al fuego y mientras se calienta el agua, cortar las verduras.
- Cuando el agua esté a punto de ebullición añadir las verduras, las setas shiitake cortadas y previamente en remojo y las algas troceadas.

- Dejar hervir unos 15 minutos a fuego lento.
- Pasado este tiempo añadir los fideos.
- Poner la sopa miso en boles o platos para sopa y añadir una cucharada de miso y un poquito de aceite de oliva virgen extra.

HAMBURGUESAS DE AZUKIS

Ingredientes:

- 200 g de azukis
- 1 huevo
- ½ cebolla roja cortada fina
- 2 dientes de ajo, triturados
- ½ pimiento verde cortado fino
- 1 cucharada de comino
- ¼ cucharadita de sal marina
- ¼ cucharadita de pimienta
- ½ taza de harina de garbanzos

Elaboración:

- Cocer los azukis, previamente dejados en remojo el día anterior.
- Mezclar los azukis, cuando estén listos, con el huevo hasta conseguir una pasta espesa.
- Añadir la cebolla, el ajo y el pimiento verde en un procesador de alimentos o bien amasar con las manos.
- Añadir el comino, la pimienta, la sal y la harina de garbanzos y amasar hasta que la mezcla se homogeneice.

- Coger trocitos de masa, hacer bolitas un poco grandes y aplastarlas hasta que quede la medida y la forma de hamburguesa.
- Se pueden cocinar en el horno o a la plancha con un poco de aceite para evitar que se peguen.

PIZZA CON BASE DE ZANAHORIA Y HARINA DE GARBANZOS

Ingredientes:

- 500 g de zanahoria rallada
- 150 g de harina de garbanzos
- 1 cucharadita de sal marina
- ½ cucharadita de semillas de sésamo
- ½ cucharadita de orégano
- Una pizca de pimienta molida

Como guarnición:

- Queso de cabra
- 60 g de champiñones
- Nueces
- Espinacas
- Rúcula

Elaboración:

- Mezclar la zanahoria rallada, la harina de garbanzos y las especies hasta que quede todo integrado.

- En una bandeja de horno, disponer papel de horno.
- Hacer dos discos con la masa, que quede fina.
- Hornear la masa unos 20 minutos a 200 grados hasta que esté doradita.
- Cocinar los champiñones aparte antes de ponerlos encima de la masa.
- Retirar la masa del horno y añadir los toppings encima de la masa, menos la rúcula, y volver a meter en el horno hasta que el queso de cabra esté derretido.
- Se puede añadir tomate frito casero a la masa de la pizza antes de poner los toppings para darle más sabor.

ENSALADA DE CHUCRUT CON SALSA DE MOSTAZA

Ingredientes:

- 1 zanahoria rallada
- 1 manzana rallada
- 300 g de chucrut
- 1 ramita de apio picado

Para la vinagreta:

- Zumo de un limón
- 3 o 4 cucharadas de aceite de oliva
- 1 cucharada de mostaza
- Pimienta
- Cúrcuma

Agradecimientos

Un profesional de la salud que intenta escribir un libro de divulgación sobre temas de salud tan complejos necesita ayuda. Me di cuenta diez meses después de empezar a escribirlo, cuando, disfrutando como un niño, estaba escribiendo un manual apasionante, interesantísimo pero probablemente infinito e ininteligible para las personas que no son especialistas en temas médicos.

Después de subsanar el exceso de información y de tecnicismos científicos, los cuales me apasionan por mis inquietudes personales, este libro, por fin, ve la luz un año más tarde de lo previsto.

Es por este motivo que estoy profundamente agradecido a la periodista y amiga Núria Coll.

Su confianza e incansable dedicación durante innumerables horas en reuniones intempestivas, acompañados con un café americano o un almuerzo, en su despacho, en el mío, entre semana, el fin de semana, donde y cuando hiciera falta... han hecho posible que en estos momentos esté escribiendo las últimas líneas del libro que deseo que ayude a transformar tu salud.

Es un placer tener cerca a la directora de las innovadoras revistas digitales de salud y alimentación *www.etselquemenges.cat* y *www.soycomocomo.es*, que cada mañana sorprende, informa y abre los ojos a sus lectores. Núria ha conseguido encontrar de manera espontánea y natural un punto intermedio entre mis tecnicismos y explicaciones científicas, y una expresión mucho más popular y comprensible para el lector que hasta el día de hoy no había oído hablar nunca de hormonas, cerebros, enzimas e inmunomensajeros.

Yo solo no habría conseguido que este libro llegara a todas las casas.

Mi enorme agradecimiento a la editora Laura Álvarez, una bellísima persona que me animó desde el principio a escribir cómo la PsicoNeuroInmunoEndocrinología (PNIE) puede transformar la salud de la gente, al entender la importancia de las hormonas sexuales y del intestino en nuestras vidas. Su despacho a menudo era mi despacho. Con unos frutos secos, fruta y agua fresca, leíamos y revisábamos todos los capítulos, los puntos y las comas. Los días en que tenía la cabeza más embotada y estaba menos clarividente, me animaba a explicar conceptos teóricos con palabras más comprensibles y prácticas para el lector. En las semanas más duras, en que mi día a día no me permitía invertir suficiente tiempo para escribir, me daba su apoyo, me mandaba un whatsapp y me recordaba: «Xevi, tienes que seguir escribiendo todos los detalles del intestino y las hormonas, no dejes el libro, que la sociedad debe conocer todo lo que explicas e investigas». Qué paciencia, ¡un ángel! Sus revisiones me han ayudado a crear un libro más útil y práctico, que yo solo habría sido incapaz de proyectar. Estoy muy agradecido por su apoyo constante durante todo este precioso proyecto. Ahora los dos nos reímos porque ya ha recuperado su despacho.

Soy una persona muy afortunada por poder contar con la confianza de la editorial Rosa dels Vents, especialmente de la amable Núria Tey, la directora editorial de la división Plaza & Janés de Penguin Random House, que ha hecho realidad mi primera publicación, del gran director literario Carlos Martínez y del resto del equipo, gracias a los cuales esta gran empresa ha sido para mí como una gran familia. Todos me han hecho sentir muy querido y, desde el primer día, me han animado a poner orden a un montón de información que tenía acumulada en mi despacho y en el escritorio de mi ordenador sobre temas muy complejos. Un orden que, como me dicen las secretarias, me convenía poner, sí.

Gracias a la intervención de las dietistas y nutricionistas del Instituto Xevi Verdaguer: Anabel Sanz, Georgina Neach, Marta Bolívar, Mercè Roca y Sheila Farràs, que han diseñado las dietas que encontrarás en el libro orientadas a mejorar la salud hormonal e intestinal de forma sana y amena.

Al final, me doy cuenta de que este libro es un reflejo de mis inquietudes, de lo que realmente me motiva y de lo que he aprendido con los profesores con los que me he formado y he crecido en los últimos años. En estos momentos los miro y mi corazón solo tiene palabras de agradecimiento y reconocimiento para todos los ponentes que colaboran en el posgrado PNIE que dirijo. Todos ellos me han ayudado a crecer, de todos ellos he aprendido y los he implicado para seguir divulgando científicamente lo que tan bien saben hacer con el programa de PNIE. Todos ellos me han permitido incorporar nuevas ideas, me han ayudado a buscar nuevas soluciones y a visualizar mejores tratamientos, entendiendo mejor el mecanismo por el cual las personas enfermamos o mantenemos la salud. De hecho, no sé qué haría sin poder compartir mis ilusiones y obsesiones con los amigos y los grandísimos profesionales de los que tengo la suerte de estar rodeado. Solo pensamos en evolucionar y seguir sumando esfuerzos para ayudar a las personas. Todos los miembros de mi equipo en PNIE investigamos y realizamos un incansable trabajo asistencial para ayudar a pacientes desorientados de una forma multidisciplinaria. Gracias a mi amigo y brillante maestro de fatigas y reuniones creativas sobre la salud hormonal, para el posgrado y para el libro, Pau Oller. Muy agradecido a todos los amigos por vuestra atención, ayuda, diversión e inspiración constante. Seguiremos creciendo juntos.

Gracias a Roger Villoro, a Ester Perarnau y a su equipo, que son mi mano derecha en la tarea organizativa en la formación del posgrado en PNIE en Barcelona y Madrid.

Gracias a la Universidad de Barcelona, a la FUB de Manresa, la FEU de Madrid, la Escuela Universitaria Garbí y la Universidad de Vic, entre otras, que durante muchos años han confiado en mí. Es un placer seguir caminando juntos y colaborando en sus diferentes posgrados y másteres como docente de sus alumnos. Una responsabilidad que nunca podré agradecer lo suficiente a amigos y a grandísimos profesionales que siempre me han dado su confianza y con los que he crecido profesional y personalmente, como Patrick Pons y Francesc Rubí.

Gracias a la familia, a mis queridísimos padres y hermanos, que identifico como las personas que con su amor equilibran mi vida, mi trabajo y me garantizan un futuro mejor.

Y, por último, gracias a las mujeres que me han regalado una vida plena de sentido y que tanto admiro: mi mujer y mis dos hijas, que han hecho este viaje conmigo. Gracias por apoyarme durante meses, uno tras otro, en que mi cabeza a menudo solo pensaba en el libro, por permitirme invertir en él horas familiares y por aquellos momentos de «va, papá, vamos a jugar» o «va, Xevi, descansa, que por hoy ya es suficiente».

Gracias a mis hijas, Aina y Laia, el reflejo de mi alma, y a mi querida Sílvia, que me ha acompañado con todo su amor y paciencia durante la escritura del libro y en todos los proyectos que hemos vivido juntos los últimos veintidós años. Os quiero, preciosas.

Bibliografía

La evolución del primer cerebro y el segundo cerebro

Blakemore, S. J., S. Burnett y R. E. Dahl, «The role of puberty in the developing adolescent brain», <https://www.ncbi.nlm.nih.gov/pubmed/20496383>.

Borsook, D., N. Erpelding, A. Lebel, C. Linnman, R. Veggeberg, P. E. Grant, C. Buettner, L. Becerra y R. Burstein, «Sex and the Migraine Brain», <https://www.ncbi.nlm.nih.gov/pubmed/24662368>.

Burcelin, R., «Regulation of Metabolism: A Cross Talk Between Gut Microbiota and Its Human Host», <https://www.ncbi.nlm.nih.gov/pubmed/23026753>.

Candela, M., E. Biagi, P. Brigidi, P. W. O'Toole y W. M. de Vos, «Maintenance of a healthy trajectory of the intestinal microbiome during aging: A dietary approach», <https://www.ncbi.nlm.nih.gov/pubmed/24373997>.

Cani, P. D., C. Dewever y N. M. Delzenne, «Inulin-type fructans modulate gastrointestinal peptides involved in appetite regulation (glucagon-like peptide-1 and ghrelin) in rats», <https://www.ncbi.nlm.nih.gov/pubmed/15469657>.

Celec, P., D. Ostatníková y J. Hodosy, «On the effects of

testosterone on brain behavioral functions», <https://www.ncbi.nlm.nih.gov/pmc/articles/PMC4330791/>.

CHRISTIANSEN, O. B., «Reproductive immunology», <https://www.ncbi.nlm.nih.gov/pubmed/23062611>.

CLARKE, G., S. GRENHAM, P. SCULLY, P. FITZGERALD, R. D. MOLONEY, F. SHANAHAN *et al.*, «The microbiome-gutbrain axis during early life regulates the hippocampal serotonergic system in a sex-dependent manner», <https://www.ncbi.nlm.nih.gov/pubmed/22688187>.

CLEMENTE, J. C. *et al.*, «The Impact of the Gut Microbiota on Human Health: An Integrative View», <https://www.ncbi.nlm.nih.gov/pmc/articles/PMC5050011/>.

DETHLEFSEN, L., M. MCFALL-NGAI y D. A. RELMAN, «An ecological and evolutionary perspective on human-microbe mutualism and disease», <http://www.nature.com/nature/journal/v449/n7164/full/nature06245.html?foxtrotcallback=true>.

DREHER, J.-C., P. J. SCHMIDT, P. KOHN, D. FURMAN, D. RUBINOW y K. F. BERMAN, «Menstrual cycle phase modulates reward-related neural function in women», <http://www.pnas.org/content/104/7/2465.full%20>.

EL AIDY, S., R. STILLING, T. G. DINAN y J. F. CRYAN, «Microbiome to Brain: Unravelling the Multidirectional Axes of Communication», <https://www.ncbi.nlm.nih.gov/pubmed/26589226>.

GUO, Y., Y. QI, X. YANG, L. ZHAO, S. WEN, Y. LIU y L. TANG, «Association between Polycystic Ovary Syndrome and Gut Microbiota», <https://www.ncbi.nlm.nih.gov/pubmed/27093642>.

JAŠAREVIĆ, E., K. E. MORRISON y T. L. BALE, «Sex differences in the gut microbiome-brain axis across the lifespan», <https://www.ncbi.nlm.nih.gov/pubmed/26833840>.

JOVANOVIC, H., L. KOCOSKA-MARAS, A. F. RÅDESTAD, C. HALLDIN, J. BORG, A. L. HIRSCHBERG y A. L. NORDSTRÖM, «Effects of estrogen and testosterone treatment on serotonin transporter binding in the brain of surgically postmenopausal women – a PET study», <https://www.ncbi.nlm.nih.gov/pubmed/25462800>.

Kumar, M., P. Babaei, B. Ji y J. Nielsen, «Human gut microbiota and healthy aging: Recent developments and future prospective», <https://www.ncbi.nlm.nih.gov/pmc/articles/PMC5166512/>.

Lebbe, M. y T. K. Woodruff, «Involvement of androgens in ovarian health and disease», <https://www.ncbi.nlm.nih.gov/pmc/articles/PMC3843026/>.

Liang, K. Y. y S. L. Zeger, «Longitudinal data analysis using generalized linear models», <https://academic.oup.com/biomet/article/73/1/13/246001/Longitudinal-data-analysis-using-generalized>.

Monteiro, R., D. Teixeira y C. Calhau, «Estrogen Signaling in Metabolic Inflammation», <https://www.hindawi.com/journals/mi/2014/615917/>.

Mulak, A. y Y. Taché, «Sex difference in irritable bowel syndrome: do gonadal hormones play a role?», <https://www.ncbi.nlm.nih.gov/pmc/articles/PMC4244886/>.

Ostan, R., C. Lanzarini, E. Pini, M. Scurti, D. Vianello, C. Bertarelli, C. Fabbri, M. Izzi, G. Palmas, F. Biondi, M. Martucci, E. Bellavista, S. Salvioli, M. Capri, C. Franceschi y A. Santoro, «Inflammaging and Cancer: A Challenge for the Mediterranean Diet», <https://www.ncbi.nlm.nih.gov/pubmed/25859884>.

Ottman, N., H. Smidt, W. M. de Vos y C. Belzer, «The function of our microbiota: who is out there and what do they do?», <https://www.ncbi.nlm.nih.gov/pubmed/22919693>.

Van Honk, J., E. R. Montoya, P. A. Bos, M. van Vugt y D. Terburg, «New evidence on testosterone and cooperation», <https://www.ncbi.nlm.nih.gov/pubmed/22622587>.

El ciclo menstrual

Abraham, G. E., «Nutritional factors in the etiology of the premenstrual tension syndromes», <https://www.ncbi.nlm.nih.gov/pubmed/6684167>.

Abul, K., D. Ozer, S. S. Sakizlioglu, A. F. Buyuk y M. A. Kaygusuz, «Detection of normal plantar fascia thickness in adults via the ultrasonographic method», <https://translate.google.es/translate?hl=ca&sl=en&u=https://www.ncbi.nlm.nih.gov/pubmed/25675220&prev=search>.

Ackerman, G. E. y B. R. Carr, «Estrogens. Reviews in endocrine & metabolic disorders», <https://link.springer.com/journal/11154>.

Adachi, N., K. Nawata, M. Maeta y Y. Kurozawa, «Relationship of the menstrual cycle phase to anterior cruciate ligament injuries in teenaged female athletes», <https://www.ncbi.nlm.nih.gov/pubmed/17909824>.

Adewuya, A. O., O. M. Loto y T. A. Adewumi, «Pattern and correlates of premenstrual symptomatology amongst», <https://www.ncbi.nlm.nih.gov/pubmed/19533493>.

Almario, R. U., L. Gregory, S. E. Kasim-Karakas, B. L. Lasley, H. Todd y R. Wong, «Metabolic and endocrine effects of a polyunsaturated fatty acidrich diet in polycystic ovary syndrom», <https://www.ncbi.nlm.nih.gov/pubmed/?term=Metabolic+and+endocrine+effects+of+a+polyunsaturated+fatty+acidrich+diet+in+polycystic>.

Andersen, L. L., K. B. Christensen, A. Holtermann, O. M. Poulsen, G. Sjogaard, M. T. Pedersen y E. A. Hansen, «Effect of physical exercise interventions on musculoskeletal pain in all body regions among office workers: a one-year randomized controlled trial», <https://www.ncbi.nlm.nih.gov/pubmed/19716742>.

Barbieri, R. L., E. R. Bertone-Johnson, J. E. Chavarro, S. E. Hankinson, M. D. Hornstein, S. Malspeis, S. A.

MISSMER, D. SPIEGELMAN y W. C. WILLETT, «A prospecti-ve study of dietary fat consumption and endometriosis risk», <https://www.ncbi.nlm.nih.gov/pmc/articles/PMC 2873173/>.

BARR, D. P., D. CAMERON-SMITH, G. KAUR, N. KONSTANTO-POULOS, J. C. MOLERO-NAVAJAS y A. J. SINCLAIR, «Docosa-pentaenoic acid (22:5n-3) down-regulates the expression of genes involved in fat synthesis in liver cells. Prostaglandins, leukotrienes, and essential fatty acids», <https://www.ncbi. nlm.nih.gov/pubmed/21807486>.

BEYNNON, B. D., I. M. BERNSTEIN, A. BELISLE, B. BRATTBAKK, P. DEVANNY, R. RISINGER y D. DURANT, «The effect of estra-diol and progesterone on knee and ankle joint laxity», <https:// www.ncbi.nlm.nih.gov/pubmed/16002485>.

BLANK, S. K., C. R. MCCARTNEY, K. D. HELM y J. C. MARSHALL, «Neuroendocrine effects of androgens in adult polycystic ovary syndrome and female puberty», <https://www.ncbi.nlm. nih.gov/pubmed/17710731>.

BORAN, G., N. CORREIA, J. GIBNEY, T. KYAW TUN, A. O'CON-NOR, N. PHELAN y H. M. ROCHE, «Hormonal and metabolic effects of polyunsaturated fatty acids in young women with polycystic ovary syndrome: results from a cross-sectional analysis and a randomized, placebo-controlled, crossover tri-al», <https://www.ncbi.nlm.nih.gov/pubmed/21270384>.

BORENSTEIN, J. E., B. B. DEAN, K. A. YONKERS y J. ENDICOTT, «Using the daily record of severity of problems as a screening instrument for premenstrual syndrome», <https://www.ncbi. nlm.nih.gov/pubmed/17470584>.

BROWN, S., H. DOLL, A. THURSTON y M. VESSEY, «Pyridoxine (vitamin B6) and the premenstrual syndrome: a randomized crossover trial», <http://pubmedcentralcanada.ca/pmcc/arti cles/PMC1711872/pdf/jroyalcgprac00009-0011.pdf>.

CAMPBELL, E. M., D. PETERKIN, K. O'GRADY y R. SANSON-FIS-HER, «Premenstrual symptoms in general practice patients.

Prevalence and treatment», <https://www.ncbi.nlm.nih.gov/pubmed/9350019>.

CAPPELLI, V., V. DE LEO, M. G. MASSARO, G. MORGANTE, M. C. MUSACCHIO y F. PETRAGLIA, «Genetic, hormonal and metabolic aspects of PCOS», <https://www.ncbi.nlm.nih.gov/pmc/articles/PMC4947298/>.

CHAVARRO, J. E., J. W. RICH-EDWARDS, B. A. ROSNER y W. C. WILLETT, «Dietary fatty acid intakes and the risk of ovulatory infertility», <https://www.ncbi.nlm.nih.gov/pubmed/17209201>.

CHAVARRO, J. E., R. A. FRANKEL, L. C. MESSER, K. A. MICHELS, S. L. MUMFORD, N. J. PERKINS, T. C. PLOWDEN, A. Z. POLLACK, R. G. RADIN, K. C. SCHLIEP, L. A. SJAARDA, J. WACTAWSKI-WENDE, S. M. ZAREK y C. ZHANG, «Dietary fat intake and reproductive hormone concentrations and ovulation in regularly menstruating women», <https://www.ncbi.nlm.nih.gov/pmc/articles/PMC4763493/>.

COFFEE, A. L., T. J. KUEHL, S. WILLIS y P. J. SULAK, «Oral contraceptives and premenstrual symptoms: Comparison of a 21/7 and extended regimen», <https://www.ncbi.nlm.nih.gov/pubmed/16796986>.

COHEN, L. S., C. N. SOARES, A. B. LYSTER, P. CASSANO, M. BRANDES y G. LEBLANC, «Efficacy and tolerability of premenstrual use of venlafaxine (flexible dose) in the treatment of premenstrual dysphoric disorder», <https://www.ncbi.nlm.nih.gov/pubmed/15349012>.

DAWOOD, M. Y., «Primary Dysmenorrhea Advances in Pathogenesis and Management», <https://www.ncbi.nlm.nih.gov/pubmed/16880317>.

DE LEO, V., «Reproductive Biology and Endocrinology», <https://rbej.biomedcentral.com/articles/10.1186/s12958-016-0173-x>.

DE LEO, V., M. C. MUSACCHIO, V. CAPPELLI, M. G. MASSARO, G. MORGANTE y F. PETRAGLIA, «Genetic, hormonal and me-

tabolic aspects of PCOS: an update», <https://www.ncbi.nlm.
nih.gov/pmc/articles/PMC4947298/>.

DHINGRA, V. y S. O'BRIEN, «Quantification of premenstrual syndrome and premenstrual dysphoric disorder», <https://www.
ncbi.nlm.nih.gov/pubmed/17454164>.

DIMMOCK, P. W., K. M. WYATT, P. W. JONES y P. M. O'BRIEN, «Efficacy of selective serotonin-reuptake inhibitors in premenstrual», <https://www.ncbi.nlm.nih.gov/pubmed/11030291>.

DOLL, H., S. BROWN, A. THURSTON y M. VESSEY, «Pyridoxine (vitamin B6) and the premenstrual syndrome: a randomized crossover trial», <https://www.ncbi.nlm.nih.gov/pubmed/2558186>.

DÖLL, M., «The premenstrual syndrome: effectiveness of Vitex agnus castus», <https://www.ncbi.nlm.nih.gov/pubmed/19469189>.

DUEÑAS, J. L., I. LETE, R. BERMEJO, A. ARBAT, E. PÉREZ-CAMPOS, J. MARTÍNEZ-SALMEÁN, I. SERRANO, J. L. DOVAL y C. COLL, «Prevalence of premenstrual syndrome and premenstrual dysphoric disorder in a representative cohort of Spanish women of fertile age», <https://www.ncbi.nlm.nih.gov/pubmed/21227566>.

FREEMAN, E. W., R. KROLL, A. RAPKIN, T. PEARLSTEIN, C. BROWN, K. PARSEY et al., «PMS/PMDD Research Group. Evaluation of a unique oral contraceptive in the treatment of premenstrual dysphoric disorder», <https://www.ncbi.nlm.nih.gov/pubmed/11559453>.

FREEMAN, E. W., S. J. SONDHEIMER, M. D. SAMMEL, T. FERDOUSI y H. LIN, «A preliminary study of luteal phase versus symptom-onset dosing with escitalopram for premenstrual dysphoric disorder», <https://www.ncbi.nlm.nih.gov/pubmed/15960573>.

FREEMAN, E. W., S. JABARA, S. J. SONDHEIMER y R. AULETTO, «Citalopram in PMS patients with prior SSRI treatment failure: a preliminary study», <https://www.ncbi.nlm.nih.gov/pubmed/12165163>.

FREEMAN, E. W., GEHLERT, S., I. H. SONG, C. H. CHANG y A. S. HARTLAGE, «The prevalence of premenstrual dysphoric disorder in a randomly selected group of urban and rural women», <https://www.ncbi.nlm.nih.gov/pubmed/18366818>.

FREEMAN, E. W., K. RICKELS, F. ARREDONDO, L. C. KAO, S. E. POLLACK y S. J. SONDHEIMER, «Full or half-cycle treatment of severe premenstrual syndrome with a serotonergic antidepressant», <https://www.ncbi.nlm.nih.gov/pubmed/9934936>.

GIRMAN, A., R. LEE y B. KLIGLER, «An integrative medicine approach to premenstrual syndrome», <https://www.ncbi.nlm.nih.gov/pubmed/12748452>.

GLINOER, D., G. E. KRASSAS y K. POPPE, «Thyroid Function and Human Reproductive Health», <https://www.ncbi.nlm.nih.gov/pubmed/20573783>.

GUO, Y., Y. QI, X. YANG, L. ZHAO, S. WEN, Y. LIU y L. TANG, «Association between Polycystic Ovary Syndrome and Gut Microbiota», <https://www.ncbi.nlm.nih.gov/pubmed/27093642>.

HAHN, P. M., D. A. VAN VUGT y R. L. REID, «A randomised, placebocontrolled, crossover trial of danazol for the treatment of premenstrual syndrome», <https://www.ncbi.nlm.nih.gov/pubmed/7899538>.

HALBREICH, U., «The diagnosis of premenstrual syndromes and premenstrual dysphoric disorder clinical procedures and research perspectives», <https://www.ncbi.nlm.nih.gov/pubmed/15724807>.

HALBREICH, U., T. BACKSTROM, E. ERIKSSON et al., «Clinical diagnostic criteria for premenstrual syndrome and guidelines for their quantification for research», <https://www.ncbi.nlm.nih.gov/pubmed/17454164>.

HAMADA, Y., Y. SHINOHARA, M. YANO, M. YAMAMOTO, M. YOSHIO, K. SATAKE, A. TODA, M. HIRAI, M. USAMI, «Effect of the menstrual cycle on serum diamine oxidase levels in healthy women», <https://www.ncbi.nlm.nih.gov/pubmed/23099198>.

HAN, S. H., M. H. HUR, J. BUCKLE, J. CHOI y M. S. LEE, «Effect of aromatherapy on symptoms of dysmenorrhea in college students: a randomized placebo-controlled clinical trial», <https://www.ncbi.nlm.nih.gov/pubmed/16884344>.

HARRISON, *Principios de Medicina Interna*, McGraw-Hill Interamericana, 2005, 16.ª edición.

HUNTER, M. S., J. M. USSHER, S. J. BROWNE, M. CARISS, R. JELLEY y M. KATZ, «A randomized comparison of psychological (cognitive behaviour therapy), medical (fluoxetine) and combined treatment for women with premenstrual dysphoric», <https://www.ncbi.nlm.nih.gov/pubmed/12436805>.

HYLAN, T. R., K. SUNDELL y R. JUDGE, «The impact of premenstrual symptomatology on functioning and treatment-seeking behavior: experience from the United States, United Kingdom, and France», <https://www.ncbi.nlm.nih.gov/pubmed/10565662>.

JOHNSON, S. R., «Premenstrual syndrome, premenstrual dysphoric disorder, and beyond: a clinical primer for practitioners», <https://www.ncbi.nlm.nih.gov/pubmed/15458909>.

KASIM-KARAKAS, S. E., R. U. ALMARIO, L. GREGORY, R. WONG, H. TODD y B. L. LASLEY, «Metabolic and endocrine effects of a polyunsaturated fatty acidrich diet in polycystic», <https://www.ncbi.nlm.nih.gov/pubmed/14764771>.

KAUR, G., A. J. SINCLAIR, D. CAMERON-SMITH, D. P. BARR, J. C. MOLERO-NAVAJAS y N. KONSTANTOPOULOS, «Docosapentaenoic acid (22:5n-3) down-regulates the expression of genes involved in fat synthesis in liver cells. Prostaglandins, leukotrienes, and essential fatty acids», <https://www.ncbi.nlm.nih.gov/pubmed/21807486>.

KHAYAT, S., H. FANAEI, M. KHEIRKHAH, Z. B. MOGHADAM, A. KASAEIAN y M. JAVADIMEHR, «Curcumin attenuates severity of premenstrual syndrome symptoms: A randomized, double-blind, placebo-controlled trial», <https://www.ncbi.nlm.nih.gov/pubmed/26051565>.

KHAYAT, S., M. KHEIRKHAH, Z. BEHBOODI MOGHADAM, H. FANAEI, A. KASAEIAN y M. JAVADIMEHR, «Effect of treatment with ginger on the severity of premenstrual syndrome symptoms», <https://www.hindawi.com/journals/isrn/2014/792708/>.

KHOWAILED, I. A., J. PETROFSKY, E. LOHMAN, N. DAHER y O. MOHAMED, «17beta-estradiol induced effects on anterior cruciate ligament laxness and neuromuscular activation patterns in female runners», <https://www.ncbi.nlm.nih.gov/pubmed/26167943>.

KISHIDA, E., M. TAJIRI y Y. MASUZAWA, «Docosahexaenoic acid enrichment can reduce L929 cell necrosis induced by tumor necrosis factor», <https://www.ncbi.nlm.nih.gov/pubmed/?term=Docosahexaenoic+acid+enrichment+can+reduce+L929+cell+necrosis+induced+by+tumor+necrosis+factor>.

KRASSAS, G. E., K. POPPE y D. GLINO, «Thyroid Function and Human Reproductive Health», <https://www.ncbi.nlm.nih.gov/pubmed/20573783>.

KUMAR, V., T. MILLAR, P. N. MURPHY y T. CLOUGH, «The treatment of intractable plantar fasciitis with platelet-rich plasma injection», <https://www.ncbi.nlm.nih.gov/pubmed/23906977>.

LEE, A. M., C. SO-KUM TANG y C. CHONG, «A culturally sensitive study of premenstrual and menstrual symptoms among Chinese women», <https://www.ncbi.nlm.nih.gov/pubmed/19533490>.

LEE, H., J. S. PETROFSKY, N. DAHER, L. BERK y M. LAYMON, «Differences in anterior cruciate ligament elasticity and force for knee flexion in women: oral contraceptive users versus non-oral contraceptive users», <https://www.ncbi.nlm.nih.gov/pubmed/24240566>.

LEE, H., J. S. PETROFSKY, N. DAHER, L. BERK, M. LAYMON y I. A. KHOWAILED, «Anterior cruciate ligament elasticityand force for flexion during the menstrual cycle», <https://www.ncbi.nlm.nih.gov/pubmed/24287619>.

LIN, A. W. y M. E. LUJAN, «Comparison of dietary intake and physical activity between women with and without polycystic ovary syndrome: a review», <https://www.ncbi.nlm.nih.gov/pubmed/25469380>.

MAGOS, A. L. y J. W. W. STUDD, «The premenstrual syndrome», <http://www.ajog.org/article/0002-9378(86)90807-0/fulltext>.

MAGOS, A. L., J. W. W. STUDD y M. BRINCAT, «Treatment of the premenstrual syndrome by subcutaneous estradiol implants and cyclical oral norethisterone: placebo controlled study», <https://www.ncbi.nlm.nih.gov/pmc/articles/PMC1340702/>.

MANSEL, R. E., J. R. WISBEY y L. E. HUGHES, «Controlled trial of the antigonadotropin danazol in painful nodular benign breast», <http://www.thelancet.com/journals/lancet/article/PIIS0140-6736(82)91932-8/abstract>.

MARTIN, B. et al., «Caloric restriction: impact upon pituitary function and reproduction», Ageing Research Reviews, <https://www.ncbi.nlm.nih.gov/pmc/articles/PMC2634963/>.

MAYO, J. L., «Natural Interventions for Premenstrual Syndrome», <http://www.oakwayhealthcenter.com/store/MET_Natural-Interventions-for-Prementrual-Syndrome.pdf>.

MISSMER, S. A., J. E. CHAVARRO, S. MALSPEIS, E. R. BERTONE-JOHNSON, M. D. HORNSTEIN, D. SPIEGELMAN, R. L. BARBIERI, W. C. WILLETT y S. E. HANKINSON, «A prospective study of dietary fat consumption and endometriosis risk», <https://www.ncbi.nlm.nih.gov/pubmed/20332166>.

MUMFORD, S. L., J. E. CHAVARRO, C. ZHANG, N. J. PERKINS, L. A. SJAARDA, A. Z. POLLACK, K. C. SCHLIEP, K. A. MICHELS, S. M. ZAREK, T. C. PLOWDEN, R. G. RADIN, L. C. MESSER, R. A. FRANKEL y J. WACTAWSKI-WENDE, «Dietary fat intake and reproductive hormone concentrations and ovulation in regularly menstruating women», <https://www.ncbi.nlm.nih.gov/pubmed/26843151>.

O'Brien, P. M. S., A. J. Rapkin y P. J. Schmidt, *The premenstrual syndromes: PMS and PMDD*, <https://books.google.es/books?hl=es&lr=&id=zAAep7DO9D4C&oi=fnd&pg=PP1&dq=The+premenstrual+syndromes:+PMS+and+PMDD&ots=HVJKmGtFob&sig=2HYgtGdRCHlE3xaVe7tNDkMCdQ#v=onepage&q=The%20premenstrual%20syndromes%3A%20PMS%20and%20PMDD&f=false>.

Panay, N., «Management of premenstrual syndrome», <http://nickpanay.com/Papers%20pdf/Managing%20Premenstrual%20Syndorme%20An%20Overview.pdf>.

— y J. Studd, «Progestogen intolerance and compliance with hormone replacement therapy in menopausal women», <https://www.ncbi.nlm.nih.gov/pubmed/9286739>.

Pearlstein, T., «Treatment of Premenstrual Dysphoric Disorder: Therapeutic Challenges», <http://www.tandfonline.com/doi/full/10.1586/17512433.2016.1142371>.

—, «Treatment of Premenstrual Dysphoric Disorder», <https://www.ncbi.nlm.nih.gov/pmc/articles/PMC2440788/>.

—, G. A. Bachmann, H. A. Zacur y K. A. Yonkers, «Treatment of premenstrual dysphoric disorder with a new drospirenonecontaining oral contraceptive formulation. Contraception», <https://www.ncbi.nlm.nih.gov/pubmed/16307962>.

Petrofsky, J. y H. Lee, «Greater Reduction of Balance as a Result of Increased Plantar Fascia Elasticity at Ovulation during the Menstrual Cycle», <https://www.ncbi.nlm.nih.gov/pubmed/26537843>.

Phelan, N., A. O'Connor, T. Kyaw Tun, N. Correia, G. Boran, H. M. Roche y J. Gibney, «Hormonal and metabolic effects of polyunsaturated fatty acids in young women with polycystic ovary syndrome: results from a cross-sectional analysis and a randomized, placebo-controlled, crossover trial», <https://www.ncbi.nlm.nih.gov/pubmed/21270384>.

POTTER, J., J. BOUYER, J. TRUSSELL y C. MOREAU, «Premenstrual syndrome prevalence and fluctuation over time: results from a French population-based survey», <https://www.ncbi.nlm.nih.gov/pubmed/19105683>.

PRIOR, J. C., Y. VIGNA, D. SCIARRETTA, N. ALOJADO y M. SCHULZER, «Conditioning exercise decreases premenstrual symptoms: a prospective, controlled 6-month trial. Fertil Steril», <https://scholar.google.es/scholar?q=Conditioning+exercise+decreases+premenstrual+symptoms:+a+prospective,+controlled+6-month+trial.+Fertil+Steril&hl=ca&as_sdt=0&as_vis=1&oi=scholart&sa=X&ved=0ahUKEwi_49j89KfVAhUNEVAKHelIAgkQgQMIJjAA>.

PROCTOR, M. L., W. HING, T. C. JOHNSON y P. A. MURPHY, «Spinal manipulation for primary and secondary dysmenorrhea», <https://www.ncbi.nlm.nih.gov/pubmed/16855988>.

PURDUE-SMITHE, A. C., J. E. MANSON, S. E. HANKINSON y E. R. BERTONE-JOHNSON, «A prospective study of caffeine and coffee intake and premenstrual syndrome», <https://www.ncbi.nlm.nih.gov/pubmed/27385613>.

RAHNAMA, P., A. MONTAZERI, H. F. HUSEINI, S. KIANBAKHT y M. NASERI, «Effect of Zingiber officinale R. rhizomes (ginger) on pain relief in primary dysmenorrhea: a placebo randomized trial», <https://www.ncbi.nlm.nih.gov/pubmed/22781186>.

REINER, M., C. NIERMANN, D. JEKAUC y A. WOLL, «Longterm health benefits of physical activity: a systematic review of longitudinal studies», <https://bmcpublichealth.biomedcentral.com/articles/10.1186/1471-2458-13-813>.

SHAIK, M. M. y S. H. GAN, «Vitamin Supplementation as Possible Prophylactic Treatment against Migraine with Aura and Menstrual Migraine», <https://www.hindawi.com/journals/bmri/2015/469529/>.

SMITH, R. N. J., J. W. W. STUDD, D. ZAMBLERA y E. F. HOLLAND, «A randomised comparison over 8 months of 100 mg and 200 mg twice weekly doses of transdermal estradiol in the treatment of severe premenstrual syndrome», <http://www.studd.co.uk/pms_transdermal.php>.

STEINER, M., M. MACDOUGALL y E. BROWN, «The premenstrual symptoms screening tool (PSST) for clinicians», <https://www.ncbi.nlm.nih.gov/pubmed/12920618>.

STEINER, M., S. J. ROMANO, S. BABCOCK, J. DILLON, C. SHULER, C. BERGER *et al.*, «The efficacy of fluoxetine in improving physical symptoms associated with premenstrual dysphoric disorder», <https://www.ncbi.nlm.nih.gov/pubmed/11368130>.

STEINER, M., S. STEINBERG, D. STEWART, D. CARTER, C. BERGER, R. REID *et al.*, «Fluoxetine in the treatment of premenstrual dysphoria», <https://www.ncbi.nlm.nih.gov/pubmed/7739706>.

VERMA, R. K., D. K. CHELLAPPAN y A. K. PANDEY, «Review on treatment of premenstrual syndrome: from conventional to alternative approach», <https://www.ncbi.nlm.nih.gov/pubmed/24620013>.

WATSON, N. R., J. W. W. STUDD, M. SAVVAS, T. GARNETT y R. J. BABER, «Treatment of severe premenstrual syndrome with estradiol patches and cyclical oral norethisterone», <https://www.ncbi.nlm.nih.gov/pubmed/2570971>.

WATTS, J. F., W. R. BUTT y R. LOGAN EDWARDS, «A clinical trial using danazol for the treatment of premenstrual tension», <https://www.ncbi.nlm.nih.gov/pubmed/3545282>.

WHELAN, A. M., T. M. JURGENS y H. NAYLOR, «Herbs, vitamins and minerals in the treatment of premenstrual syndrome», <https://www.ncbi.nlm.nih.gov/pubmed/19923637>.

WITTCHEN, H. U., E. BECKER, R. LIEB y P. KRAUSE, «Prevalence, incidence and stability of premenstrual dysphoric», <https://www.ncbi.nlm.nih.gov/pubmed/11883723>.

WONG, C. L., K. Y. LAI y H. M. TSE, «Effects of SP6 acupressure on pain and menstrual distress in young women with dysmenorrhea», <https://www.ncbi.nlm.nih.gov/pubmed/20347835>.

YONKERS, K., T. PEARLSTEIN, R. FAYYAD y J. GILLESPIE, «Luteal phase treatment of premenstrual dysphoric disorder im-

proves symptoms that continue into the postmenstrual phase»,
<https://www.ncbi.nlm.nih.gov/pubmed/15780701>.

La fabricación de estrógenos: el dedo

Beaven, M. C., J. R. Ingram, N. D. Gill y W. G. Hopkins,
«Ultradian rhythmicity and induced changes in salivary testosterone», <http://journals.lww.com/nsca-jscr/Abstract/
2013/02000/The_Workout_Responses_of_Salivary_Free.25.
aspx>.

Bennett, M., J. T. Manning, C. J. Cook y L. P. Kilduff, «Digit ratio (2D:4D) and performance in elite rugby players»,
<https://www.ncbi.nlm.nih.gov/pubmed/20981610>.

Breedlove, S. M., «Minireview: Organizational Hypothesis: Ins-
tances of the Fingerpost», <https://oup.silverchaircdn.com/
oup/backfile/Content_public/Journal/endo/151/9/
10.1210_en.20100041/3/endo4116.pdf?Expires=149
9364165&Signature=TJeGAj685qEeZMpprjE9yxMZxdC
mWpFNpnNEa3FIuvMyXM3i2SwJGs4L3zDGlHviU
XvhVRDbq5~G1b~vsjq0pcR9tkHMKIpu8WXll5tW~wn
8LnO8lN6fl71l1lGHA75Q4T58w0IwPXXV0fvg~PVVc
Xu65veV22KDzTQj9vak2IFCqLEJ4aBalYyiCj0s
69FeBER8mWiA43o0GOVc3zMjIs57O-2h-hznchNL
pR7WYc5ymE33trljtw9n1Fl~on7HSQEG2XoMUf
vWmKtXcC4QoDk2dqVL54ekzVDB-a-HKzu2B86ln5s
HGsU8uapNosSUmFnE-ifYLpQtWLMF8xw__
&Key-Pair-Id=APKAIUCZBIA4LVPAVW3Q>.

Breznik, K., «On the gender effects of handedness in professio-
nal tennis», <https://www.ncbi.nlm.nih.gov/pmc/articles/
PMC3761843/>.

Butovskaya, M. L., V. A. Vasilyev, O. E. Lazebny, V. N.
Burkova, A. M. Kulikov, A. Mabulla et al., «Aggression,
digit ratio, and variation in the androgen receptor, serotonin

transporter, and dopamine D4 receptor genes in African foragers: the Hadza», <https://www.ncbi.nlm.nih.gov/pubmed/22392544>.

CHAN, K. A., M. W. TSOULIS y D. M. SLOBODA, «Early-life nutritional effects on the female reproductive system», <https://www.ncbi.nlm.nih.gov/pubmed/25349248>.

CHOI, I. H., K. H. KIM, H. JUNG, S. J. YOON, S. W. KIM y T. B. KIM, «Second to fourth digit ratio: a predictor of adult penile length»,<https://www.ncbi.nlm.nih.gov/pubmed/21725330>.

COOK, C. J. y B. T. CREWTHER, «Changes in salivary testosterone concentrations and subsequent voluntary squat performance following the presentation of short video clips», <https://www.ncbi.nlm.nih.gov/pubmed/21983238>.

COOK, C. J., L. P. KILDUFF, B. T. CREWTHER, M. BEAVEN y D. J. WEST, «Morning based strength training improves afternoon physical performance in rugby union players», <https://www.ncbi.nlm.nih.gov/pubmed/23707139>.

CREWTHER, B. T., C. J. COOK, T. E. LOWE, R. P. WEATHERBY y N. GILL, «The effects of short cycle sprints on power, strength and salivary hormones in elite rugby players», <https://www.ncbi.nlm.nih.gov/pubmed/20093968>.

CREWTHER, B. T., L. P. KILDUFF y C. J. COOK, «Trained and untrained males show reliable salivary testosterone responses to a physical stimulus, but not a psychological stimulus», <https://www.ncbi.nlm.nih.gov/pubmed/25200995>.

CREWTHER, B. T., C. J. COOK, L. P. KILDUFF y J. MANNING, «Digit ratio (2D:4D) and salivary testosterone, oestradiol and cortisol levels under challenge: Evidence for prenatal effects on adult endocrine responses», <https://www.ncbi.nlm.nih.gov/pubmed/26025335>.

CROCCHIOLA, D., «Art as an Indicator of Male Fitness: Does Prenatal Testosterone Influence Artistic Ability?», <http://journals.sagepub.com/doi/pdf/10.1177/147470491401200303>.

DANE, S. y M. A. Sekertekin, «Differences in handedness and scores of aggressiveness and interpersonal relations of soccer players», <https://www.ncbi.nlm.nih.gov/pubmed/1606 0436>.

DOE, K., K. NOZAWA, T. HIRAI, H. TSUSHIMA, E. HAYASHI, K. HI-RUMA, S. ANDO, S. NAKANO, T. KON, H. AMANO, K. YAMA-JI, N. TAMURA y Y. TAKASAKI ,«Second-to-fourth Digit Ratio in Systemic Lupus Erythematosus», *The Journal of Rheumatology*, <https://www.ncbi.nlm.nih.gov/pubmed/25729029>.

ELIAS, M., «Serum cortisol, testosterone, and testosterone-binding globulin responses to competitive fighting in human males», <http://onlinelibrary.wiley.com/doi/10.1002/1098-2337(1981)7:3%3C215::AID-AB2480070305%3E3.0. CO;2-M/abstract>.

ESCASA, M. J., J. F. CASEY y P. B. GRAY, «Salivary testosterone levels in men at a U.S. sex club», <https://www.ncbi.nlm.nih. gov/pmc/articles/PMC5227311/>.

FINK, B., N. NEAVE y J. T. MANNING, «Second to fourth digit ratio, body mass index, waist-to-hip ratio, and waist-to-chest ratio: their relationships in heterosexual men and women», <https://www.ncbi.nlm.nih.gov/pubmed/14675912>.

FINK, B., V. THANZAMI, H. SEYDEL y J. T. MANNING, «Digit ratio and grip strength in German and Mizos men: cross-cultural evidence for an organizing effect of prenatal testosterone on strength», <http://journals.sagepub.com/doi/abs/10.2466/ PR0.104.3.922-956>.

FOLSTAD, I. y A. J. KARTER, «Parasites, bright males, and the immunocompetence handicap», <http://www.journals.uchicago. edu/doi/abs/10.1086/285346>.

FUKUI, H. y M. YAMASHITA, «The effects of music and visual stress on testosterone and cortisol in men and women», <https://www.ncbi.nlm.nih.gov/pubmed/14523353>.

GARCÍA-CRUZ, E., J. HUGUET, M. PIQUERAS, M. J. RIBAL y A. ALCARAZ, «Second to fourth digit ratio, adult testosterone level and testosterone deficiency», <http://onlinelibrary.wiley. com/doi/10.1111/j.1464-410X.2011.10249.x/abstract>.

GARCÍA-CRUZ, E., J. HUGUET, M. 5IQUERAS, M. J. RIBAL, A. VILASECA, D. GOSALBEZ, R. CASTAÑEDA-ARGAIZ, A. CARRIÓN, J. ALCOVER y A. ALCARAZ, «Higher second fourth digit ratio predicts higher incidence of prostate cancer in prostate biopsy», <http://aeurologia.com/pdfs/articulos/3-eng. pdf>.

GAVIGLIO, C. M., B. T. CREWTHER, L. P. KILDUFF, K. A. STOKES y C. J. COOK, «Relationship between pregame concentrations of free testosterone and outcome in rugby union», <https:// www.ncbi.nlm.nih.gov/pubmed/23881230>.

GELMAN, A., J. HILL y M. YAJIMA, «Why we (usually) don't have to worry about multiple comparisons», <https://pdfs.seman ticscholar.org/2ae3/3fd2f43f1c3210fdce08968fd18f 76478710.pdf>.

GIBSON, L. E., S. CHECKLEY, A. PAPADOPOULOS, L. POON, S. DALEY y J. WARDLE, «Increased salivary cortisol reliable induced by a protein-rich midday meal», <https://www.ncbi. nlm.nih.gov/pubmed/10204975>.

GOTO, K., N. ISHII, K. KUROKAWA y K. TAKAMATSU, «Attenuated growth hormone response to resistance exercise with prior sprint exercise», <https://www.ncbi.nlm.nih.gov/pubmed/ 15947720>.

GROOTHUIS, T. G., I. C. MCMANUS, S. M. SCHAAFSMA y R. H. GEUZE, «The fighting hypothesis in combat: how well does the fighting hypothesis explain human left-handed minorities», <https://www.ncbi.nlm.nih.gov/pubmed/23742682>.

HILL, R., B. SIMPSON, G. MILLET, J. MANNING y L. KILDUFF, «Right-left digit ratio (2D:4D) and maximal oxygen uptake», <https://www.ncbi.nlm.nih.gov/pubmed/22141747>.

HÖNEKOPP, J., «No evidence that 2D:4D is related to the number of CAG repeats in the androgen receptor gene», <https:// www.ncbi.nlm.nih.gov/pmc/articles/PMC3851970/>.

— y S. WATSON, «Meta-analysis of digit ratio 2D:4D shows greater sex difference in the right hand», <https://www.ncbi.nlm.nih.gov/pubmed/20737609>.

HÖNEKOPP, J., L. BARTHOLDT, L. BEIER y A. LIEBERT, «Second to fourth digit length ratio (2D:4D) and adult sex hormone levels: new data and a meta-analytic review», <https://www.ncbi.nlm.nih.gov/pubmed/17400395>.

KILDUFF, L. P., R. N. HOPP, C. J. COOK, B. T. CREWTHER y J. T. MANNING, «Digit ratio (2D:4D), aggression, and testosterone in men exposed to an aggressive visual stimulus», <https://www.ncbi.nlm.nih.gov/pubmed/24113579>.

KILDUFF, L. P., C. J. COOK, M. BENNETT, B. CREWTHER, R. M. BRACKEN y J. MANNING, «Right-left digit ratio (2D:4D) predicts free testosterone levels associated with a physical challenge», <https://www.ncbi.nlm.nih.gov/pmc/articles/PMC5227311/>.

KIM, T. B., J. K. OH, K. T. KIM, S. J. YOON y S. W. KIM, «Does the Mother or Father Determine the Offspring Sex Ratio? Investigating the Relationship between Maternal Digit Ratio and Offspring Sex Ratio», <https://www.ncbi.nlm.nih.gov/pmc/articles/PMC4648576/>.

LIANG, K.-Y. y S. L. ZEGER, «Longitudinal data analysis using generalized linear models», <https://academic.oup.com/biomet/article/73/1/13/246001/Longitudinal-data-analysis-using-generalized>.

LIENING, S. H. y R. A. JOSEPHS, «It is not just about testosterone: physiological mediators and moderators of testosterone's behavioral effects», <https://www.ncbi.nlm.nih.gov/pubmed/23895362>.

LONGMAN, D., J. T. STOCK y J. C. WELLS, «Digit ratio (2D:4D) and running ergometer performance in males and females», <https://www.ncbi.nlm.nih.gov/pmc/articles/PMC5227311/>.

MANNING, J. T., «Digit ratio: a pointer to fertility, behavior, and health», <https://www.amazon.com/Digit-Ratio-Fertility-Behavior-Evolution/dp/081353030X>.

— «Resolving the role of prenatal sex steroids in the development of digit ratio», <https://www.ncbi.nlm.nih.gov/pmc/articles/PMC3182713/>.

— y M. PETERS, «Digit ratio (2D:4D) and hand preference for writing in the BBC Internet Study», <https://www.ncbi.nlm.nih.gov/pubmed/19177258>.

— y R. P. TAYLOR, «Second to fourth digit ratio and male ability in sport: implications for sexual selection in humans», <https://www.researchgate.net/publication/236207579_Second-to-Fourth_Digit_Ratio_Has_a_Non-Monotonic_Impact_on_Altruism>.

MANNING, J. T., D. SCUTT, J. WILSON y D. I. LEWIS-JONES, «The ratio of 2nd to 4th digit length: a predictor of sperm numbers and concentrations of testosterone, luteinizing hormone and oestrogen», <https://www.ncbi.nlm.nih.gov/pubmed/9853845>.

MANNING, J. T., L. KILDUFF, C. COOK y B. CREWTHER, «Digit Ratio (2D:4D): A Biomarker for Prenatal Sex Steroids and Adult Sex Steroids in Challenge Situations», <https://www.ncbi.nlm.nih.gov/pmc/articles/PMC3906590/>.

MANNING, J. T., L. KILDUFF, C. COOK, B. CREWTHER y B. FINK, «Digit ratio (2D:4D): a biomarker for prenatal sex steroids and adult sex steroids in challenge situations», <http://nrl.northumbria.ac.uk/15544/1/Manning_digit_ratio_a_biomarker.pdf>.

MANNING, J. T., S. WOOD, E. VANG, J. WALTON, P. E. BUNDRED, C. VAN HEYNINGEN et al., «Second to fourth digit ratio (2D:4D) and testosterone in men», <https://www.ncbi.nlm.nih.gov/pubmed/15273869>.

MILLET, K. y S. DEWITTE, «Digit ratio (2D:4D) moderates the impact of an aggressive music video on aggression», <https://feb.kuleuven.be/public/ndbad99/papers%20blog/2007/PAID%202007%20-%20millet%20dewitte%20-%202D4D%20moderates%20impact%20aggressive%20cue.pdf>.

MULLER, D. C., L. BAGLIETTO, J. T. MANNING, C. MCLEAN, J.

L. HOPPER, D. R. ENGLISH, G. G. GILES y G. Severi, «Second to fourth digit ratio (2D:4D), breast cancer risk factors, and breast cancer risk: a prospective cohort study», <https://www.ncbi.nlm.nih.gov/pmc/articles/PMC3493764/>.

NEAVE, N. y S. WOLFSON, «Testosterone, territoriality, and the 'home advantage'», <https://www.ncbi.nlm.nih.gov/pubmed/12576125>.

OH, J. K., K.T. KIM, S. J. YOON, S. W. KIM y T. B. KIM, «Second to fourth digit ratio: a predictor of adult testicular volume», <https://www.ncbi.nlm.nih.gov/pubmed/25116409>.

ROSENFELD, C. S. «Periconceptional influences on offspring sex ratio and placental responses», <http://www.publish.csiro.au/rd/rd11906>.

— y R. M. ROBERTS, «Maternal diet and other factors affecting offspring sex ratio: a review», <https://www.ncbi.nlm.nih.gov/pubmed/15229140>.

RYCKMANS, J., K. MILLET y L. WARLOP, «The Influence of Facial Characteristics on the Relation between Male 2D:4D and Dominance», <http://journals.plos.org/plosone/article?id=10.1371/journal.pone.0143307>.

VAN HONK, J., D. J. SCHUTTER, P. A. BOS, A.-W. KRUIJT, E. G. LENTJES, y S. BARON-COHEN, «Testosterone administration impairs cognitive empathy in women depending on second-to-fourth digit ratio», <https://www.ncbi.nlm.nih.gov/pubmed/21300863>.

VAN HONK, J., E. R. MONTOYA, P. A. BOS, M. VAN VUGT y D. TERBURG, «New evidence on testosterone and cooperation», <https://www.ncbi.nlm.nih.gov/pubmed/22622587>.

XIE, W., M. HE, R. LIU, Z. DONG, J. XIE, D. WANG y S. YU, «The second to fourth digit ratio (2D:4D): a risk factor of migraine and Tension-type headache», <https://www.ncbi.nlm.nih.gov/pmc/articles/PMC4385018/>.

El alcohol y el café

Buring, J. E., B. H. Chen, A. Goto, S. Liu, J. E. Manson y Y. Song, «Coffee and Caffeine Consumption in Relation to Sex Hormone–Binding Globulin and Risk of Type 2 Diabetes in Postmenopausal Women», <https://www.ncbi.nlm.nih.gov/pmc/articles/PMC3012180/>.

Caporaso, N. E., A. H. Eliassen, F. Gu, S. E. Hankinson, B. Rosner, J. S. Sisti, R. M. Tamimi, X. Xu y R. Ziegler, «Caffeine, coffee, and tea intake and urinary estrogens and estrogen metabolites in premenopausal women», <https://www.ncbi.nlm.nih.gov/pubmed/26063478>.

Eliassen, A. H., R. T. Fortner, S. E. Hankinson, C. E. Matthews, X. Xu y R. G. Ziegler, «Association between physical activity and urinary estrogens and estrogen metabolites in premenopausal women», <https://www.ncbi.nlm.nih.gov/pubmed/?term=Association+between+physical+activity+and+urinary+estrogens+and+estrogen+metabolites+in+premenopausal+women>.

Eliassen, A. H., S. E. Hankinson, K. A. Hirko, D. Spiegelman y W. C. Willett, «Alcohol consumption in relation to plasma sex hormones, prolactin, and sex hormone-binding globulin in premenopausal women», <https://www.ncbi.nlm.nih.gov/pmc/articles/PMC5082703/>.

Guldbrandsen, K., B. B. Hoyer, J. Lyngso, J. Olsen, C. H. Ramlau-Hansen y G. Toft, «Moderate alcohol intake and menstrual cycle characteristics», <https://www.ncbi.nlm.nih.gov/pubmed/24287817>.

Hankinson, S. E., T. J. Hartman, A. H. Eliassen, J. S. Sisti, X. Xu, y R. Ziegler, «Alcohol Consumption and Urinary Estrogens and Estrogen Metabolites in Premenopausal Women», <https://link.springer.com/article/10.1007/s12672-015-0249-7>.

Hashibe, M. y Y. C. Lee, «Tobacco, alcohol, and cancer in low and high income countries», <http://www.sciencedirect.com/science/article/pii/S2214999614003130>.

JIANG, W., X. JIANG y Y. WU, «Coffee and caffeine intake and breast cancer risk: An updated dose-response meta-analysis of 37 published studies», <https://www.ncbi.nlm.nih.gov/pubmed/23535278>.

KRAEMER, E., A. O. MUECK, H. SEEGER y D. WALLWIENER, «Comparison of possible carcinogenic estradiol metabolites: effects on proliferation, apoptosis and metastasis of human breast cancer cells», <http://www.sciencedirect.com/science/article/pii/S0378512205002276>.

TANG, N., B. WANG, R. YU y B. ZHOU, «Coffee consumption and risk of breast cancer: a metaanalysis», <http://www.ajog.org/article/S0002-9378(08)02032-2/abstract>.

WORLD CANCER RESEARCH FUND/AMERICAN INSTITUTE FOR CANCER RESEARCH (2010), «Breast cancer report continuous update project: food, nutrition, physical activity, and the prevention of breast cancer», <http://www.wcrf.org/sites/default/files/Breast-Cancer-2010-Report.pdf>.

—, «Food, nutrition, physical activity, and the prevention of cancer: a global perspective», <http://discovery.ucl.ac.uk/4841/1/4841.pdf>.

ZHANG, S. M., I. M. LEE, J. E. MANSON, N. R. COOK, W. C. WILLETT y J. E. BURING, «Alcohol consumption and breast cancer risk in the Women's Health Study», <https://www.ncbi.nlm.nih.gov/pubmed/17204515>.

LAS HORMONAS Y EL COLON IRRITABLE

ADEYEMO, M. A., L. CHANG y B. M. SPIEGEL, «Meta-analysis: do irritable bowel syndrome symptoms vary between men and women?», <https://www.ncbi.nlm.nih.gov/pubmed/20662786>.

AHMAD, B., M. U. REHMAN, I. AMIN, A. ARIF, S. RASOOL, S.

AHMAD BHAT, I. AFZAL, I. HUSSAIN, S. BILAL y M. UR R. MIR, «A Review on Pharmacological Properties of Zingerone (4-(4-Hydroxy-3-methoxyphenyl)-2-butanone)», <https://www.hindawi.com/journals/tswj/2015/816364/>.

AZZIZ, R., L. J. HWANG, A. KO, K. LOW, R. MATHUR y M. PIMENTEL, «Polycystic ovary syndrome is associated with an increased prevalence of irritable bowel syndrome», <https://www.ncbi.nlm.nih.gov/pubmed/19697132>.

BARLOW, D., D. JEWELL, S. KENNEDY y J. MOORE, «Do gastrointestinal symptoms vary with the menstrual cycle?», <https://www.ncbi.nlm.nih.gov/pubmed/9883927>.

BEGLINGER, C., R. BRIGNOLI, R. MEIER, J. P. DEDERDING, M. FUMAGALLI, B. MEYER-WYSS, A. ROWEDDER y Y. TURBERG, «Influence of age, gender, hormonal status and smoking habits on colonic transit time», <https://www.ncbi.nlm.nih.gov/pubmed/8574912>.

BERMAN, N. E., S. GUPTA, K. E. MCCARSON y K. M. Welch, «Mechanisms of pain modulation by sex hormones in migraine», <https://www.ncbi.nlm.nih.gov/pubmed/21631476>.

BLUMBERG, R. S., M. B. FLAK y J. F. NEVES, «Immunology. Welcome to the microgenderome», <https://www.ncbi.nlm.nih.gov/pubmed/23449586>.

BÖNISCH, H., R. HOVIUS, F. LASITSCHKA, B. NIESLER, R. RÖTH, S. SCHMITTECKERT, J. WALSTAB, M. WINK y C. WOHLFARTH, «Natural compounds boldine and menthol are antagonists of human 5-HT3 receptors: implications for treating gastrointestinal disorders», <https://www.ncbi.nlm.nih.gov/pubmed/24708203>.

CEYHAN, G. O., I. E. DEMIR, B. FEISTEL, T. HOFMANN, D. KRÜGER, B. NIESLER, M. SCHEMANN, T. STARK y J. WALSTAB, «Ginger and its pungent constituents non-competitively inhibit activation of human recombinant and native 5-HT3 receptors of enteric neurons», <https://www.ncbi.nlm.nih.gov/pubmed/23490018>.

DANSKA, J. S., L. M. FEAZEL, D. N. FRANK, J. G. MARKLE, K. D. MCCOY, S. MORTIN-TOTH, C. E. ROBERTSON, U. ROLLE-KAMPCZYK, M. VON BERGEN y A. J. MACPHERSON, «Sex differences in the gut microbiome drive hormone-dependent regulation of autoimmunity», <https://www.ncbi.nlm.nih.gov/pubmed/23328391>.

FARAGE, M. A., S. NEILL y A. B. MACLEAN, «Physiological changes associated with the menstrual cycle: a review», <https://www.ncbi.nlm.nih.gov/pubmed/19099613>.

FORD, A. C. y R. M. LOVELL, «Effect of gender on prevalence of irritable bowel syndrome in the community: systematic review and meta-analysis», <https://www.ncbi.nlm.nih.gov/pubmed/22613905>.

FREDSTROM, S. B., J. W. LAMPE, J. D. POTTER y J. L. SLAVIN, «Sex differences in colonic function: a randomised trial», <https://www.ncbi.nlm.nih.gov/pmc/articles/PMC1374316/>.

GERSHON, M. D., «Review article: serotonin receptors and transporters -- roles in normal and abnormal gastrointestinal motility», <https://www.ncbi.nlm.nih.gov/pubmed/1552 1849>.

GISSELMANN, G., H. HATT, R. HERBRECHTER, K. M. HOFFMANN, M. WERNER y P. M. ZIEMBA, «Identification of *Glycyrrhiza* as the rikkunshito constituent with the highest antagonistic potential on heterologously expressed 5-HT3A receptors due to the action of flavonoids», <https://www.ncbi.nlm.nih.gov/pmc/articles/PMC4490227/>.

JIN, Y. H., Z. JIN, S. KIM, G. LEE, C. S. PARK y Y. S. PARK, «Ginger and its pungent constituents non-competitively inhibit serotonin currents on visceral afferent neurons», <https://www.ncbi.nlm.nih.gov/pubmed/24757377>.

LI, H.-F., J.-F. LIU, K. ZHANG y Y. FENG, «Expression of serotonin receptors in human lower esophageal sphincter», <https://www.ncbi.nlm.nih.gov/pmc/articles/PMC4247306/>.

MACHU, T. K., «Therapeutics of 5-HT3 Receptor Antagonists:

Current Uses and Future Directions», <https://www.ncbi.nlm.nih.gov/pmc/articles/PMC3103470/>.

—, «Therapeutics of 5-HT3 receptor antagonists: current uses and future directions», <https://www.ncbi.nlm.nih.gov/pubmed/21356241>.

El gen Nrf2

Ambrosone, C. B., K. Guru, K. B. Moysich, L. Tang, Y. Zhang y G. R. Zirpoli, «Consumption of raw cruciferous vegetables is inversely associated with bladder cancer risk», <https://www.ncbi.nlm.nih.gov/pubmed/18398034>.

Ardita, C. S., T. M. Darby, C. Desai, R. M. Jones, E. S. Keebaugh, L. Luo, A. S. Neish, A. R. Reedy, C. D. Scharer y A. A. Wolfarth, «Lactobacilli Modulate Epithelial Cytoprotection through the Nrf2 Pathway», <https://www.ncbi.nlm.nih.gov/pmc/articles/PMC4640184/>.

Bakovic, M. y A. L. Stefanson, «Dietary Regulation of Keap1/Nrf2/ARE Pathway: Focus on Plant-Derived Compounds and Trace Minerals», <https://www.ncbi.nlm.nih.gov/pmc/articles/PMC4179188/>.

Bohlin, L., S. Gao, W. Huang, W. Jiang, C. M. Rosendahl, L. Wang y M. Xu, «Antioxidative Dietary Compounds Modulate Gene Expression Associated with Apoptosis, DNA Repair, Inhibition of Cell Proliferation and Migration», <http://www.mdpi.com/1422-0067/15/9/16226>.

Chan, R., K. Lok y J. Woo, «Prostate cancer and vegetable consumption», <https://www.ncbi.nlm.nih.gov/pubmed/19065589>.

Choi, D.-K., I.-S. Kim, B.-W. Kim, H. Kumar y S. V. More, «Natural product-derived pharmacological modulators of Nrf2/ARE pathway for chronic diseases», <https://www.ncbi.nlm.nih.gov/pubmed/24292194>.

CINTRÓN, M., Y. GUO, Y. HUANG, W. S. JEONG, A. N. KONG, C. L. SAW y T. Y. WU, «Pharmacodynamics of dietary phytochemical indoles I3C and DIM: Introduction of Nrf2-mediated Phase II drug metabolizing and antioxidant genes and synergism with isothiocyanates», <https://www.ncbi.nlm.nih.gov/pubmed/21656528>.

CORNELIUSA, C., U. ESKIOCAKA, A. KAISANIA, S. B. KIMA, R. KUMARB, P. LYA, R. K. PANDITAA, T. K. PANDITAB, J. W. SHAYA y W. E. WRIGHTA, «Targeting of Nrf2 induces DNA damage signaling and protects colonic epithelial cells from ionizing radiation», <https://www.ncbi.nlm.nih.gov/pubmed/23045680>.

DASHWOOD, R. H., B. DELAGE, J. V. HIGDON y D. E. WILLIAMS, «Cruciferous vegetables and human cancer risk: epidemiologic evidence and mechanistic basis», <https://www.ncbi.nlm.nih.gov/pubmed/17317210>.

DUAN, D. «Activation of Nrf2 target enzymes conferring protection against oxidative stress in PC12 cells by ginger principal constituent 6-shogaol», <http://pubs.rsc.org/en/Content/ArticleLanding/2015/FO/c5fo00214a#!divAbstract>.

—, J. FANG, Y. LIU, S. PENG, J. YAO y X. ZHANG, «Activation of Nrf2 target enzymes conferring protection against oxidative stress in PC12 cells by ginger principal constituent 6-shogaol», <https://www.ncbi.nlm.nih.gov/labs/articles/26169810/>.

JAISWAL, A. K., R. KHATRI y S. K. NITURE, «Regulation of Nrf2 – An update», <https://www.ncbi.nlm.nih.gov/pmc/articles/PMC3773280/>.

SCHNEIDER, K. S. y J. Y. CHAN, «Emerging Role of Nrf2 in Adipocytes and Adipose Biology», <http://advances.nutrition.org/content/4/1/62.abstract>.

VAN DEN BRANDT, P. A., R. A. GOLDBOHM, G. VAN POPPEL, H. VERHAGEN y D. T. VERHOEVEN, «A review of mechanisms underlying anticarcinogenicity by brassica vegetables», <https://www.ncbi.nlm.nih.gov/pubmed/9055870>.

La menopausia

Afshin, S., A. Nabiollah, G. Raheb y A. Jafar, «Blood magnesium levels in migraineurs within and between the headache attacks: A case control study», <https://www.ncbi.nlm.nih.gov/pmc/articles/PMC3343674/>.

Albini, A., C. Rosano, G. Angelini, A. Amaro, A. I. Esposito, S. Maramotti, D. M. Noonan y U. Pfeffer, «Exogenous hormonal regulation in breast cancer cells by phytoestrogens and endocrine disruptors», <https://www.ncbi.nlm.nih.gov/pubmed/24304271>.

Briese, V., U. Stammwitz, M. Friede y H.-H. Hennei-cke-von Zepelin, «Black cohosh with or without St. John's wort for symptom-specific climacteric treatment--results of a large-scale, controlled, observational study», <https://www.ncbi.nlm.nih.gov/pubmed/17590291>.

Burstein, R. «Migraine: Multiple Processes, Complex Pathophysiology», <https://www.ncbi.nlm.nih.gov/pmc/articles/PMC4412887/>.

—, R. Noseda y D. Borsook, «Migraine: Multiple processes, complex pathophysiology», *The Journal of Neuroscience.* <http://www.jneurosci.org/content/35/17/6619>.

Clement, Y. N. «The vascular theory ofmigraine – a great story wrecked by the facts», <https://academic.oup.com/brain/article/132/1/6/290677/The-vascular-theory-of-migraine-a-great-story>.

—, I. Onakpoyab, S. K. Hung y E. Ernst, «Effects of herbal and dietary supplements on cognition in menopause: A systematic review», <https://www.ncbi.nlm.nih.gov/pubmed/21237589>.

Eren, Y., E. Dirik, S. Neşelioğlu y O. Erel, «Oxidative stress and decreased thiol level in patients with migraine: cross-sectional study», <https://www.ncbi.nlm.nih.gov/pubmed/25595415>.

GUADAMURO, L., S. DELGADO, B. REDRUELLO, A. B. FLÓREZ, A. SUÁREZ, P. MARTÍNEZ-CAMBLOR y B. MAYO, «Equol status and changes in fecal microbiota in menopausal women receiving long-term treatment for menopause symptoms with a soy-isoflavone concentrate», <https://www.ncbi.nlm.nih.gov/pmc/articles/PMC4525046/>.

HAJIRAHIMKHAN, A., B. M. DIETZ y J. L. BOLTON, «Botanical modulation of menopausal symptoms: mechanisms of action?», <https://www.ncbi.nlm.nih.gov/pubmed/23408273>.

HALLIWELL, B., «Oxidatve stress and neurodegeneration: Where are we now?», <https://www.ncbi.nlm.nih.gov/pubmed/16805774>.

IMWALLE, D. B., J. A. GUSTAFSSON y E. F. RISSMAN, «Lack of functional estrogen receptor beta influences anxiety behavior and serotonin content in female mice», <https://www.ncbi.nlm.nih.gov/pubmed/15642619>.

KONDO, K., M. SHIBA, R. NAKAMURA, T. MOROTA y Y. SHOYAMA, «Constituent properties of licorices derived from Glycyrrhiza uralensis, G. glabra, or G. inflata identified by genetic information», <https://www.ncbi.nlm.nih.gov/pubmed/17603166>.

RAFII, F., «The Role of Colonic Bacteria in the Metabolism of the Natural Isoflavone Daidzin to Equol», <https://www.ncbi.nlm.nih.gov/pubmed/25594250>.

RIPA, P., R. ORNELLO, D. DEGAN, C. TISEO, J. STEWART, F. PISTOIA, A. CAROLEI y S. SACCO, «Migraine in menopausal women: a systematic review», <https://www.ncbi.nlm.nih.gov/pubmed/26316824>.

SHAIK, M. M. y S. H. GAN, «Vitamin Supplementation as Possible Prophylactic Treatment against Migraine with Aura and Menstrual Migraine», <https://www.hindawi.com/journals/bmri/2015/469529/>.

SHAIK, M. M., H. L. TAN, M. A. KAMAL y S. H. GAN, «Do folate, vitamins B_{12} and B_{12} play a role in the pathogenesis of migraine? The role of pharmacoepigenomics», <https://www.researchgate.net/publication/256663920_Do_Folate_Vitamins_B6_

and_B12_Play_a_Role_in_the_Pathogenesis_of_Migraine_
The_Role_of_Pharmacoepigenomics>.

SHOR, D., T. SATHYAPALAN, S. L. ATKIN y N. J. THATCHER,
«Does equol production determine soy endocrine effects?»,
<https://www.ncbi.nlm.nih.gov/pubmed/22366740>.

SPANOGIANNOPOULOS, P., E. N. BESS, R. N. CARMODY y P. J.
TURNBAUGH, «The microbial pharmacists within us: a meta-
genomic view of xenobiotic metabolism», <https://www.ncbi.
nlm.nih.gov/pubmed/26972811>.

TALEBI, M., «Relation between serum magnesium level and migraine attacks», <https://www.ncbi.nlm.nih.gov/pubmed/21
983373>.

TERWINDT, G. M. et al., «Effects of herbal and dietary supplements on cognition in menopause: A systematic review»,
<https://www.ncbi.nlm.nih.gov/pubmed/21237589>.

TOUSEN, Y., M. UEHARA, F. ABE, Y. KIMIRA y Y. ISHIMI, «Effects
of short-term fructooligosaccharide intake on equol production in Japanese postmenopausal women consuming soy isoflavone supplements: a pilot study», <https://www.ncbi.nlm.nih.
gov/pmc/articles/PMC3848686/>.

VANDERHORST, V. G., J. A. GUSTAFSSON y B. ULFNAKE, «Estrogen receptor-alpha and -beta immunoreactive neurons in the
brainstem and spinal cord of male and female mice: Relationships to monoaminergic, cholinergic and spinal projection
system», <http://onlinelibrary.wiley.com/doi/10.1002/cne.
20569/full>.

WENG, H., C. ZHANG, Y. Y. HU, R. X. YUAN, H. X. ZUO, J. Z.
YAN y Y. M. NIU, «Association between Estrogen Receptor-α
Gene XbaI and PvuII Polymorphisms and Periodontitis Sus-
ceptibility: A Meta-Analysis», <https://www.hindawi.com/
journals/dm/2015/741972/>.

ZHANG, T., X. LIANG, L. SHI, L. WANG, J. CHEN, C. KANG, J.
ZHU y M. MI, «Estrogen Receptor and PI3K/Akt Signaling
Pathway Involvement in S-(-)Equol-Induced Activation of

Nrf2/ARE in Endothelial Cells», <https://www.ncbi.nlm.nih. gov/pubmed/24260155>.

ZHAO, C., K. DAHLMAN-WRIGHT y J.-Å. GUSTAFSSON, «Estrogen receptor β: an overview and update», <https://www.ncbi. nlm.nih.gov/pubmed/18301783>.

LA MIGRAÑA

AFSHIN, S., A. NABIOLLAH, G. RAHEB y A. JAFAR, «Blood magnesium levels in migraineurs within and between the headache attacks: A case control study», <https://www.ncbi.nlm.nih. gov/pmc/articles/PMC3343674/>.

BLAKEMORE, S. J., S. BURNETT y R. E. DAHL, «The role of puberty in the developing adolescent brain», <https://www.ncbi. nlm.nih.gov/pubmed/20496383>.

BORSOOK, D., N. ERPELDING, A. LEBEL, C. LINNMAN, R. VEGGEBERG, P. E. GRANT, C. BUETTNER, L. BECERRA y R. BURSTEIN, «Sex and the Migraine Brain», <https://www.ncbi. nlm.nih.gov/pubmed/24662368>.

BURSTEIN, R., «Migraine: Multiple Processes, Complex Pathophysiology», <https://www.ncbi.nlm.nih.gov/pmc/articles/ PMC4412887/>.

—, R. NOSEDA y D. BORSOOK, «Migraine: Multiple processes, complex pathophysiology», *The Journal of Neuroscience*, <http://www.jneurosci.org/content/35/17/6619>.

CELEC, P., D. OSTATNÍKOVÁ y J. HODOSY, «On the effects of testosterone on brain behavioral functions», <https://www. ncbi.nlm.nih.gov/pmc/articles/PMC4330791/>.

DHILLON, K. S., «Treatment of Clinical Cases of Migraine», <http://headache.imedpub.com/treatment-of-clinical-cases-of-migraine.php?aid=9148>.

—, J. SINGH y J. S. LYALL, «A new horizon into the pathobiology, etiology and treatment of migraine», <http://www.sciencedirect.com/science/article/pii/S0306987711001629>.

Dunn, J. F., B. C. Nisula y D. Rodbard, «Transport of steroid hormones: binding of 21 endogenous steroids to both testosterone-binding globulin and corticosteroid-binding globulin in human plasma», <https://www.ncbi.nlm.nih.gov/pubmed/7195404>.

Eren, Y., E. Dirik, S. Neşelioğlu y O. Erel, «Oxidative stress and decreased thiol level in patients with migraine: cross-sectional study», <https://www.ncbi.nlm.nih.gov/pubmed/25595415>.

Goadsby, P. J., «The vascular theory of migraine – a great story wrecked by the facts», <https://academic.oup.com/brain/article/132/1/6/290677/The-vascular-theory-of-migraine-a-great-story>.

Gupta, S., S. Mehrotra, C. M. Villalón, M. Perusquia y P. R. Sexena, «Potential role of female sex hormones in the pathophysiology of migraine», <https://www.ncbi.nlm.nih.gov/pubmed/17069890>.

Halliwell, B., «Oxidative stress and neurodegeneration: Where are we now?», <https://www.ncbi.nlm.nih.gov/pubmed/16805774>.

Hernández, A. V., V. Pasupuleti, V. A. Benites-Zapata, P. Thota, A. Deshpande y F. R. Pérez-López, «Insulin resistance and endometrial cancer risk», <https://www.ncbi.nlm.nih.gov/pubmed/26597445>.

Jovanovic, H., L. Kocoska-Maras, A. F. Rådestad, C. Halldin, J. Borg, A. L. Hirschberg y A. L. Nordström, «Effects of estrogen and testosterone treatment on serotonin transporter binding in the brain of surgically postmenopausal women», <https://www.ncbi.nlm.nih.gov/pubmed/25462800>.

Moja, P. L., C. Cusi, R. R. Sterzi y C. Canepari, «Selective serotonin re-uptake inhibitors (SSRIs) for preventing migraine and tension-type headaches», <https://www.ncbi.nlm.nih.gov/pubmed/16034880>.

Noseda, R. y R. Burstein, «Migraine pathophysiology: anatomy of the trigeminovascular pathway and associated neurological symptoms, cortical spreading depression, sensitization, and modulation of pain», <https://www.ncbi.nlm.nih.gov/pubmed/23891892>.

PASCHOU, S. A., D. IOANNIDIS, E. VASSILATOU, M. MIZAMTSI- DI, M. PANAGOU, D. LILIS, I. TZAVARA y A. VRYONIDOU, «Birth Weight and Polycystic Ovary Syndrome in Adult Life: Is There a Causal Link?», <http://journals.plos.org/plosone/article?id=10.1371/journal.pone.0122050>.

SACCO, S., S. RICCI, D. DEGAN y A. CAROLEI, «Migraine in women: the role of hormones and their impact on vascular diseases», <https://www.ncbi.nlm.nih.gov/pubmed/22367631>.

SELVA, D.M. y G. L. HAMMOND, «Peroxisome-proliferator receptor gamma represses hepatic sex hormone-binding globulin expression», <https://www.ncbi.nlm.nih.gov/pubmed/19179433>.

SHAIK, M. M. y S. H. GAN, «Vitamin Supplementation as Possible Prophylactic Treatment against Migraine with Aura and Menstrual Migraine», <https://www.hindawi.com/journals/bmri/2015/469529/>.

SHAIK, M. M., H. L. TAN, M. A. KAMAL y S. H. GAN, «Do folate, vitamins B_6 and B_{12} play a role in the pathogenesis of migraine? The role of pharmacoepigenomics», <https://www.researchgate.net/publication/256663920_Do_Folate_Vitamins_B6_and_B12_Play_a_Role_in_the_Pathogenesis_of_Migraine_The_Role_of_Pharmacoepigenomics>.

TALEBI, M., «Relation between serum magnesium level and migraine attacks», <https://www.ncbi.nlm.nih.gov/pubmed/21983373>.

TERWINDT, G. M. et al., «Migraine headache is not associated with cerebral or meningeal vasodilation-a 3T magnetic resonance angiography study», <https://www.ncbi.nlm.nih.gov/pubmed/18502781>.

VANDERHORST, V. G., J. A. GUSTAFSSON y B. ULFNAKE, «Estrogen receptor -alpha and -beta immunoreactive neurons in the brainstem and spinal cord of male and female mice: Relationships to monoaminergic, cholinergic and spinal projection system», <http://onlinelibrary.wiley.com/doi/10.1002/cne. 20569/full>.

WANG, N., H. ZHAI, B. HAN, Q. LI, Y. CHEN, Y. CHEN y F. XIA, «Visceral fat dysfunction is positively associated with hypogonadism in Chinese men», <https://www.ncbi.nlm.nih.gov/ pubmed/26796865>.

LOS TRANSPORTADORES HORMONALES (SHBG)

ADLERCREUTZ, H., «Western diet and Western diseases: Some hormonal and biochemical mechanisms and associations», <https://www.ncbi.nlm.nih.gov/pubmed/2173856>

—, K. HÖCKERSTEDT, C. BANNWART, S. BLOIGU, E. HÄMÄLÄINEN, T. FOTSIS y A. OLLUS, «Effect of dietary components, including lignans and phytoestrogens, on enterohepatic circulation and liver metabolism of estrogens and on sex hormone binding globulin (SHBG)», <https://www.ncbi.nlm.nih. gov/pubmed/2826899>.

ALBINI, A., C. ROSANO, G. ANGELINI, A. AMARO, A. I. ESPOSITO, S. MARAMOTTI y D. M. NOONAN, «Exogenous hormonal regulation in breast cancer cells by phytoestrogens and endocrine disruptors», <https://www.ncbi.nlm.nih.gov/pubmed/ 24304271>.

ANN, C., W. M. PARDIGE, W. CEFLU, B. C. NISUL, C. W. BARDIN, S. J. SANTNER y R. J. SANTEN, «Bioavailability of albumin-bound testosterone», <https://www.ncbi.nlm.nih.gov/ pubmed/4040924>.

BLIGHT, L. F., S. J. JUDD y G. H. WHITE, «Relative diagnostic value of serum non-SHBG-bound testosterone, free androgen index and free testosterone in the assessment of mild to moderate hirsutism», <https://www.ncbi.nlm.nih.gov/labs/arti-cles/2764484/>.

CUMMING, D. C. y S. R. WALL, «Non-sex hormone-dinging glo-bulin-bound testosterone as a marker for hyperandrogenism», <https://www.ncbi.nlm.nih.gov/pubmed/4044776>.

DING, E. L., Y. S. SONG, J. E. MANSON, D. J. HUNTER, C. C. LEE, N. RIFAI, J. E. BURING, J. M. GAZIAN y S. LIU, «Sex hormone-binding globulin and risk of type 2 diabetes in wo-men and men», <https://www.ncbi.nlm.nih.gov/pubmed/19657112>.

DUNN, J. F., B. C. NISULA y D. RODBARD, «Transport of steroid hormones: binding of 21 endogenous steroids to both testoste-rone-binding globulin and corticosteroid-binding globulin in human plasma», <https://www.ncbi.nlm.nih.gov/pubmed/7195404>.

HERNÁNDEZ, A. V., V. PASUPULETI, V. A. BENITES-ZAPATA, P. THOTA, A. y F. R. PÉREZ-LÓPEZ, «Insulin resistance and en-dometrial cancer risk», <https://www.ncbi.nlm.nih.gov/pubmed/26597445>.

HUA, X., Y. SUN, Y. ZHONG, W. FENG, H. HUANG, W. WANG, T. ZHANG y Y. HU, «Low serum sex hormone-binding globu-lin is associated with nonalcoholic fatty liver disease in type 2 diabetic patients», <https://www.ncbi.nlm.nih.gov/pubmed/24303796>.

KALGAONKAR, S., R. U. ALMARIO, D. GURUSINGHE, E. M. GA-RAMENDI, W. BUCHAN, K. KIM y S. E. KARAKAS, «Differen-tial effects of walnuts vs almonds on improving metabolic and endocrine parameters in PCOS», <https://www.ncbi.nlm.nih.gov/pubmed/21157477>.

KELLY, J. y L. VANKRIEKEN, «Sex hormone binding globulin and the assessment of androgen status. Eur. Eng. Diagnostic Pro-ducts Corporation», <http://www.dpcweb.com/documents/news&views/spring00/techreports/zb170-b.pdf>.

LONGCOPE, C., S. R. W. GOLDFIELD, D. J. BRAMBILLA y J.

MCKINLAY, «Androgens, estrogens and sex hormone-binding globulin in middle-aged men», <https://www.ncbi.nlm.nih.gov/pubmed/2229299>.

MARUYAMA, Y., N. AOKI, Y. SUZUKI, Y. OHNO, M. IMAMURA, T. SAIKA *et al.*, «Sex-steroid-binding plasma protein (SBP), testosterone, oestradiol and dehydroepiandrosterone (DHEA) in prepuberty and puberty. Acta E:60-7», <https://www.ncbi.nlm.nih.gov/pubmed/2949473>.

MATHER, K. J., C. KIM, C. A. CHRISTOPHI, V. R. ARODA, W. C. KNOWLER, S. E. EDELSTEIN, J. C. FLOREZ, F. LABRIE, S. E. KAHN, R. B. GOLDBERG y E. BARRETT-CONNOR, «Steroid Sex Hormones, Sex Hormone-Binding Globulin, and Diabetes Incidence in the Diabetes Prevention Program», <https://www.ncbi.nlm.nih.gov/pubmed/26200237>.

PASCHOU, S. A., D. IOANNIDIS, E. VASSILATOU, M. MIZAMTSIDI, M. PANAGOU, D. LILIS, I. TZAVARA y A. VRYONIDOU, «Birth Weight and Polycystic Ovary Syndrome in Adult Life: Is There a Causal Link?», <http://journals.plos.org/plosone/article?id=10.1371/journal.pone.0122050>.

PUGEAT, M., N. NADER, K. HOGEVEEN, G. RAVEROT, H. DÉCHAUD y C. GRENOT, «Sex hormone-binding globulin gene expression in the liver: Drugs and the metabolic syndrome», <https://www.ncbi.nlm.nih.gov/pubmed/19786070>.

SELVA, D. M., «Thyroid hormones act indirectly to increase sex hormone-binding globulin production by liver via hepatocyte nuclear factor-4alpha», <https://www.ncbi.nlm.nih.gov/pubmed/19336534>.

— y G. L. HAMMOND, «Peroxisome-proliferator receptor gamma represses hepatic sex hormone-binding globulin expression», <https://www.ncbi.nlm.nih.gov/pubmed/19179433>.

SHELBY, C., «Sex hormones binding globulin: origin, function and clinical significance», <https://www.ncbi.nlm.nih.gov/pubmed/2080856>.

SIMÓ, R., C. SÁEZ-LÓPEZ, A. BARBOSA-DESONGLES, C.

HERNÁNDEZ y D. M. SELVA, «Novel insights in SHBG regulation and clinical implications», <https://www.ncbi.nlm.nih.gov/pubmed/26044465>.

TOMOVA, A., P. KUMANOV y G. KIRLOV, «Factors related to sex hormone binding globulin concentrations in women with anorexia nervosa», <https://www.ncbi.nlm.nih.gov/pubmed/3791651>.

VANKRIEKEN, L., «Testosterone and the free androgen index», <http://www.dpcweb.com/documents/news&views/spring00/techreports/zb158-a.pdf>.

WANG, N., H. ZHAI, B. HAN, Q. LI, Y. CHEN, Y. CHEN y F. XIA, «Visceral fat dysfunction is positively associated with hypogonadism in Chinese men», <https://www.ncbi.nlm.nih.gov/pubmed/26796865>.

WANG, N., H. ZHAI, C. ZHU, Q. LI, B. HAN, Y. CHEN, C. ZHU, Y. CHEN, F. XIA, D. LIN y Y. LU, «Combined Association of Vitamin D and Sex Hormone Binding Globulin With Nonalcoholic Fatty Liver Disease in Men and Postmenopausal Women: A Cross-Sectional Study», <https://www.ncbi.nlm.nih.gov/pubmed/26825918>.

LOS XENOESTRÓGENOS

ALBINI, A., C. ROSANO, G. ANGELINI, A. AMARO, A. I. ESPOSITO, S. MARAMOTTI, D. M. NOONAN y U. PFEFFER, «Exogenous Hormonal Regulation in Breast Cancer Cells by Phytoestrogens and Endocrine Disruptors», <https://www.ncbi.nlm.nih.gov/pubmed/24304271>.

FRYE, C. A., E. BO, G. CALAMANDREI, L. CALZÀ, F. DESSÌ-FULGHERI, M. FERNÁNDEZ, L. FUSANI, O. KAH, M. KAJTA, Y. LE PAGE, H. B. PATISAUL, A. VENEROSI, A. K. WOJTOWICZ y G. C. PANZICA, «Endocrine disrupters: a review of some sources, effects, and mechanisms of actions on behaviour and neuroendocrine systems», <https://www.ncbi.nlm.nih.gov/pubmed/21951193>.

JOUNI, J. K. *et al.*, «The role of exposure to phthalates from polyvinyl chloride products in the development of asthma and allergies», <https://www.ncbi.nlm.nih.gov/pmc/articles/PMC2453150/>.

KABIR, E. R., M. S. RAHMAN y I. RAHMAN, «A review on endocrine disruptors and their possible impacts on human health», <http://www.chemacademy.com/endocrinedisruptors?gcli d=EAIaIQobChMI8Y6804Gn1QIVdCjTCh19rAfGEA AYASAAEgJ2tPD_BwE>.

KIYAMA, R. y Y. WADA-KIYAMA, «Estrogenic endocrine disruptors: Molecular mechanisms of action», <https://www.ncbi.nlm.nih.gov/pubmed/26073844>.

LARSSON, K., K. LJUNG BJÖRKLUNDA, B. PALM, M. WENNBERG, L. KAJ, C. H. LINDH, B. A. JÖNSSON y M. BERGLUND, «Exposure determinants of phthalates, parabens, bisphenol A and triclosan in Swedish mothers and their children», <https://www.ncbi.nlm.nih.gov/pubmed/25216151>.

NICULESCU, M. D. y S. H. ZEISEL, «Diet, methyl donors and DNA methylation: Interactions between dietary folate, methionine and chlorine», <http://jn.nutrition.org/content/132/8/2333S.short>.

TSUMURA, Y. *et al.*, «Eleven phthalate esters and di(2-ethylhexyl) adipate in one-week duplicate diet sample obtained from hospitals and their estimated daily intake», <https://www.ncbi.nlm.nih.gov/pubmed/11358187>.

WELSHONS, W. V. *et al.*, «Large effects from small exposures. Mechanism for endocrine-disrupting chemicals with estrogenic activity», <https://www.ncbi.nlm.nih.gov/pmc/articles/PMC1241550/>.

El agua filtrada

Aoki, K., A. Nakao, T. Adachi, Y. Matsui y S. Miyakawa, «Pilot study: Effects of drinking hydrogen-rich water on muscle fatigue caused by acute exercise in elite athletes», <https://www.ncbi.nlm.nih.gov/pubmed/22520831>.

Camara, R., L. Huang y J. H. Zhang, «The production of high dose hydrogen gas by the AMS-H-01 for treatment of disease», <http://www.medgasres.com/article.asp?issn=2045-9912;year=2016;volume=6;issue=3;spage=164;epage=166;aulast=Camara>.

Chen, H., Y. P. Sun, Y. Li, W. W. Liu, H. G. Xiang, L. Y. Fan, Q. Sun, X. Y. Xu, J. M. Cai, C. P. Ruan, N. Su, R. L. Yan, X. J. Sun y Q. Wang, «Hydrogen-rich saline ameliorates the severity of L-arginine-induced acute pancreatitis in rats», <https://www.ncbi.nlm.nih.gov/pubmed/20138831>.

Chen, X., X. Zhai, Z. Kang y X. Sun, «Lactulose: an effective preventive and therapeutic option for ischemic stroke by production of hydrogen», <https://www.ncbi.nlm.nih.gov/pubmed/22309834>.

Christl, S. U., P. R. Murgatroyd, G. R. Gibson y J. H. Cummings, «Production, metabolism, and excretion of hydrogen in the large intestine», <https://www.ncbi.nlm.nih.gov/pubmed/1551534>.

Dixon, B. J., J. Tang y J. H. Zhang, «The evolution of molecular hydrogen: a noteworthy potential therapy with clinical significance», <https://www.ncbi.nlm.nih.gov/pmc/articles/PMC5075676/>.

Fujita, R., Y. Tanaka, Y. Saihara, M. Yamakita, D. Ando y K. Koyama, «Effect of molecular hydrogen saturated alkaline electrolyzed water on disuse muscle atrophy in gastrocnemius muscle», <https://www.ncbi.nlm.nih.gov/pubmed/21963827>.

Gu, Y., C. S. Huang, T. Inoue, T. Yamashita, T. Ishida, K. M. Kang y A. Nakao, «Drinking Hydrogen Water Amelio-

rated Cognitive Impairment in Senescence-Accelerated Mice»,
<https://okayama.pure.elsevier.com/en/publications/
drinking-hydrogen-water-ameliorated-cognitive-impair
ment-in-senes>.

GUO, J. D., L. LI, Y. M. SHI, H. D. WANG, y S. X. HOU, «Hydrogen water consumption prevents osteopenia in ovariectomized
rats», <https://www.ncbi.nlm.nih.gov/pubmed/23121335>.

HUANG, C. S., T. KAWAMURA, X. PENG, N. TOCHIGI, N. SHIGE-
MURA, T. R. BILLIAR, A. NAKAO y Y. TOYODA, «Hydrogen
inhalation reduced epithelial apoptosis in ventilator-induced
lung injury via a mechanism involving nuclear factor-kappa B
activation», <https://www.ncbi.nlm.nih.gov/pubmed/21473852>.

HUANG, C. S., T. KAWAMURA, Y. TOYODA y A. NAKAO, «Recent
advances in hydrogen research as a therapeutic medical gas»,
<https://www.ncbi.nlm.nih.gov/pubmed/20815764>.

ICHIHARA, M., S. SOBUE, M. ITO, M. ITO, M. HIRAYAMA y K.
OHNO, «Beneficial biological effects and the underlying mechanisms of molecular hydrogen», <https://www.ncbi.nlm.nih.
gov/pubmed/26483953>.

ITO, M., M. HIRAYAMA, K. YAMAI, S. GOTO, M. ICHIHARA y K.
OHNO, «Drinking hydrogen water and intermittent hydrogen
gas exposure, but not lactulose or continuous hydrogen gas
exposure, prevent 6-hydorxydopamine-induced Parkinson's
disease in rats», <https://www.ncbi.nlm.nih.gov/pmc/articles/
PMC3407490/>.

KAJIYAMA, S., G. HASEGAWA, M. ASANO, H. HOSODA, M. FUKUI,
N. NAKAMURA, J. KITAWAKI, S. IMAI, K. NAKANO, M. OHTA,
T. ADACHI, H. OBAYASHI y T. YOSHIKAWA, «Supplementation of hydrogen-rich water improves lipid and glucose metabolism in patients with type 2 diabetes or impaired glucose tole-
rance», <https://www.ncbi.nlm.nih.gov/pubmed/19083400>.

KIKUCHI, K., H. TAKEDA, B. RABOLT, T. OKAYA, Z. OGUMI,
Y. SAIHARA y H. NOGUCHI, «Hydrogen particles and super-
saturation in alkaline water from an Alkali-Ion-Water elec-

trolyzer», <http://citeseerx.ist.psu.edu/viewdoc/download;j-sessionid=B9433D23F795D5CEBD688DC2CCDE5647?doi=10.1.1.587.9049&rep=rep1&type=pdf>.

Matsumoto, A., M. Yamafuji, T. Tachibana, Y. Nakabeppu, M. Noda y H. Nakaya, «Oral "hydrogen water" induces neuroprotective ghrelin secretion in mice», <https://www.nature.com/articles/srep03273>.

Nakao, A., R. Sugimoto, T. R. Billiar y K. R. McCurry, «Therapeutic Antioxidant Medical Gas», <https://www.jstage.jst.go.jp/article/jcbn/44/1/44_08-193R/_pdf>.

Nakao, A., Y. Toyoda, P. Sharma, M. Evans y N. Guthrie, «Effectiveness of Hydrogen Rich Water on Antioxidant Status of Subjects with Potential Metabolic Syndrome-An Open Label Pilot Study», <https://www.ncbi.nlm.nih.gov/pmc/articles/PMC2831093/>.

Noda, K., Y. Tanaka, N. Shigemura, T. Kawamura, Y. Wang, K. Masutani, X. Sun, Y. Toyoda, C. A. Bermúdez y A. Nakao, «Hydrogen-supplemented drinking water protects cardiac allografts from inflammation-associated deterioration», <http://www.molecularhydrogenfoundation.org/core-information/how-to-get-the-benefits-of-molecular-hydrogen/>.

Oharazawa, H., T. Igarashi, T. Yokota, H. Fujii, H. Suzuki, M. Machide, H. Takahashi, S. Ohta y I. Ohsawa, «Protection of the retina by rapid diffusion of hydrogen: administration of hydrogen-loaded eye drops in retinal ischemia–reperfusion injury», <http://www.mylivingwater.com.my/dwld/cs23.pdf>.

Ohno, K., M. Ito y M. Ichihara, «Molecular hydrogen as an emerging therapeutic medical gas for neurodegenerative and other diseases. Oxidative Medicine and Cellular», <https://www.hindawi.com/journals/omcl/2012/353152/>.

Ohta, S., «Molecular hydrogen is a novel antioxidant to efficiently reduce oxidative stress with potential for the improvement of mitochondrial diseases», <https://www.ncbi.nlm.nih.gov/pubmed/21621588>.

OSTOJIC, S. M., «The Effects of Hydrogen-rich Formulation for Treatment of Sport-related Soft Tissue», <https://clinicaltrials.gov/ct2/show/NCT01759498>.

SHIRAHATA, S., T. HAMASAKI y K. TERUYA, «Advanced research on the health benefit of reduced water», <http://www.sciencedirect.com/science/article/pii/S0924224411002408>.

TANAKA, Y., S. UCHINASHI, Y. SAIHARA, K. KIKUCHI, T. OKAYA y Z. OGUMI, «Dissolution of hydrogen and the ratio of the dissolved hydrogen content to the produced hydrogen in electrolyzed water using SPE water electrolyzer», <http://www.molecularhydrogenfoundation.org/core-information/how-to-get-the-benefits-of-molecular-hydrogen/>.

YE, Z.-H. y X. J. SUN, «What's new in *Medical Gas Research*», <https://www.ncbi.nlm.nih.gov/pmc/articles/PMC5110140/>.

YOON, K. S., X. Z. HUANG, Y. S. YOON, S. K. KIM, S. B. SONG, B. S. CHANG, D. H. KIM y K. J. LEE, «Histological study on the effect of electrolyzed reduced water-bathing on UVB radiation-induced skin injury in hairless mice. Biological and Pharmaceutical Bulletin 34, 1671-7», <https://www.ncbi.nlm.nih.gov/pubmed/22040878>.

ZENG, K. y D. K. ZHANG, «Recent progress in alkaline water electrolysis for hydrogen production and applications», <https://tic.epfl.ch/files/content/sites/tic/files/electrochemistry/examen_articles_2015/Alkaline%20water%20electrolysis.pdf>.

LA SULFATACIÓN

ALBINI, A., C. ROSANO, G. ANGELINI, A. AMARO, A. I. ESPOSITO, S. MARAMOTTI, D. M. NOONAN y U. PFEFFER, «Exogenous hormonal regulation in breast cancer cells by phytoestrogens and endocrine disruptors», <https://www.ncbi.nlm.nih.gov/pubmed/24304271>.

Bracke, M. E., H. T. Depypere, T. Boterberg *et al.*, «Influence of tangeretin on tamoxifen's therapeutic benefit in mammary cancer», <https://academic.oup.com/jnci/article/91/4/354/2543934/Influence-of-Tangeretin-on-Tamoxifen-s-Therapeutic>.

Cóppola, F., J. Nader y R. Aguirre, «Metabolismo de los estrógenos endógenos y cáncer de mama», <http://www.scielo.edu.uy/pdf/rmu/v21n1/v21n1a03.pdf>.

Eagle, K., «Toxicological effects of red wine, orange juice, and other dietary SULT1A inhibitors via excess catecholamines», <https://www.ncbi.nlm.nih.gov/pubmed/22433984>.

Falk, R. T., X. Xu, L. Keefer, T. D. Vennstra y R. G. Ziegler, «A liquid chromatography-mass spectrometry method for the simultaneous measurement of 15 urinary estrogens and estrogen metabolites: assay reproducibility and interindividual variability», <https://www.ncbi.nlm.nih.gov/pubmed/19064556>.

Frye, C. A., E. Bo, G. Calamandrei, L. Calzà, F. Dessì-Fulgheri, M. Fernández, L. Fusani, O. Kah, M. Kajta, Y. Le Page, H. B. Patisaul, A. Venerosi, A. K. Wojtowicz y G. C. Panzica, «Endocrine disrupters: a review of some sources, effects, and mechanisms of actions on behaviour and neuroendocrine systems», <https://www.ncbi.nlm.nih.gov/pubmed/21951193>.

Harris, R. M. y R. H. Waring, «Sulfotransferase inhibition: potential impact of diet and environmental chemicals on steroid metabolism and drug detoxification», <https://www.ncbi.nlm.nih.gov/pubmed/18473744>.

Mesía-Vela, S. y F. C. Kauffman, «Inhibition of rat liver sulfotransferases SULT1A1 and SULT2A1 and glucuronosyltransferase by dietary flavonoids», <https://www.ncbi.nlm.nih.gov/pubmed/14742143>.

Moss, M. y R. H. Waring, «The Plasma Cysteine/Sulphate Ratio: A Possible Clinical Biomarker», <http://www.tandfonline.

com/doi/abs/10.1080/13590840310001642003?journalCo-de=ijne20>.

MULLER, D. C., L. BAGLIETTO, J. T. MANNING, C. McLEAN, J. L. HOPPER, D. R. ENGLISH, G. G. GILES y G. SEVERI, «Second to fourth digit ratio (2D:4D), breast cancer risk factors, and breast cancer risk: a prospective cohort study», <https://www.ncbi.nlm.nih.gov/pmc/articles/PMC3493764/>.

PACIFICI, G. M., «Inhibition of human liver and duodenum sulfotransferases by drugs and dietary chemicals: a review of the literature», <https://www.ncbi.nlm.nih.gov/pubmed/15487807>.

PARCELL, S., «Sulfur in Human Nutrition and Applications in Medicine», <https://www.ncbi.nlm.nih.gov/pubmed/11896744>.

RAFTOGIANIS, R., C. CREVELING, R. WEINSHILBOUM y J. WEISZ, «Estrogen Metabolism by Conjugation», <https://www.ncbi.nlm.nih.gov/pubmed/10963623>.

SEPKOVIC, D. W. y H. L. BRADLOW, «Estrogen hydroxylation-the good and the bad», <https://www.ncbi.nlm.nih.gov/pubmed/19250192>.

ZHU, B. T. y A. H. CONNEY, «Functional role of estrogen metabolism in target cells: review and perspectives», <https://www.ncbi.nlm.nih.gov/pubmed/9472688>.

LA GLUCURONIDACIÓN (UGT)

ANEIROS-GUERRERO, A., A. M. LENDÍNEZ, A. R. PALOMARES, B. PÉREZ-NEVOT, L. AGUADO, A. MAYOR-OLEA, M. RUIZ-GALDÓN y A. REYES-ENGEL, «Genetic polymorphisms in folate pathway enzymes, DRD4 and GSTM1 are related to temporomandibular disorder», <https://www.ncbi.nlm.nih.gov/pubmed/21615938>.

BISCHOFF, S. C., «Quercetin: potentials in the prevention and therapy of disease», <https://www.ncbi.nlm.nih.gov/pubmed/18827577>.

CARTEA, M. E. y P. VELASCO, «Glucosinolates in *Brassica* foods: bioavailability in food and significance for human health», <https://link.springer.com/article/10.1007/s11101-007-9072-2>.

CHENG, Z., G. R. RIOS, C. D. KING, B. L. COFFMAN, M. D. GREEN, B. MOJARRABI, P. I. y T. R. TEPHLY, «Glucuronidation of catechol estrogens by expressed human UDP-glucuronosyltransferases (UGTs) 1A1, 1A3, and 2B7», <https://www.ncbi.nlm.nih.gov/pubmed/9848110>.

CHOI, I. H., K. H. KIM, H. JUNG, S. J. YOON, S. W. KIM y T. B. KIM, «Second to fourth digit ratio: a predictor of adult penile length», <https://www.ncbi.nlm.nih.gov/pubmed/21725330>.

CREMER, R. J. *et al.*, «Influence of light on the hyperbilirubinaemia», <https://www.ncbi.nlm.nih.gov/pmc/articles/PMC2019476/?page=1>.

DOBBS, R. H. y R. J. CREMER, «Phototherapy», <https://www.ncbi.nlm.nih.gov/pmc/articles/PMC1545706/>.

DUFRESNE, C. y E. FARNWORTH, «Tea, Kombucha, and health», <http://www.sciencedirect.com/science/article/pii/S0963996900000673>.

GRANCHAROV, K., Z. NAYDENOVA, S. LOZEVA y E. GOLOVINSKY, «Natural and synthetic inhibitors of UDP-glucuronosyltransferase», <https://www.ncbi.nlm.nih.gov/pubmed/11316519>.

GRILL, A. E., B. KONIAR y J. PANYAM, «Co-delivery of natural metabolic inhibitors in a self-microemulsifying drug delivery system for improved oral bioavailability of curcumin», <https://www.ncbi.nlm.nih.gov/pubmed/25422796>.

MANO, Y. «Inhibitory potential of nonsteroidal anti-inflammatory drugs on UDP-glucuronosyltransferase 2B7 in human liver microsomes», <https://www.ncbi.nlm.nih.gov/pubmed/17200831>.

—, T. USUI y H. KAMIMURA, «In vitro inhibitory effects of non-steroidal antiinflammatory drugs on UDP-glucuronosyltransferase 1A1-catalysed estradiol 3beta-glucuronidation in human liver microsomes», <https://www.ncbi.nlm.nih.gov/pubmed/15593333>.

NANJI, A. A. *et al.*, «Dietary saturated fatty acids: a novel treatment for alcoholic liver disease», <https://www.ncbi.nlm.nih.gov/pubmed/7615205>.

PFEIFFER, E., C. R. TREILING, S. I. HOEHLE y M. METZLER, «Isoflavones modulate the glucuronidation of estradiol in human liver microsomes», <https://www.ncbi.nlm.nih.gov/pubmed/16051636>

RAFTOGIANIS, R., C. CREVELING, R. WEINSHILBOUM y J. WEISZ, «Estrogen Metabolism by Conjugation», <https://www.ncbi.nlm.nih.gov/pubmed/10963623>.

RITTER, J. K., «Roles of glucuronidation and UDP-glucuronosyltransferases in xenobiotic bioactivation reactions», <https://www.ncbi.nlm.nih.gov/pubmed/11154740>.

ROMESTAING, C. *et al.*, «Long term highly saturated fat diet does not induce NASH in Wistar rats», <https://www.ncbi.nlm.nih.gov/pmc/articles/PMC1805500/>.

RONIS, M. J. *et al.*, «Dietary saturated fat reduces alcohol hepatoxicity in rats by altering fatty acid metabolism and membrane composition», <https://www.ncbi.nlm.nih.gov/pubmed/15051845>.

SARACINO, M. R., J. BIGLER, Y. SCHWARZ, J. L. CHANG, S. LI, L. LI, E. WHITE, J. D. POTTER y J. W. LAMPE, «Citrus Fruit Intake Is Associated with Lower Serum Bilirubin Concentration among Women with the UGT1A1*28 Polymorphism», <https://www.ncbi.nlm.nih.gov/pubmed/19141701>.

SHOBA, G., D. JOY, T. JOSEPH, M. MAJEED, R. RAJENDRAN y P. S. SRINIVAS, «Influence of piperine on the pharmacokinetics of curcumin in animals and human volunteers», <https://www.ncbi.nlm.nih.gov/pubmed/9619120>.

TAKIKAWA, H., R. YAMAZAKI, N. SANO y M. YAMANAKA, «Biliary excretion of estradiol-17 beta-glucuronide in the rat», <https://www.ncbi.nlm.nih.gov/pubmed/8617443>.

TONG, Z., H. LI, I. GOLJER, O. MCCONNELL y A. CHANDRA-SEKARAN, «In vitro glucuronidation of thyroxine and triiodot-hyronine by liver microsomes and recombinant human UDP-glucuronosyltransferases», <https://www.ncbi.nlm.nih.gov/pubmed/17875670>.

WILLIAMS, J. A., B. J. RING, V. E. CANTRELL, K. CAMPANALE, D. R. JONES, S. D. HALL y S. A. WRIGHTON, «Differential Modulation of UDP-Glucuronosyltransferase 1A1 (UGT1A1)-Catalyzed Estradiol-3-glucuronidation by the Addition of UGT1A1 Substrates and Other Compounds to Human Liver Microsomes», <http://dmd.aspetjournals.org/content/30/11/1266.short>.

WLCEK, K., L. HOFSTETTER y B. STIEGER, «Transport of estra-diol-17ß-glucuronide, estrone-3-sulfate and taurocholate across the endoplasmic reticulum membrane: evidence for dif-ferent transport systems», <https://www.ncbi.nlm.nih.gov/pubmed/24406246>.

YOU, M. et al., «Role of adiponectin in the protective action of die-tary saturated fat against alcoholic fatty liver in mice», <https://www.ncbi.nlm.nih.gov/pubmed/16108051>.

LA PROGESTERONA

ABRAHAM, G. E., «Nutritional factors in the etiology of the pre-menstrual tension syndromes», <https://www.ncbi.nlm.nih.gov/pubmed/6684167>.

AL-KATIB, S. R., M. M. H. AL-KAABI y K. A. AL-JASHAMY, «Effects of Vitamin C on the Endometrial Thickness and Ova-rian Hormones of Progesterone and Estrogen in Married and Unmarried Women», <https://www.researchgate.net/publica-tion/261309731_Effects_of_Vitamin_C_on_the_Endometri-al_Thickness_and_Ovarian_Hormones_of_Progesterone_and_Estrogen_in_Married_and_Unmarried_Women>.

BALOGUN, O. O., K. DA SILVA LOPES, E. OTA, Y. TAKEMOTO, A. RUMBOLD, M. TAKEGATA y R. MORI, «Vitamin supplementation for preventing miscarriage», <https://www.ncbi.nlm.nih.gov/pubmed/27150280>.

BELVIRANLI, M., H. GÖKBEL, N. OKUDAN y S. BÜYÜKBAŞ, «Effects of grape seed polyphenols on oxidative damage in liver tissue of acutely and chronically exercised rats», <https://www.ncbi.nlm.nih.gov/pubmed/22745005>.

BENTINGER, M. «Coenzyme Q: biosynthesis and functions», <https://www.ncbi.nlm.nih.gov/pubmed/2049411>.

—, M. TEKLE y G. DALLNER, «Coenzyme Q: biosynthesis and functions», <https://www.ncbi.nlm.nih.gov/pubmed/15955 886>.

CAKIR, E., M. SAHIN, O. TOPALOGLU, N. B. COLAK, B. KARBEK, A. GUNGUNES, M. S. ARSLAN, I. O. UNSAL, E. TUTAL, B. UCAN y T. DELIBASI, «The relationship between LH and thyroid volume in patients with PCOS», <https://www.ncbi.nlm.nih.gov/pmc/articles/PMC3524043/pdf>.

COYRAL-CASTEL, S., C. RAMÉ, A. FATET y J. DUPONT, «Effects of unsaturated fatty acids on progesterone secretion and selected protein kinases in goat granulosa cells», <https://www.ncbi.nlm.nih.gov/pubmed/20097509>.

DATTA, M., P. ROY, J. BANERJEE y S. BHATTACHARYA, «Thyroid hormone stimulates progesterone release from human luteal cells by generating a proteinaceous factor», <https://www.ncbi.nlm.nih.gov/pubmed/9846161>.

DIETZ, B. M., A. HAJIRAHIMKHAN, T. L. DUNLAP y J. L. BOLTON, «Botanicals and Their Bioactive Phytochemicals for Women's Health», <https://www.ncbi.nlm.nih.gov/pmc/articles/PMC5050441/>.

DUHIG, K., L. C. CHAPPELL y A. H. SHENNAN, «Oxidative stress in pregnancy and reproduction», <https://www.ncbi.nlm.nih.gov/pubmed/27630746>.

EL-AKAWI, Z., N. ABDEL-LATIF y K. ABDUL-RAZZAK, «Does

the plasma level of vitamins A and E affect acne condition?», <https://www.ncbi.nlm.nih.gov/pubmed/16681594>.

FARINHA, J. B., F. M. STECKLING, S. T. STEFANELLO, M. S. CARDOSO, L. S. NUNES, R. P. BARCELOS, T. DUARTE, N. A. KRETZMANN, C. B. MOTA, G. BRESCIANI, R. N. MORESCO, M. M. DUARTE, D. L. DOS SANTOS y F. A. SOARES, «Response of oxidative stress and inflammatory biomarkers to a 12-week aerobic exercise training in women with metabolic syndrome», <https://www.ncbi.nlm.nih.gov/pubmed/26284160>.

GAYTÁN, F. «A Quantitative Study of Changes in the Human Corpus Luteum Microvasculature during the Menstrual Cycle», <https://academic.oup.com/biolreprod/article/60/4/914/2740999/A-Quantitative-Study-of-Changes-in-the-Human>.

—, C. MORALES, L. GARCÍA-PARDO, C. REYMUNDO, C. BELLIDO y J. E. SÁNCHEZ-CRIADO, «A quantitative study of changes in the human corpus luteum microvasculature during the menstrual cycle», <https://www.semanticscholar.org/paper/A-quantitative-study-of-changes-in-the-human-corpu-Gayt%C3%A1n-Morales/1b8d14bf821af779776f40dc080870f6888a98f1>.

HENMI, H., T. ENDO, Y. KITAJIMA, K. MANASE, H. HATA y R. KUDO, «Effects of ascorbic acid supplementation on serum progesterone levels in patients with a luteal phase defect», <https://www.ncbi.nlm.nih.gov/pubmed/12909517>.

IBRAHIM, N. A., A. S. SHALABY, R. S. FARAG, G. S. ELBAROTY, S. M. NOFAL y E. M. HASSAN, «Gynecological efficacy and chemical investigation of Vitex agnus-castus L. fruits growing in Egypt», <https://www.ncbi.nlm.nih.gov/pubmed/18415863>.

KEMP, B., N. M. SOEDE, F. A. HELMOND y M. W. BOSCH, «Effects of energy source in the diet on reproductive hormones and insulin during lactation and subsequent estrus in multiparous sows», <https://www.ncbi.nlm.nih.gov/pubed/8617673>.

MAEDA, S., T. TANABE, T. OTSUKI, J. SUGAWARA, M. IEMITSU, T. MIYAUCHI, S. KUNO, R. AJISAKA y M. MATSUDA, «Moderate regular exercise increases basal production of nitric oxide in elderly women», <https://www.ncbi.nlm.nih.gov/pumed/15894835>.

MASHA, A., C. MANIERI, S. DINATALE, G. A. BRUNO, E. GHIGO y V. MARTINA, «Prolonged treatment with N-acetylcysteine and L-arginine restores gonadal function in patients with polycystic ovary syndrome», <https://www.ncbi.nlm.nih.gov/pubmed/19494711>.

MILLER, M. y W. F. FRY, «The effect of mirthful laughter on the human cardiovascular system», <https://www.ncbi.nlm.nih.gov/pubmed/19477604>.

MUKHERJEE, G. G., A. J. GAJARAJ, J. MATHIAS y D. MARYA, «Treatment of abnormal uterine bleeding with micronized flavonoids. International journal of gynecology & obstetrics», <http://onlinelibrary.wiley.com/doi/10.1016/j.ijgo.2004.11.032/abstract>.

MUMFORD, S. L., R. W. BROWNE, K. C. SCHLIEP, J. SCHMELZER, T. C. PLOWDEN, K. A. MICHELS, L. A. SJAARDA, S. M. ZAREK, N. J. PERKINS, L. C. MESSER, R. G. RADIN, J. WACTAWSKI-WENDE y E. F. SCHISTERMAN, «Serum Antioxidants Are Associated with Serum Reproductive Hormones and Ovulation among Healthy Women», <https://www.ncbi.nlm.nih.gov/pubmed/26581679>.

NAWAZ, F. H., R. KHALID, T. NARU y J. RIZVI, «Does continuous use of metformin throughout pregnancy improve pregnancy outcomes in women with polycystic ovarian syndrome?», <http://onlinelibrary.wiley.com/doi/10.1111/j.1447-0756.2008.00856.x/full>.

REYNA-VILLASMIL, E., D. TORRES-CEPEDA, E. PEÑA-PAREDES, N. REYNA-VILLASMIL, J. MEJÍA-MONTILLA, «Homocisteína y óxido nítrico en preeclámpticas en pre y posparto», <http://www.scielo.org.ve/scielo.php?script=sci_arttext&pid=S0048-77322007000300004>.

RIED, K., T. SULLIVAN, P. FAKLER, O. R. FRANK y N. P. STOCKS, «Does chocolate reduce blood pressure?», <https://www.ncbi.nlm.nih.gov/pmc/articles/PMC2908554/>.

RONNENBERG, A. G., S. A. VENNERS, X. XU, C. CHEN, L. WANG, W. GUANG, A. HUANG y X. WANG, «Preconception B-vitamin and homocysteine status, conception, and early pregnancy loss», <https://www.ncbi.nlm.nih.gov/pubmed/17478435>.

SCHWEDHELM, E., R. MAAS, R. FREESE, D. JUNG, Z. LUKACS, A. JAMBRECINA, W. SPICKLER, F. SCHULZE y R. H. BÖGER, «Pharmacokinetic and pharmacodynamic properties of oral L-citrulline and L-arginine: impact on nitric oxide metabolism», <https://www.ncbi.nlm.nih.gov/pubmed/17662090>.

SHAHIN, A. Y., A. M. ISMAIL, K. M. ZAHRAN y A. M. MAKHLOUF, «Adding phytoestrogens to clomiphene induction in unexplained infertility patients--a randomized trial», <https://www.ncbi.nlm.nih.gov/pubmed/18413068>.

TAKASAKI, A., H. TAMURA et al., «Protective role of melatonin in progesterone production by human luteal cells», <https://www.ncbi.nlm.nih.gov/pubmed/21585519>.

TAKASAKI, A., H. TAMURA, I. MIWA, T. TAKETANI, K. SHIMAMURA y N. SUGINO, «Endometrial growth and uterine blood flow: a pilot study for improving endometrial thickness in the patients with a thin endometrium», <https://www.ncbi.nlm.nih.gov/pubmed/19200982>.

TAKASAKI, A., H. TAMURA, K. TANIGUCHI, H. ASADA, T. TAKETANI, A. MATSUOKA, Y. YAMAGATA, K. SHIMAMURA, H. MORIOKA y N. SUGINO, «Luteal blood flow and luteal function», <https://www.ncbi.nlm.nih.gov/pmc/articles/PMC2633338/>.

WAHABI, H. A., A. A. FAYED, S. A. ESMAEIL y R. A. AL ZEIDAN, «Progestogen for treating threatened miscarriage», <https://www.ncbi.nlm.nih.gov/pubmed/22161393>.

ZACHUT, M., I. DEKEL, H. LEHRER et al., «Effects of dietary fats differing in n-6:n-3 ratio fed to high-yielding dairy cows on fatty acid composition of ovarian compartments, follicular status, and oocyte quality», <https://www.ncbi.nlm.nih.gov/pubmed/20105525>.

Los lácteos y los estrógenos

Antignac, J. P., R. Cariou, B. Le Bizec, J. P. Cravedi y F. Andre, «Identification of phytoestrogens in bovine milk using liquid chromatography/electrospray tandem mass spectrometry», <https://www.ncbi.nlm.nih.gov/pubmed/12811748>.

Aravindakshan, J., V. Paquet, M. Gregory, J. Dufresne, M. Fournier, D. J. Marcogliese y D. G. Cyr, «Consequences of xenoestrogen exposure on male reproductive function in spottail shiners», <https://www.ncbi.nlm.nih.gov/pubmed/14657511>.

Bouillon, R., M. Bex, D. Vanderschueren, y S. Boonen, «Estrogens are essential for male pubertal periosteal bone expansion», <https://www.ncbi.nlm.nih.gov/pubmed/15579754>.

Carreau, S., «Estrogens--male hormones?», <https://www.ncbi.nlm.nih.gov/pubmed/13678329>.

Castagnetta, L., O. M. Granata, L. Cocciadiferro, A. Saetta, L. Polito, G. Bronte, S. Rizzo, I. Campisi, B. Agostara y G. Carruba, «Sex steroids, carcinogenesis, and cancer progression», <https://www.ncbi.nlm.nih.gov/pubmed/15650249>.

Chaves, J. y M. W. Saif, «IGF system in cancer: from bench to clinic», <https://www.ncbi.nlm.nih.gov/pubmed/21178765>.

Ganmaa, D., P. Y. Wang, L. Q. Qin, K. Hoshi y A. Sato, «Is milk responsible for male reproductive disorders?», <https://www.ncbi.nlm.nih.gov/pubmed/11601881>.

Ganmaa, D., X. M. Li, L. Q. Qin, P. Y. Wang, M. Takeda y A. Sato, «The experience of Japan as a clue to the etiology of testicular and prostatic cancers», <https://www.ncbi.nlm.nih.gov/pubmed/12710911>.

HJARTAKER, A., P. LAAKE y E. LUND, «Childhood and adult milk consumption and risk of premenopausal breast cancer in a cohort of 48,844 women», <https://www.ncbi.nlm.nih.gov/pubmed/11519053>.

JIN, W., K. Y. ARAI, G. WATANABE, A. K. SUZUKI, S. TAKAHASHI y K. TAYA, «The Stimulatory Role of Estrogen on Sperm Motility in the Male Golden Hamster (Mesocricetus auratus)», <https://www.ncbi.nlm.nih.gov/pubmed/15955886>.

KNEKT, P., R. JARVINEN, R. SEPPANEN, E. PUKKALA y A. AROMAA , «Intake of dairy products and the risk of breast cancer», <https://www.ncbi.nlm.nih.gov/pmc/articles/PMC2074353/>.

LECLERCQ, G. y Y. JACQUOT, «Interactions of isoflavones and other plant derived estrogens with estrogen receptors for prevention and treatment of breast cancer-considerations concerning related efficacy and safety», <https://www.ncbi.nlm.nih.gov/pubmed/23274118>.

MALEKINEJAD, H. y A. REZABAKHSH, «Hormones in Dairy Foods and Their Impact on Public Health», <https://www.ncbi.nlm.nih.gov/pmc/articles/PMC4524299/>.

MALEKINEJAD, H., P. SCHERPENISSE y A. A. BERGWERFF, «Naturally occurring estrogens in processed milk and in raw milk (from gestated cows)», <https://www.ncbi.nlm.nih.gov/pubmed/17177502>.

QIN, L. Q., P. Y. WANG, T. KANEKO, K. HOSHI y A. Sato, «Estrogen: one of the risk factors in milk for prostate cancer», <https://www.ncbi.nlm.nih.gov/pubmed/14729019>.

RIOUX, P. y D. RAJOTTE, «Progesterone in milk: a simple experiment illustrating the estrous cycle and enzyme immunoassay», <http://advan.physiology.org/content/ajpadvan/28/2/64.full.pdf>.

SCHUURMAN, A. G., P. A. VAN DEN BRANDT, E. Dorant y R. A. Goldbohm, «Animal products, calcium and protein and prostate cancer risk in The Netherlands Cohort Study», <https://www.ncbi.nlm.nih.gov/pubmed/10362125>.

TALAMINI, R., S. FRANCESCHI, C. LA VECCHIA, D. SERRAINO, S. BARRA y E. NEGRI, «Diet and prostatic cancer: a case-control study in northern Italy», <https://www.ncbi.nlm.nih.gov/pubmed/1296201>.

TZONOU, A., L. B. SIGNORELLO, P. LAGIOU, J. WUU, D. TRICHOPOULOS y A. TRICHOPOULOU, «Diet and cancer of the prostate: a case-control study in Greece», <https://www.ncbi.nlm.nih.gov/pubmed/10048971>.

EL ESTROBOLOMA

ADLERCREUTZ, H. y F. MARTIN, «Biliary excretion and intestinal metabolism of progesterone and estrogens in man», <https://www.ncbi.nlm.nih.gov/pubmed/6991820>.

ADLERCREUTZ, H., E. HÄMÄLÄINEN, J. KORPELA y M. PULKKINEN, «Studies on the role of intestinal bacteria in metabolism of synthetic and natural steroid hormones», <https://www.ncbi.nlm.nih.gov/pubmed/6231418>.

AGAPOW, P. M., R. H. CROZIER y L. J. DUNNETT, «Phylogenetic biodiversity assessment based on systematic nomenclature», <https://www.ncbi.nlm.nih.gov/pmc/articles/PMC2658867/>.

AMASHEH, M., S. ANDRES, S. AMASHEH, M. FROMM y J. D. SCHULZKE, «Barrier effects of nutritional factors», <https://www.ncbi.nlm.nih.gov/pubmed/19538315>.

ANDERSON, K., H. L. BRADLOW, J. FISHMAN, J. LEVIN, J. SCHNEIDER y G. STRAIN, «Effects of obesity on estradiol metabolism: decreased formation of nonuterotropic metabolites», <https://www.ncbi.nlm.nih.gov/pubmed/6833471>.

APPLEBY, P. N., I. BARNES, T. KEY y G. REEVES, «Endogenous Hormones and Breast Cancer Collaborative Group. Endogenous sex hormones and breast cancer in postmenopausal women: reanalysis of nine prospective studies», <https://www.ncbi.nlm.nih.gov/pubmed/11959894>.

APPLEBY, P. N., T. J. KEY y G. K. REEVES, «Body mass index, serum sex hormones, and breast cancer risk in postmenopausal women», <https://www.ncbi.nlm.nih.gov/pubmed/12928347>

ARDINI, M. A., K. BISCHOFF y H. S. FEIGELSON, «Feasibility of self-collection of fecal specimens by randomly sampled women for health-related studies of the gut microbiome», <https://www.ncbi.nlm.nih.gov/pmc/articles/PMC3974920/>.

BALDRICK, P., «The safety of chitosan as a pharmaceutical excipient», <https://www.ncbi.nlm.nih.gov/pubmed/19788905>.

BASHIR, S. y A. H. GILANI, «Studies on the antioxidant and analgesic activities of Aztec marigold (Tagetes erecta) flowers», <https://www.ncbi.nlm.nih.gov/pubmed/18814202>.

BENNETT, A., «Gastric mucosal formation of prostanoids and the effects of drugs», <https://www.ncbi.nlm.nih.gov/pubmed/6532116>.

BLACKER, C., G. CHETRITE, L. DELALONDE, M. C. FEINSTEIN, C. MALOCHE, J. R. PASQUALINI y M. TALBI, «Concentrations of estrone, estradiol, and estrone sulfate and evaluation of sulfatase and aromatase activities in pre- and postmenopausal breast cancer patients», <https://www.ncbi.nlm.nih.gov/pubmed/8636351>.

BLASER, M. J. y C. S. PLOTTEL, «Microbiome and Malignancy», <https://www.ncbi.nlm.nih.gov/pmc/articles/PMC3264051/>.

BLOCK, G., A. M. HARTMAN y D. NAUGHTON, «A reduced dietary questionnaire: development and validation», <https://www.ncbi.nlm.nih.gov/pubmed/2081241>.

BOLTON, J. L., B. M. DIETZ, T. L. DUNLAP y A. HAJIRAHIMKHAN, «Botanicals and Their Bioactive Phytochemicals for Women's Health», <http://pharmrev.aspetjournals.org/content/68/4/1026>.

BOWLES, E. J., T. DELATE y R. PARDEE, «Validity of eight integrated healthcare delivery organizations' administrative clinical data to capture breast cancer chemotherapy exposure»,

<https://www.ncbi.nlm.nih.gov/pmc/articles/PMC3319 397/>.

Boyar, R. M., J. Fishman y L. Hellman, «Influence of body weight on estradiol metabolism in young women», <https://www.ncbi.nlm.nih.gov/pubmed/1184730>.

Bradlow, H. L., D. W. Sepkovic, N. Telang y R. Tiwari, «Adipocyte-derived factor as a modulator of oxidative estrogen metabolism: implications for obesity and estrogen-dependent breast cancer», <https://www.ncbi.nlm.nih.gov/pubmed/21709000>.

Braniste, V., M. Leveque et al., «Oestradiol decreases colonic permeability through oestrogen receptor beta-mediated up-regulation of occludin and junctional adhesion molecule», <https://www.ncbi.nlm.nih.gov/pubmed/19433574>.

Brien, S., P. Prescott, N. Bashir, H. Lewith y G. Lewith, «Systematic review of the nutritional supplements dimethyl sulfoxide (DMSO) and methylsulfonylmethane (MSM) in the treatment of osteoarthritis», <https://www.ncbi.nlm.nih.gov/pubmed/18417375>.

Brinton, L. A., J. F. Dorgan y R. T. Falk, «Relationship of serum estrogens and estrogen metabolites to postmenopausal breast cancer risk: a nested case-control study», <https://www.ncbi.nlm.nih.gov/pubmed/23607871>.

Brown, A. C., M. Hairfield, D. G. Richards, D. L. McMillin, E. A. Mein y C. D. Nelson, «Medical nutrition therapy as a potential complementary treatment for psoriasis-five case reports», <https://www.ncbi.nlm.nih.gov/pubmed/15387720>.

Buist, D. S., C. M. Dallal y J. A. Tice, «Estrogen metabolism and breast cancer risk among postmenopausal women: a case-cohort study within B~FIT», <https://www.ncbi.nlm.nih.gov/pmc/articles/PMC3908751/>.

Caporaso, J. G., J. Kuczynski y J. Stombaugh, «QIIME allows analysis of high-throughput community sequencing data», <https://www.ncbi.nlm.nih.gov/pmc/articles/PMC3156573/>.

CAVALIERI, E. L., «Unbalanced metabolism of endogenous estrogens in the etiology and preventionof human cancer», <https://www.ncbi.nlm.nih.gov/pmc/articles/PMC4423478/>.

— y E. G. ROGAN, «Unbalanced metabolism of endogenous estrogens in the etiology and prevention of human cancer», <https://www.ncbi.nlm.nih.gov/pubmed/21397019>.

CAVALIERI, E. L., K. FRENKEL, J. G. LIEHR, E. ROGAN y D. ROY, «Estrogens as endogenous genotoxic agents-DNA adducts and mutations», <https://www.ncbi.nlm.nih.gov/pubmed/10963621>.

CHAMORRO, S., C. DE BLAS, G. GRANT, I. BADIOLA, D. MENOYO y R. CARABAÑO, «Effect of dietary supplementation with glutamine and a combination of glutamine-arginine on intestinal health in twenty-five-day-old weaned rabbits», <https://www.ncbi.nlm.nih.gov/pubmed/19783707>.

CHEN, T. C., M. F. HOLICK, Z. LU, L. Y. MATSUOKA y J. WORTSMAN, «Decreased bioavailability of vitamin D in obesity», <https://www.ncbi.nlm.nih.gov/pubmed/10966885>.

CHEN, W., Z. LU, A. VILJOEN y J. HAMMAN, «Intestinal drug transport enhancement by Aloe vera», <https://www.ncbi.nlm.nih.gov/pubmed/19214949>.

CHETRITE, G. S., J. CORTÉS-PRIETO, J. R. PASQUALINI, J. C. PHILIPPE y F. WRIGHT, «Comparison of estrogen concentrations, estrone sulfatase and aromatase activities in normal, and in cancerous, human breast tissues», <https://www.ncbi.nlm.nih.gov/pubmed/10731634>.

CHOI, H. R., J. S. CHOI, Y. N. HAN, S. J. BAE y H. Y. CHUNG, «Peroxynitrite scavenging activity of herb extracts», <https://www.ncbi.nlm.nih.gov/pubmed/12112294>.

CREELY, S. J., P. G. MCTERNAN, C. M. KUSMINSKI et al., «Lipopolysaccharide activates an innate immune system response in human adipose tissue in obesity and type 2 diabetes», <https://www.ncbi.nlm.nih.gov/pubmed/17090751>.

CREVELING, C., R. RAFTOGIANIS, R. WEINSHILBOUM y J. WEISZ,

«Estrogen metabolism by conjugation», <https://www.ncbi. nlm.nih.gov/pubmed/10963623>.

DATLA, R., S. R. RAO y K. J. MURTHY, «Excretion studies of nitrofurantoin and nitrofurantoin with deglycyrrhizinated liquorice», <https://www.ncbi.nlm.nih.gov/pubmed/7024 125>.

DE QUEIROGA, M. A., L. M. DE ANDRADE, K. C. FLORÊN-CIO, M. DE FÁTIMA AGRA, M. S. DA SILVA, J. M. BARBO-SA-FILHO y E. V. DA-CUNHA, «Chemical constituents from Tillandsia recurvata», <https://www.ncbi.nlm.nih.gov/pub med/15159013>.

DE SALVO, C., J. R. MERCADO, L. PASTORELLI I, T. T. PIZARRO y M. VECCHI, «Central role of the gut epithelial barrier in the pathogenesis of chronic intestinal inflammation: lessons lear-ned from animal models and human genetics», <https://www. ncbi.nlm.nih.gov/pubmed/24062746>.

DETERS, A., J. ZIPPEL, N. HELLENBRAND, D. PAPPAI, C. POS-SEMEYER y A. HENSEL, «Aqueous extracts and polysacchari-des from Marshmallow roots (Althea officinalis L.): cellular internalisa-tion and stimulation of cell physiology of human epithelial cells in vitro», <https://www.ncbi.nlm.nih.gov/pub-med/19799989>.

DOWSETT, M., A. DUNBIER, B. P. HAYNES, H. HELLE, S. KNAPPSKOG, P. E. LØNNING y A. H. STRAUME, «Exploring Breast Cancer Estrogen Disposition: The Basis for Endocrine Manipulation», <http://clincancerres.aacrjournals.org/con-tent/clincanres/17/15/4948.full.pdf>.

DRAGO, F., C. MONTONERI, C. VARGA y F. LASZLO, «Dual effect of female sex steroids on drug-induced gastoduodenal ulcers in the rat», <https://www.ncbi.nlm.nih.gov/pubmed/10374 897>.

ENGLUND, D. E. y G. M. HEIMER, «Enterohepatic recirculation of oestriol studied in cholecystectomized and non-cholecystec-tomized menopausal women», <https://www.ncbi.nlm.nih.

gov/pubmed/?term=Enterohepatic+recirculation+of+oestriol
+studied+in+cholecystectomized+and+non-cholecystectomi-
zed+menopausal+women>.

FAITH, D. P., «Conservation evaluation and phylogenetic diver-
sity», <http://moritzlab.anu.edu.au/DiversityWorkshop_
Nov2016/Readings/Faith%201992%20Phylogenetic%20Di-
versity.pdf>.

FALK, R. T., L. KEEFER, T. D. VEENSTRA, X. XU y R. G. ZIE-
GLER, «A liquid chromatography-mass spectrometry method
for the simultaneous measurement of 15 urinary estrogens and
estrogen metabolites: assay reproducibility and interindividual
variability», <https://www.ncbi.nlm.nih.gov/pubmed/190
64556>.

FALK, R. T., R. FLORES, M. H. GAIL, J. J. GOEDERT, G. YU, X.
HUA, G. JONES, J. RAVEL, J. SHI, H. S. FEIGELSON y X. XU,
«Investigation of the Association Between the Fecal Microbiota and Breast Cancer in Postmenopausal Women: a Population-Based Case-Control Pilot Study», <https://www.ncbi.nlm.
nih.gov/pmc/articles/PMC4554191/>.

FASANO, A. y T. SHEA-DONOHUE, «Mechanisms of disease: the
role of intestinal barrier function in the pathogenesis of gastrointestinal autoimmune diseases», <https://www.ncbi.nlm.
nih.gov/pubmed/16265432>.

FLAMANT, M., P. AUBERT, M. ROLLI-DERKINDEREN et al.,
«Enteric glia protect against Shigella flexneri invasion in intestinal epithelial cells: a role for S-nitrosoglutathione», <https://
www.ncbi.nlm.nih.gov/pubmed/21139062>.

FLORES, R., B. FUHRMAN y J. SHI, «Fecal microbial determinants
of fecal and systemic estrogens and estrogen metabolites: a
cross-sectional study», <https://www.ncbi.nlm.nih.gov/pmc/
articles/PMC3552825/>.

FLORES, R., B. J. FUHRMAN, H. S. FEIGELSON, M. H. GAIL, J. J.
GOEDERT, J. RAVEL y X. XU, «Associations of the Fecal Microbiome With Urinary Estrogens and Estrogen Metabolites in

Postmenopausal Women», <https://www.ncbi.nlm.nih.gov/pmc/articles/PMC4255131/>.

FLORES, R., B. J. FUHRMAN, M. H. GAIL, P. GAJER, J. J. GOEDERT, J. RAVEL, J. SHI, T. D. VEENSTRA y X. XU, «Fecal microbial determinants of fecal and systemic estrogens and estrogen metabolites: a cross-sectional study», <https://www.ncbi.nlm.nih.gov/pubmed/?term=Fecal+microbial+determinants+of+fecal+and+systemic+estrogens+and+estrogen+metabolites%3A+a+cross-sectional+study>.

FLORES, R., M. H. GAIL, P. GAJER, J. J. GOEDERT, J. RAVEL y J. SHI, «Assessment of the human faecal microbiota: II. Reproducibility and associations of 16S rRNA pyrosequences», <https://www.ncbi.nlm.nih.gov/pubmed/22385292>.

FOX, J. G., K. LU y R. MAHBUB, «Xenobiotics: Interaction with the Intestinal Microflora», <https://www.ncbi.nlm.nih.gov/pubmed/26323631>.

FUHRMAN, B. J., M. H. GAIL y C. SCHAIRER, «Estrogen metabolism and risk of breast cancer in postmenopausal women», <https://www.ncbi.nlm.nih.gov/pubmed/22232133>.

FUHRMAN, B. J., C. E. MATTHEWS, S. C. MOORE y R. G. ZIEGLER, «Epidemiologic studies of estrogen metabolism and breast cancer», <https://www.ncbi.nlm.nih.gov/pubmed/2572 5255>.

GAREAU, M. G., M. A. SILVA y M. H. PERDUE, «Pathophysiological mechanisms of stress-induced intestinal damage», <https://www.ncbi.nlm.nih.gov/pubmed/18537635>.

GATES, M. A., S. S. TWOROGER, A. H. ELIASSEN, S. A. MISSMER y S. E. HANKINSON, «Analgesic use and sex steroid hormone concentrations in postmenopausal women», <https://www.ncbi.nlm.nih.gov/pubmed/20332258>.

GUNN-MOORE, D. A. y C. M. SHENOY, «Oral glucosamine and the management of feline idiopathic cystitis», <https://www.ncbi.nlm.nih.gov/pubmed/15265477>.

HAGE-SLEIMAN, R., M. MROUEH y C. F. DAHER, «Pharmacological evaluation of aqueous extract of Althaea officinalis flower grown in Lebanon», <https://www.ncbi.nlm.nih.gov/pub med/21281251>.

HAISER, H. J., C. F. MAURICE y P. J. TURNBAUGH, «Xenobiotics shape the physiology and gene expression of the active human gut microbiome», <https://www.ncbi.nlm.nih.gov/pub-med/23332745>.

HUDSON, A. G., G. L. GIERACH, F. MODUGNO *et al.*, «Nonste-roidal anti-inflammatory drug use and serum total estradiol in postmenopausal women», <https://www.ncbi.nlm.nih.gov/pubmed/18349287>.

IAUK, L., A. M. LO BUE, I. MILAZZO, A. RAPISARDA y G. BLAN-DINO, «Antibacterial activity of medicinal plant extracts against periodontopathic bacteria», <https://www.ncbi.nlm.nih.gov/pubmed/12820224>.

JARIWALLA, R. J., «Rice-bran products: phytonutrients with poten-tial applications in preventive and clinical medicine», <https://www.ncbi.nlm.nih.gov/pubmed/11276826>.

KAMEL, M., S. SHOUMAN, M. EL-MERZEBANY *et al.*, «Effect of tu-mour necrosis factor-α on estrogen metabolic pathways in breast cancer cells», <http://www.jcancer.org/v03p0310.htm>.

KARDOSOVÁ, A. y E. MACHOVÁ, «Antioxidant activity of medici-nal plant polysaccharides», <https://www.ncbi.nlm.nih.gov/pubmed/16797146>.

KEEFER, L. K., T. D. VEENSTRA, X. XU y R. G. ZIEGLER, «A liquid chromatography-mass spectrometry method for the quantitative analysis of urinary endogenous estrogen metaboli-tes», <https://www.ncbi.nlm.nih.gov/pubmed/17545972>.

KELLY, N., K. FRIEND, P. BOYLE, X. R. ZHANG, C. WONG, D. J. HACKAM, R. ZAMORA, H. R. FORD y J. S. UPPERMAN, «The role of the glutathione antioxidant system in gut barrier failure in a rodent model of experimental necrotizing enteroco-litis», <https://www.ncbi.nlm.nih.gov/pubmed/15349102>.

KEY, T. J., P. H. PEETERS y S. RINALDI, «Anthropometric measures, endogenous sex steroids and breast cancer risk in postmenopausal women: a study within the EPIC cohort», <http://rivm.openrepository.com/rivm/bitstream/10029/7148/1/rinaldi.pdf>.

KLIMBERG, V. S., W. W. SOUBA, D. J. DOLSON, R. M. SALLOUM, R. D. HAUTAMAKI, D. A. PLUMLEY, W. M. MENDENHALL, F. J. BOVA, S. R. KHAN, R. L. HACKETT et al., «Prophylactic glutamine protects the intestinal mucosa from radiation injury», <https://www.ncbi.nlm.nih.gov/pubmed/2354410>.

KONG, J., Z. ZHANG, M. W. MUSCH, G. NING, J. SUN, J. HART, M. BISSONNETTE y Y. C. LI, «Novel role of the vitamin D receptor in maintaining the integrity of the intestinal mucosal barrier», <https://www.ncbi.nlm.nih.gov/pubmed/17962355>.

KORENAGA, K., M. A. MICCI, G. TAGLIALATELA y P. J. PASRICHA, «Suppression of nNOS expression in rat enteric neurons by the receptor for advanced glycation end-products», <https://www.ncbi.nlm.nih.gov/pubmed/16629867>.

KUL, M., S. VURUCU, E. DEMIRKAYA, T. TUNC, S. AYDINOZ, C. MERAL, V. KESIK y F. ALPAY, «Enteral glutamine and/or arginine supplementation have favorable effects on oxidative stress parameters in neonatal rat intestine», <https://www.ncbi.nlm.nih.gov/pubmed/19503000>.

LAMMERS, K. M., R. LU, J. BROWNLEY et al., «Gliadin induces an increase in intestinal permeability and zonulin release by binding to the chemokine receptor CXCR3», <https://www.ncbi.nlm.nih.gov/pubmed/18485912>.

LANE, K., B. WALLACE y H. WANG, «Alleviating cancer drug toxicity by inhibiting a bacterial enzyme», <https://www.ncbi.nlm.nih.gov/pubmed/21051639>.

LARKWORTHY, W. y P. F. HOLGATE, «Deglycyrrhizinized liquorice in the treatment of chronic duodenal ulcer. A retrospective endoscopic survey of 32 patients», <https://www.ncbi.nlm.nih.gov/pubmed/772652>.

MACHOWSKA, A., T. BRZOZOWESKI, Z. SLIWOWSKI *et al.*, «Gastric secretion, proinflammatory cytokines and epidermal growth factor (EGF) in the delayed healing of lingual and gastric ulcerations by testosterone», <https://www.ncbi.nlm.nih.gov/pubmed/18046513>.

MADISCH, A., G. HOLTMANN, G. MAYR, B. VINSON y J. HOTZ, «Treatment of functional dyspepsia with a herbal preparation. A double-blind, randomized, placebo-controlled, multicenter trial», <https://www.ncbi.nlm.nih.gov/pubmed/14755152>.

MAEDA, T., Y. MIYAZONO, K. ITO, K. HAMADA, S. SEKINE y T. HORIE, «Oxidative stress and enhanced paracellular permeability in the small intestine of methotrexate treated rats», <https://www.ncbi.nlm.nih.gov/pubmed/19756603>.

MAHMOOD, A., A. J. FITZGERALD, T. MARCHBANK, E. NTATSAKI, D. MURRAY, S. GHOSH y R. J. PLAYFORD, «Zinc carnosine, a health food supplement that stabilises small bowel integrity and stimulates gut repair processes», <https://www.ncbi.nlm.nih.gov/pubmed/16777920>.

MARTÍN-VENEGAS, R., M. T. BRUFAU, A. M. GUERRERO-ZAMORA, Y. MERCIER, P. A. GERAERT y R. FERRER, «The methionine precursor DL-2-hydroxy-(4-methylthio) butanoic acid protects intestinal epithelial barrier function», <https://www.ncbi.nlm.nih.gov/pubmed/23870881>.

MATTHEWS, C. E., J. H. FOWKE, Q. DAI *et al.*, «Physical activity, body size, and estrogen metabolism in women», <https://link.springer.com/article/10.1023/B:CACO.0000036445.04238.87>.

MONEY, S. R., R. G. CHERON, B. M. JAFFE y M. J. ZINNER, «The effects of thyroid hormones on the formation of stress ulcers in the rat», <https://www.ncbi.nlm.nih.gov/pubmed/3945072>.

MORGAN, R. J., L. M. NELSON, R. I. RUSSELL y C. DOCHERTY, «The protective effect of deglycyrrhi-nized liquorice against aspirin and aspirin plus bile acid-induced gastric mucosal damage, and its influence on aspirin absorption in rats», <http://onlinelibrary.wiley.com/doi/10.1111/j.2042-7158.1983.tb04346.x/abstract>.

NOYER, C. M., D. SIMON, A. BORCZUK, L. J. BRANDT, M. J. LEE y V. NEHRA, «A double-blind placebo-controlled pilot study of glutamine therapy for abnormal intestinal permeability in patients with AIDS», <https://www.ncbi.nlm.nih.gov/pubmed/9647031>.

OBI, N., A. VRIELING, J. HEINZ y J. CHANG-CLAUDE, «Estrogen metabolite ratio: Is the 2-hydroxyestrone to 16α-hydroxyestrone ratio predictive for breast cancer?», <https://www.ncbi.nlm.nih.gov/pmc/articles/PMC3039007/>.

OHLAND, C. L., «Microbial Activities and Intestinal Homeostasis: A Delicate Balance Between Health and Disease», <https://www.ncbi.nlm.nih.gov/pmc/articles/PMC4339954/>.

PARCELL, S., «Sulfur in human nutrition and applications in medicine», <https://www.ncbi.nlm.nih.gov/pubmed/11896744>.

PEREIRA, R. P., R. FACHINETTO, A. DE SOUZA PRESTES et al., «Antioxidant effects of different extracts from Melissa officinalis, Matricaria recutita and Cymbopogon citratus», <https://www.ncbi.nlm.nih.gov/pubmed/18853256>.

PETERSON, T., V. SHARMA, L. ELMÉN y S. N. PETERSON, «Immune homeostasis, dysbiosis and therapeutic modulation of the gut microbiota», <https://www.ncbi.nlm.nih.gov/pubmed/25345825>.

PLOTTEL, C. S. y M. J. BLASER, «Microbiome and Malignancy», <https://www.ncbi.nlm.nih.gov/pubmed/22018233>.

POGRIBNA, M., J. P. FREEMAN, D. PAINE y M. D. BOUDREAU, «Effect of Aloe vera whole leaf extract on short chain fatty acids production by Bacteroides fragilis, Bifidobacterium infantis and Eubacterium limosum», <https://www.ncbi.nlm.nih.gov/pubmed/18363656>.

PUROHIT, V., J. C. BODE, C. BODE et al., «Alcohol, intestinal bacterial growth, intestinal permeability to endotoxin and medical consequences: summary of a symposium», <https://www.ncbi.nlm.nih.gov/pubmed/1850408>.

REES, W. D., J. RHODES, J. E. WRIGHT, L. F. STAMFORD y A. BENNETT, «Effect of deglycyrrhizinated liquorice on gastric mucosal damage by aspirin», <https://www.ncbi.nlm.nih.gov/pubmed/493863>.

ROSCA-CASIAN, O., M. PARVU, L. VLASE y M. TAMAS, «Antifungal activity of Aloe vera leaves», <https://www.ncbi.nlm.nih.gov/pubmed/17336466>.

ROSE, D. P., «Diet, hormones, and cancer», <https://www.ncbi.nlm.nih.gov/pubmed/8391818>.

RUSSELL, R. I., R. J. MORGAN y L. M. NELSON, «Studies on the protective effect of deglycyrrhinised liquorice against aspirin (ASA) and ASA plus bile acidinduced gastric mucosal damage, and ASA absorption in rats», <https://www.ncbi.nlm.nih.gov/pubmed/6588541>.

SALAMA, S. A., M. W. KAMEL, C. R. DIAZ-ARRASTIA *et al.*, «Effect of tumor necrosis factor-α on estrogen metabolism and endometrial cells: potential physiological and pathological relevance», <https://www.ncbi.nlm.nih.gov/pubmed/18957495>.

SATIA, J. A., A. LITTMAN, C. G. SLATORE, J. A. GALANKO y E. WHITE, «Associations of herbal and specialty supplements with lung and colorectal cancer risk in the VITamins and Lifestyle study», <https://www.ncbi.nlm.nih.gov/pubmed/19423520>.

SHAPIRA, I., K. SULTAN, A. LEE y E. TAIOLI, «Evolving Concepts: How Diet and the Intestinal Microbiome Act as Modulators of Breast Malignancy», <https://www.hindawi.com/journals/isrn/2013/693920/>.

SHARMA, R. y U. SCHUMACHER, «Carbohydrate expression in the intestinal mucosa», <http://www.springer.com/us/book/9783540416692>.

SNOW, R. C., R. L. BARBIERI y R. E. FRISCH, «Estrogen 2-hydroxylase oxidation and menstrual function among elite oarswo-men», <https://www.ncbi.nlm.nih.gov/pubmed/2753980>.

SUBBARAMAIAH, K., L. R. HOWE, P. BHARDWAJ *et al.*, «Obesity is associated with inflammation and elevated aromatase expression in the mouse mammary gland», <https://www.ncbi.nlm.nih.gov/pubmed/21372033>.

SUGANO, M. y E. TSUJI, «Rice bran oil and human health», <https://www.ncbi.nlm.nih.gov/pubmed/8886338>.

T'HART, L. A., A. J. VAN DEN BERG, L. KUIS, H. VAN DIJK, R. P. LABADIE, «An anticomplementary polysaccharide with immu-nological adjuvant activity from the leaf parenchyma gel of Aloe vera», <https://www.ncbi.nlm.nih.gov/pubmed/2616669>.

TURNBAUGH, P. J. y J. I. GORDON, «The core gut microbiome, energy balance and obesity», <https://www.ncbi.nlm.nih.gov/pubmed/19491241>

TURNBAUGH, P. J., M. HAMADY, T. YATSUNENKO *et al.*, «A core gut microbiome in obese and lean twins», <https://www.ncbi.nlm.nih.gov/pubmed/19043404>. .

URSELL, L. K. y R. KNIGHT, «Xenobiotics and the human gut microbiome: metatranscriptomics reveal the active players», <https://www.ncbi.nlm.nih.gov/pubmed/23473028>.

VAN AMPTING, M. T., A. J. SCHONEWILLE, C. VINK, R. J. BRUM-MER, R. VAN DER MEER y I. M. Bovee-Oudenhoven, «Intesti-nal barrier function in response to abundant or depleted muco-sal glutathione in Salmonella-infected rats», <https://www.ncbi.nlm.nih.gov/pubmed/19374741>.

VAN MARLE, J., P. N. AARSEN, A. LIND y J. VAN WEEREN-KRA-MER, «Deglycyrrhizinised liquorice (DGL) and the renewal of rat stomach epithelium», <https://www.ncbi.nlm.nih.gov/pubmed/7250207>.

VASSALLO, M. F. y C. A. CAMARGO JR., «Potential mechanisms for the hypothesized link between sunshine, vitamin D, and food allergy in children», <https://www.ncbi.nlm.nih.gov/pubmed/20624647>.

Visser, J., J. Rozing, A. Sapone, K. Lammers y A. Fasano, «Tight junctions, intestinal permeability, and autoimmunity: celiac disease and type 1 diabetes paradigms», <https://www.ncbi.nlm.nih.gov/pubmed/19538307>.

Wang, M., R. Tsao, S. Zhang, Z. Dong, R. Yang, J. Gong y Y. Pei, «Antioxidant activity, mutagenicity/anti-mutagenicity, and clastogenicity/anticlastogenicity of lutein from marigold flowers», <https://www.ncbi.nlm.nih.gov/pubmed/16757077>.

Wortsman, J., L. Y. Matsuoka, T. C. Chen, Z. Lu y M. F. Holick, «Decreased bioavailability of vitamin D in obesity», <https://www.ncbi.nlm.nih.gov/pubmed/10966885>.

Yager, J. D., «Endogenous estrogens as carcinogens through metabolic activation», <https://www.ncbi.nlm.nih.gov/pubmed/10963620>.

—, «Mechanisms of estrogen carcinogenesis: The role of E2/E1–quinonemetabolites suggests new approaches to preventive intervention», <https://www.ncbi.nlm.nih.gov/pubmed/25159108>.

Yang, J., Q. Tan, Q. Fu, Y. Zhou, Y. Hu, S. Tang, Y. Zhou, J. Zhang, J. Qiu y Q. Lv, «Gastrointestinal microbiome and breast cancer: correlations, mechanisms and potential clinical implications», <https://www.ncbi.nlm.nih.gov/pubmed/27709424>.

Zen, K., C. X. Chen, Y. T. Chen et al., «Receptor for advanced glycation endproducts mediates neutrophil migration across intestinal epithelium», <https://www.ncbi.nlm.nih.gov/pubmed/17277156>.

Zhao, H., H. Zhang, H. Wu, H. Li, L. Liu, J. Guo, C. Li, D. Q. Shih y X. Zhang, «Protective role of 1,25(OH)2 vitamin D3 in the mucosal injury and epithelial barrier disruption in DSS-induced acute colitis in mice», <https://www.ncbi.nlm.nih.gov/pubmed/22647055>.

Zhu, B. T., y A. H. Conney, «Functional role of estrogen metabolism in target cells: review and perspectives», <http://citeseerx.

ist.psu.edu/viewdoc/download?doi=10.1.1.321.995&rep=rep1&type=pdf>.

ZHU, B. T., G. Z. HAN, J. Y. SHIM, Y. WEN y X. R. JIANG, «Quantitative structure-activity relationship of various endogenous estrogen metabolites for human estrogen receptor α and β subtypes: Insights into the structural determinants favoring a differential subtype binding», <https://www.ncbi.nlm.nih.gov/pubmed/16728493>.